国家卫生和计划生育委员会"十三五"规划教材

全国高等中医药教育教材

供中医学、针灸推拿学、中西医临床医学等专业用

金匮要略讲义

第3版

主　编　张　琦　林昌松

副主编　马晓峰　王　苹　贾春华　柴可夫

编　委（按姓氏笔画为序）

马晓峰（天津中医药大学）　　　　张　静（广西中医药大学）

王　苹（福建中医药大学）　　　　张秋霞（首都医科大学）

王俊霞（贵阳中医学院）　　　　　林昌松（广州中医药大学）

毛秉豫（南阳理工学院张仲景　　　赵力维（长春中医药大学）

　　　　国医国药学院）　　　　　袁世清（成都中医药大学）

吕翠霞（山东中医药大学）　　　　贾春华（北京中医药大学）

刘清平（广州中医药大学）　　　　柴可夫（浙江中医药大学）

李云海（湖北中医药大学）　　　　徐建虎（宁夏医科大学）

李俊莲（山西中医学院）　　　　　郭晓东（辽宁中医药大学）

杨景锋（陕西中医药大学）　　　　唐　瑛（西南医科大学）

张　琦（成都中医药大学）　　　　喻　嵘（湖南中医药大学）

张　瑞（河南中医药大学）

秘　书　袁世清（兼）

人民卫生出版社

图书在版编目（CIP）数据

金匮要略讲义/张琦，林昌松主编.—3 版.—北京：人民卫生出版社，2016

ISBN 978-7-117-22473-4

Ⅰ.①金… Ⅱ.①张…②林… Ⅲ.①《金匮要略方论》-医学院校-教材 Ⅳ.①R222.3

中国版本图书馆 CIP 数据核字（2016）第 100503 号

| 人卫智网 | www.ipmph.com | 医学教育、学术、考试、健康，购书智慧智能综合服务平台 |
| 人卫官网 | www.pmph.com | 人卫官方资讯发布平台 |

金匮要略讲义
第 3 版

主　　编：张　琦　林昌松
出版发行：人民卫生出版社（中继线 010-59780011）
地　　址：北京市朝阳区潘家园南里 19 号
邮　　编：100021
E - mail：pmph @ pmph.com
购书热线：010-59787592　010-59787584　010-65264830
印　　刷：三河市宏达印刷有限公司（胜利）
经　　销：新华书店
开　　本：787×1092　1/16　印张：20
字　　数：461 千字
版　　次：2003 年 1 月第 1 版　　2016 年 6 月第 3 版
　　　　　2020 年 11 月第 3 版第 8 次印刷（总第 26 次印刷）
标准书号：ISBN 978-7-117-22473-4/R・22474
定　　价：43.00 元
打击盗版举报电话：010-59787491　E - mail：WQ @ pmph.com
（凡属印装质量问题请与本社市场营销中心联系退换）

《金匮要略讲义》网络增值服务编委会

主　编　张　琦　林昌松

副主编　马晓峰　王　苹　贾春华　柴可夫

编　委（按姓氏笔画为序）

马晓峰（天津中医药大学）

王　苹（福建中医药大学）

王俊霞（贵阳中医学院）

毛秉豫（南阳理工学院张仲景国医国药学院）

叶　莹（成都中医药大学）

吕翠霞（山东中医药大学）

刘清平（广州中医药大学）

李云海（湖北中医药大学）

李俊莲（山西中医学院）

杨景锋（陕西中医药大学）

张　琦（成都中医药大学）

张　瑞（河南中医药大学）

张　静（广西中医药大学）

张秋霞（首都医科大学）

陈　飞（黑龙江中医药大学）

林昌松（广州中医药大学）

赵力维（长春中医药大学）

袁世清（成都中医药大学）

贾春华（北京中医药大学）

柴可夫（浙江中医药大学）

徐建虎（宁夏医科大学）

郭晓东（辽宁中医药大学）

唐　瑛（西南医科大学）

喻　嵘（湖南中医药大学）

雷旭杰（广州中医药大学）

秘　书　袁世清（兼）

修订说明

为了更好地贯彻落实《国家中长期教育改革和发展规划纲要(2010-2020)》《医药卫生中长期人才发展规划(2011-2020)》《中医药发展战略规划纲要(2016-2030年)》和《国务院办公厅关于深化高等学校创新创业教育改革的实施意见》精神,做好新一轮全国高等中医药教育教材建设工作,全国高等医药教材建设研究会、人民卫生出版社在教育部、国家卫生和计划生育委员会、国家中医药管理局的领导下,在上一轮教材建设的基础上,组织和规划了全国高等中医药教育本科国家卫生和计划生育委员会"十三五"规划教材的编写和修订工作。

本轮教材修订之时,正值我国高等中医药教育制度迎来60周年之际,为做好新一轮教材的出版工作,全国高等医药教材建设研究会、人民卫生出版社在教育部高等中医学本科教学指导委员会和第二届全国高等中医药教育教材建设指导委员会的大力支持下,先后成立了第三届全国高等中医药教育教材建设指导委员会、首届全国高等中医药教育数字教材建设指导委员会和相应的教材评审委员会,以指导和组织教材的遴选、评审和修订工作、确保教材编写质量。

根据"十三五"期间高等中医药教育教学改革和高等中医药人才培养目标,在上述工作的基础上,全国高等医药教材建设研究会和人民卫生出版社规划、确定了首批中医学(含骨伤方向)、针灸推拿学、中药学、护理学4个专业(方向)89种国家卫生和计划生育委员会"十三五"规划教材。教材主编、副主编和编委的遴选按照公开、公平、公正的原则,在全国50所高等院校2400余位专家和学者申报的基础上,2200位申报者经教材建设指导委员会、教材评审委员会审定和全国高等医药教材建设研究会批准,聘任为主审、主编、副主编、编委。

本套教材主要特色包括以下九个方面:

1. **定位准确,面向实际** 教材的深度和广度符合各专业教学大纲的要求和特定学制、特定对象、特定层次的培养目标,紧扣教学活动和知识结构,以解决目前各院校教材使用中的突出问题为出发点和落脚点,对人才培养体系、课程体系、教材体系进行充分调研和论证,使之更加符合教改实际、适应中医药人才培养要求和市场需求。

2. **夯实基础,整体优化** 以培养高素质、复合型、创新型中医药人才为宗旨,以体现中医药基本理论、基本知识、基本思维、基本技能为指导,对课程体系进行充分调研和认真分析,以科学严谨的治学态度,对教材体系进行科学设计、整体优化,教材编写综合考虑学科的分化、交叉,既要充分体现不同学科自身特点,又应当注意各学科之间有机衔接;确保理论体系完善,知识点结合完备,内容精练、完整,概念准确,切合教学实际。

3. **注重衔接,详略得当** 严格界定本科教材与职业教育教材、研究生教材、毕业后教育教材的知识范畴,认真总结、详细讨论现阶段中医药本科各课程的知识和理论框架,使其在教材中得以凸显,既要相互联系,又要在编写思路、框架设计、内容取舍等方面有一定的区分度。

4. **注重传承,突出特色** 本套教材是培养复合型、创新型中医药人才的重要工具,是中医药文明传承的重要载体,传统的中医药文化是国家软实力的重要体现。因此,教材既要反映原汁原味的中医药知识,培养学生的中医思维,又要使学生中西医学融会贯通,既要传承经典,又要创新发挥,体现本版教材"重传承、厚基础、强人文、宽应用"的特点。

5. **纸质数字,融合发展** 教材编写充分体现与时代融合、与现代科技融合、与现代医学融合的特色和理念,适度增加新进展、新技术、新方法,充分培养学生的探索精神、创新精神;同时,将移动互联、网络增值、慕课、翻转课堂等新的教学理念和教学技术、学习方式融入教材建设之中,开发多媒体教材、数字教材等新媒体形式教材。

6. **创新形式,提高效用** 教材仍将传承上版模块化编写的设计思路,同时图文并茂、版式精美;内容方面注重提高效用,将大量应用问题导入、案例教学、探究教学等教材编写理念,以提高学生的学习兴趣和学习效果。

7. **突出实用,注重技能** 增设技能教材、实验实训内容及相关栏目,适当增加实践教学学时数,增强学生综合运用所学知识的能力和动手能力,体现医学生早临床、多临床、反复临床的特点,使教师好教、学生好学、临床好用。

8. **立足精品,树立标准** 始终坚持中国特色的教材建设的机制和模式;编委会精心编写,出版社精心审校,全程全员坚持质量控制体系,把打造精品教材作为崇高的历史使命,严把各个环节质量关,力保教材的精品属性,通过教材建设推动和深化高等中医药教育教学改革,力争打造国内外高等中医药教育标准化教材。

9. **三点兼顾,有机结合** 以基本知识点作为主体内容,适度增加新进展、新技术、新方法,并与劳动部门颁发的职业资格证书或技能鉴定标准和国家医师资格考试有效衔接,使知识点、创新点、执业点三点结合;紧密联系临床和科研实际情况,避免理论与实践脱节、教学与临床脱节。

本轮教材的修订编写,教育部、国家卫生和计划生育委员会、国家中医药管理局有关领导和教育部全国高等学校本科中医学教学指导委员会、中药学教学指导委员会等相关专家给予了大力支持和指导,得到了全国50所院校和部分医院、科研机构领导、专家和教师的积极支持和参与,在此,对有关单位和个人表示衷心的感谢!希望各院校在教学使用中以及在探索课程体系、课程标准和教材建设与改革的进程中,及时提出宝贵意见或建议,以便不断修订和完善,为下一轮教材的修订工作奠定坚实的基础。

全国高等医药教材建设研究会
人民卫生出版社有限公司
2016 年 3 月

全国高等中医药教育本科
国家卫生和计划生育委员会"十三五"规划教材
教材目录

26	生理学(第3版)	主编 郭 健 杜 联
27	病理学(第2版)	主编 马跃荣 苏 宁
28	组织学与胚胎学(第3版)	主编 刘黎青
29	免疫学基础与病原生物学(第2版)	主编 罗 晶 郝 钰
30	药理学(第3版)	主编 廖端芳 周玖瑶
31	医学伦理学(第2版)	主编 刘东梅
32	医学心理学(第2版)	主编 孔军辉
33	诊断学基础(第2版)	主编 成战鹰 王肖龙
34	影像学(第2版)	主编 王芳军
35	西医内科学(第2版)	主编 钟 森 倪 伟
36	西医外科学(第2版)	主编 王 广
37	医学文献检索(第2版)	主编 高巧林 章新友
38	解剖生理学(第2版)	主编 邵水金 朱大诚
39	中医学基础(第2版)	主编 何建成
40	无机化学(第2版)	主编 刘幸平 吴巧凤
41	分析化学(第2版)	主编 张 梅
42	仪器分析(第2版)	主编 尹 华 王新宏
43	有机化学(第2版)	主编 赵 骏 康 威
44	*药用植物学(第2版)	主编 熊耀康 严铸云
45	中药药理学(第2版)	主编 陆 茵 马越鸣
46	中药化学(第2版)	主编 石任兵 邱 峰
47	中药药剂学(第2版)	主编 李范珠 李永吉
48	中药炮制学(第2版)	主编 吴 皓 李 飞
49	中药鉴定学(第2版)	主编 王喜军
50	医药国际贸易实务	主编 徐爱军
51	药事管理与法规(第2版)	主编 谢 明 田 侃
52	中成药学(第2版)	主编 杜守颖 崔 瑛
53	中药商品学(第3版)	主编 张贵君
54	临床中药学(第2版)	主编 王 建 张 冰
55	中西药物配伍与合理应用	主编 王 伟 朱全刚
56	中药资源学	主编 裴 瑾
57	保健食品研发与应用	主编 张 艺 贡济宇
58	*针灸医籍选读(第2版)	主编 高希言
59	经络腧穴学(第2版)	主编 许能贵 胡 玲
60	神经病学(第2版)	主编 孙忠人 杨文明

注:①本套教材均配网络增值服务;②教材名称左上角标有"*"者为"十二五"普通高等教育本科国家级规划教材。

第三届全国高等中医药教育教材建设指导委员会名单

全国高等中医药教育本科
中医学专业教材评审委员会名单

前　言

　　全国高等中医药院校国家卫生和计划生育委员会"十三五"规划教材《金匮要略讲义》（第3版），是由全国20所中医药院校共同编写完成的，供高等医药院校中医学类专业、中西医临床医学类等专业的本科学生使用，亦可作为从事中医药、中西医结合的临床、教学、科研工作者学习《金匮要略》的参考书。

　　本教材编写中，从高等中医药教育改革与发展的实际和未来出发，在保持教材科学性、系统性、公认性的基础上，充分汲取各版《金匮要略讲义》教材经验，努力反映近年来《金匮要略》教学改革的成果，尤其重视凝练《金匮要略》中蕴涵的中医辨证思维。

　　《金匮要略》原文部分以宋代林亿等诠次、元代邓珍刊本《新编金匮方论》为蓝本，并参考了明代赵开美校刻的《金匮要略方论》。为保持该书原貌，书中首列邓珍本"新编金匮方论序"原文，二十二篇之后保留原书"杂疗方"等后三篇，但未讲解，以供学习参考。为了学习方便，本版教材对邓珍本原文个别文字作了如下处理：①对邓珍本中用以表示药量的"乙"、"貳""叁"等字，根据赵开美本全部径改为一、二、三；②原方之下的"右"几味，改为"上"几味；③凡条文中代表脏腑含义的"藏"、"府"二字，改作"臟"、"腑"二字。

　　教材中的《金匮要略》讲义部分，各篇标题、条文序号与2013年人民卫生出版社教材《金匮要略讲义》同，同一篇内的条文依据内容分类编排。各篇内条文序号，以（1）、（2）……形式标注于条文后。在每篇之首为不设标题的导学与概说；然后以《金匮要略》条文为单位，按照【原文】、【校注】、【释义】、【辨治与方药点睛】、【临床应用】等项，对原文进行讲解、阐释。在每篇之末，列有【学习小结】，归纳全篇内容，并凝练该篇的"辨病论治特点"。书末附有方剂索引和主要参考书目及其简称表。

　　为了充分发挥案例教学的优势，强化本课程在培养学生中医临床辨证思维能力方面的作用，并调动学生自主学习的积极性，本教材此次修订作了如下增补：①增加了每篇末复习思考题的数量，并提高了难度，根据各题的难易度不同，分为A类题、B类题；②在复习思考题之后，每病增设一则【读案思考】，围绕所选医案内容，设置1~3个问题，供学生复习思考。B类复习思考题及【读案思考】的参考答案要点，设置在与本教材配套的网络增值服务相应模块中。

　　在编写过程中，我们虽然强调精品意识，力求准确诠释张仲景辨证治疗杂病的原旨，但由于时间仓促，难免有不妥之处，恳请各院校在使用过程中提出宝贵意见，以便今后修订提高。

编　者

2016年3月

目　录

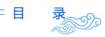

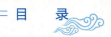

新编金匮方论序

　　張仲景爲《傷寒雜病論》合十六卷,今世但傳《傷寒論》十卷,雜病未見其書,或於諸家方中載其一二矣。翰林學士王洙在館閣日,于蠹簡中得仲景《金匱玉函要略方》三卷,上則辨傷寒,中則論雜病,下則載其方,並療婦人。乃錄而傳之士流,才數家耳。嘗以對方證對者,施之於人,其效若神。然而或有證而無方,或有方而無證,救疾治病,其有未備。國家詔儒臣校正醫書,臣奇先校定《傷寒論》,次校定《金匱玉函經》,今又校成此書,仍以逐方次於證候之下,使倉卒之際,便於檢用也。又採散在諸家之方,附於逐篇之末,以廣其法。以其傷寒文多節略,故所自雜病以下,終於飲食禁忌,凡二十五篇,除重復合二百六十二方,勒成上、中、下三卷,依舊名曰《金匱方論》。臣奇嘗讀《魏志·華佗傳》云:"出書一卷,曰:此書可以活人。"每觀華佗凡所療病,多尚奇怪,不合聖人之經。臣奇謂活人者,必仲景之書也。大哉! 炎農聖法,屬我盛旦,恭惟。

　　主上丕承大統,撫育元元,頒行方書,拯濟疾苦,使和氣盈溢,而萬物莫不盡和矣。

太子右贊善大夫臣高保衡
尚書都官員外郎孫奇
尚書司封郎中充秘閣校理臣林億等傳上

　　仲景金匱,錄岐黃、素、難之方,近將千卷。患其混雜煩重,有求難得,故周流華裔九州之內,收合奇異,捃拾遺逸,揀選諸經筋髓,以為方論一編。其諸救療暴病,使知其次第。凡此藥石者,是諸仙之所造,服之將之,固無夭橫,或治療不早,或被師誤,幸具詳焉。

绪　　论

一、《金匮要略》的性质与沿革

《金匮要略方论》是我国东汉时期著名医学家张仲景所著《伤寒杂病论》的杂病部分,为我国现存最早的一部诊治杂病的专书。因该书在理论上和临床实践中均有较高的指导意义和实用价值,对后世临床医学的发展作出了重大的贡献,并产生了深远的影响,所以古今医家对此书都推崇备至,赞誉其为方书之祖、医方之经、治疗杂病的典范。

该书从问世到重编刊行,大致分为成书、散佚、整理校订三个时期。约在3世纪初(200—210年),张仲景撰写了《伤寒杂病论》,全书共十六卷,其中十卷论伤寒,六卷论杂病。但从东汉到西晋的这段时期,此书因战乱而散失。后经西晋王叔和搜集编次,世人看到了《伤寒论》十卷,而杂病部分的基本内容则见于《脉经》。到宋仁宗时期,翰林学士王洙在翰林院所存的残旧书籍中,发现了《伤寒杂病论》的节略本《金匮玉函要略方》,该书有三卷,上卷论伤寒病,中卷论杂病,下卷收载方剂及妇科病。至宋神宗熙宁年间,林亿等对此节略本进行了校订。因为《伤寒论》已有王叔和编次的比较完整的单行本,于是删去了上卷,保留了论述杂病和妇人病的中、下卷。为了便于临床应用,又把下卷的方剂部分,分别列在各种证候之下,仍编为上、中、下三卷。此外,还采集各家方书中转载仲景治疗杂病的医方及后世一些医家的良方,分类附在每篇之末,将书题名为《金匮要略方论》,这就是后世通行的《金匮要略》(以下简称"原书")。金匮,即以金为匮(柜);要略,要领、韬略之意。以此为名,寓意本书内容精要,有方有论,价值珍贵,应慎重保藏。

二、《金匮要略》的基本内容及编写体例

(一)基本内容

原书共25篇,首篇《脏腑经络先后病》属于总论性质,对疾病的病因病机、预防、诊断、治疗等方面,都以例言的形式,作了原则性的提示,在全书具有纲领性的意义。之后的21篇是分病论脉证治,其中第二篇至第十七篇属于内科病范围,第十八篇属于外科病,第十九篇则将不便于归类的几种疾病合论,第二十至二十二篇专论妇产科疾病,最后三篇为杂疗方和食物禁忌。

原书前22篇中,计原文398条,包括40多种疾病,载方205首(其中5首只列方名而未载药物,即杏子汤、黄连粉、藜芦甘草汤、附子汤、胶姜汤),用药155味。在治疗方面,除使用药物外,还采用了针灸和饮食调养,并重视药后护理。在剂型方面,既有汤、丸、散、酒的内服药剂,又有熏、洗、坐、敷、摩的外治药剂。此外,对于药物炮制、煎

煮、服用方法、药后反应等,都有详细记载。

(二)编写体例

原书采取以病分篇,每篇内容以条文形式编排。

对于疾病的分篇,有数病合为一篇者,亦有一病独立成篇者。数病合为一篇者,大致有三种情形:一是将病机相仿、证候近似或病位相近的数病合篇,如痉、湿、暍三种疾病,都由外邪为患,初起时多有恶寒发热的表证,故合为一篇;肺痿、肺痈、咳嗽上气三病的病变部位均在肺,都可见咳嗽,病机上存在相互联系、相互转化的关系,故合为一篇;胸痹、心痛的病因病机相同,病位邻近,均有疼痛症状,且可相互影响或合并发生,故合为一篇。二是将不便归类的疾病合为一篇,如《趺蹶手指臂肿转筋阴狐疝蚘虫病》篇。三是分科合篇,如疮痈、肠痈、浸淫病皆属外科病证,故合为一篇。这种数病合篇的体例,有利于区别相关病证的异同之处,便于掌握各种疾病的辨证论治规律。原书一病成篇论述的疾病,或病证特点鲜明,如疟病、奔豚气病、水气病、黄疸病等,或病情复杂、变化多端,如痰饮病。但上述疾病即使单独成篇,重点论述其辨证治疗外,篇中尚涉及一些与该病有关的病证,反映原书重视鉴别诊断的思路。如奔豚气病的发生,主要与惊恐刺激有关,亦可因烧针误治而诱发,所以篇中提及惊怖、火邪等与受惊恐或误用火攻有关的病证;《水气病》篇在论述水气病之外,又兼及黄汗的脉症、转归及辨证治疗,因黄汗病除汗出沾衣、色正黄如柏汁外,还可出现"状如风水"的四肢头面肿。书中唯《五脏风寒积聚病》篇别具一格,主要论述五脏发病机制、证候、治法,与各篇有所区别。

为了使学者系统掌握各篇所述疾病的证治规律,原书在条文的叙述上,常以问答的形式,论述疾病的脉因证治。其写作方法较为灵活,有时开门见山,给疾病明确定义;有时"借宾定主"托出疾病特点;有时把性质相似的条文列在一起,以类比其异同;有时将性质不同的条文放在一起,以资对比说明;有时用许多条文解决一个问题;有时以一条原文说明许多问题。书中有详于此而略于彼者,须留意其前后呼应;有详于方而略于证者,示人当以药测证;有详于证而未列方药者,示人当据证以立方。原书对人所易知的证候或治法,多每从略;而对人所易于忽略的证候和治法,则不厌其详地加以分析、比较、鉴别、说明。所以陈念祖说"全篇以此病例彼病,为启悟之捷法",这是很有见地的。

三、《金匮要略》的主要学术成就及贡献

《金匮要略》一书不仅对方剂学和临床医学的发展具有重要的推动作用,而且还充实与完善了中医学术理论体系,使中医基础理论、方药学、临床医学融为一体,形成了较为完整的、独具特色的辨证论治体系。其主要学术成就可概括为以下几个方面。

(一)首创以病为纲、病证结合、辨证论治的杂病诊疗体系

原书以病分篇的编写体例,确立了病名诊断在杂病中的纲领地位,而各篇篇名中所冠以的"病脉证治"或"病脉证并治",则进一步示人病与证相结合、脉与证合参、辨证与施治紧密结合的重要意义。再从各篇条文论述方式看,大多先论述疾病的病因、病机或主要脉症、分类以及基本治法,然后分列证候、方治。如《痰饮病》篇,首先指出饮病分为四类,"有痰饮、悬饮、溢饮、支饮",并叙述了四饮的病机与常见脉症,"水走肠间,沥沥有声,谓之痰饮"、"脉双弦者寒也……脉偏弦者饮也",接着提出了痰饮病

的治疗大法,"病痰饮者,当以温药和之",然后对痰饮病详加辨证,逐一施治,如"心下有痰饮,胸胁支满,目眩,苓桂术甘汤主之","溢饮者,当发其汗,大青龙汤主之,小青龙汤亦主之","支饮不得息,葶苈大枣泻肺汤主之"。又如《腹满寒疝宿食病》篇"按之心下满痛者,此实也,当下之,宜大柴胡汤"。文中"心下满痛者"言主症,"此实也"言辨证,"当下之"言治法,"宜大柴胡汤"言主方。又如"胁下偏痛,发热,其脉紧弦,此寒也,以温药下之,宜大黄附子汤"。文中"胁下偏痛,发热,其脉紧弦"指脉症,"此寒也"概病因,"以温药下之"立治法,"大黄附子汤"示主方。这些内容都体现了在识病的基础上,详细辨证,病与证有机地结合,然后立法处方的诊疗思路。原书所建立的杂病诊疗体系还反映了如下特点:

1. 重视整体,以脏腑经络为主要辨证方法　原书以整体观念为指导思想、脏腑经络学说为基本论点,认为疾病证候的产生,都是整体功能失调、脏腑经络病理变化的反映。从这一基本论点出发,提出了根据脏腑经络病机和四诊八纲进行病与证相结合的辨证方法。这一主要精神充分地体现在《脏腑经络先后病》篇。例如,在病因、发病和病理传变方面,以脏腑经络分内外,提出了"千般疢难,不越三条"的病因分类方法;从整体观念出发,根据正与邪、人体内部各脏腑间的相互关系,提出了"若五脏元真通畅,人即安和"以及"见肝之病,知肝传脾"等有关发病和病机传变的理论。在诊断方面,通过四诊举例,结合八纲,把疾病的各种临床表现,具体落实到脏腑经络的病变上,示范性地运用了病与证相结合的辨证方法。这一主要精神还贯穿于全书各篇,在具体病证上也得到了体现。例如《中风历节病》篇,以在络、在经、入腑、入脏对中风病进行辨证;《水气病》篇,不仅有风水、皮水、正水、石水等四水之辨,而且根据水气病形成的内脏根源及其证候,还有心水、肝水、脾水、肺水、肾水之分。在疾病命名上,肺痈、肠痈与痈肿虽然均名为痈,但因有在脏、在腑、在肌肤脉络等部位的不同,而有各自不同的病理变化和临床特征。这些都启示学者,对于杂病应该注重脏腑经络的病机变化,并据此指导临床辨证。

2. 据脉论理　脉象可以反映脏腑经络的病理变化以及疾病的吉凶顺逆,原书各篇大多有"病脉证治"之名,这就提示诊治疾病须脉症合参。全书有145条论及脉象,其诊脉部位除寸口外,还兼及趺阳、少阴、少阳。其据脉论理的特点表现在根据脉象诊断疾病(包括推测病因、确定病位)、阐述病机、指导治疗、判断预后等方面。如《血痹虚劳病》篇"夫男子平人,脉大为劳,极虚亦为劳",是以脉诊断虚劳病;《腹满寒疝宿食病》篇"脉紧如转索无常者,有宿食也",为以脉推测病因;《脏腑经络先后病》篇"病人脉浮者在前,其病在表;浮者在后,其病在里",则以脉确定病位深浅;《中风历节病》篇"寸口脉沉而弱,沉即主骨,弱即主筋,沉即为肾,弱即为肝……",乃以沉而弱的脉象说明肝肾气血不足是形成历节病的内在因素;《疟病》篇"弦小紧者下之差,弦迟者可温之,弦紧者可发汗、针灸也,浮大者可吐之",是以脉指导治疗;《水气病》篇"脉得诸沉,当责有水,身体肿重。水病脉出者,死",则将脉症合参,以判断预后。

3. 紧扣病机施治　运用四诊八纲,在辨病的基础上,分析证候,辨清脏腑经络、表里深浅、寒热虚实、轻重缓急,求得病机而后施治,是原书诊治疾病的基本思路。同病异治和异病同治就是其具体的反映。同一疾病,由于病机不同,治法就不同。如同为水气病,腰以上肿,当发其汗,故有越婢汤发汗散水以疗风水之例;腰以下肿,当利小便,则有防己茯苓汤通阳利水以治皮水之用。即使同一病,见症有相似者,因病机不同,方治也有别,如胸痹病"心中痞,留气结在胸,胸满,胁下逆抢心,枳实薤白桂枝汤主之;人参汤亦主之",就是因为有停痰蓄饮偏盛与中焦阳衰之异。反之,不同疾病,虽症状不同,但病机相同,其治法及用方亦可相同。例如原书中用肾气丸者有五:一是《中风历节病》篇治脚气上入,少腹不仁;二是《血痹虚劳病》篇治虚劳腰痛,少腹拘急,小便不利;三是《痰饮病》篇治短气有微饮,当从小便去之;四是《消渴小便不利淋病》篇治男子消渴,小便反多,以饮一斗,小便一斗;五是《妇人杂病》篇治妇人烦热不得卧,但饮食如故之转胞不得溺者。以上五病,虽然主症不同,但病机皆属肾气亏虚,气化失职,故均用肾气丸温肾化气治之。又如原书亦用大承气汤治疗了五种不同的杂病,一是《痉湿暍病》篇主治里热炽盛的痉病;二是《腹满寒疝宿食病》篇治里实积胀俱重之腹满病,三是《腹满寒疝宿食病》篇治食积在下的宿食病;四是《呕吐哕下利病》篇治疗实热下利病;五是《产后病》篇治实热瘀结腹痛的产后病。上述五者虽属不同的疾病,但都与实热内结胃肠有关,故均用一方施治。上述用法,虽形式上表现为一病可用数方,一方可治多病,但实质上反映了原书详审证候,紧扣病机施治的精神。

4. 倡导治未病　原书在整体观念的指导下,从天人相应以及人体脏腑经络之间的整体性出发,提出了未病先防、有病早治、已病防传的治未病原则。如《脏腑经络先后病》篇指出了"房室勿令竭乏,服食节其冷、热、苦、酸、辛、甘,不遗形体有衰,病则无由入其腠理",以养身防病的原则;其次,还主张"适中经络,未流传脏腑,即医治之。四肢才觉重滞,即导引、吐纳、针灸、膏摩",提示医者在疾病初期、病变仅涉及经络时,可用非药物疗法或外治法等及时治疗;若病至脏腑,又须注意防其传变,如"见肝之病,知肝传脾,当先实脾",以阻止病势发展和疾病的蔓延。这些都体现了治未病的精神,对临床有重要的指导意义。

5. 治病求本,重视人体正气　由于人体的抗病能力悉赖正气,正气虚损,药物治疗就难于奏效,所以原书对于慢性衰弱性疾病,尤为重视脾肾两脏。因为脾胃是后天之本,气血生化之源;肾为先天之本,性命之根,内伤病至后期,往往会出现脾肾虚损证候,进而累及其他脏腑,促使病情恶化。故补脾补肾,是治疗内伤疾患的根本方法。这种观点从《血痹虚劳病》篇的小建中汤、肾气丸等方证,可以看到大概。对于虚实错杂、正虚邪实的病证,则在注重扶正的同时,也不忽视祛邪。这种扶正兼以祛邪,邪去可使正安的观点,亦可从该篇的薯蓣丸、大黄䗪虫丸等方证中得到体现。值得注意的是原书运用峻剂逐邪极为慎重,如用乌头赤石脂丸治疗心痛重证、大乌头煎驱寒止痛时,方后分别注明"不知,稍加服"、"强人服七合,弱人服五合。不差,明日更服,不可一日再服"等,都是为了避免因逐邪不当而损伤正气。如果病未去而正气已伤,治疗就比较困难了。这是治疗杂病的关键问题。

6. 祛邪注意因势利导　对于邪实之证,原书特别注重"因势利导"的治则,即按病邪所在的部位,因其势而就近祛邪,以达到避免损伤正气的目的。如《腹满寒疝宿食病》篇"下利不欲食者,有宿食也,当下之,宜大承气汤","宿食在上脘,当吐之,宜瓜蒂散",《痰饮病》篇用甘遂半夏汤治疗留饮自利等,都是因势利导以驱邪治病的范例。

(二)创制了配伍严谨、用药精当、疗效可靠的经方

原书根据《内经》立法处方的原则,紧扣杂病特点,创制了众多经方。这些经方配伍严谨,用药精当,化裁灵活,疗效可靠,对后世影响深远。

1. 立方严谨,用药精练　原书前22篇中,载方205首。这些方剂都是按照一定

的法度配伍而成的,大体上反映了汗、吐、下、和、温、清、消、补等治法。若按目前方剂学分类,大致可以归纳为18类。解表剂如桂枝汤、麻黄加术汤;涌吐剂如瓜蒂散;泻下剂如大承气汤、小承气汤、大黄附子汤、麻子仁丸;和解剂如小柴胡汤;表里双解剂如厚朴七物汤、乌头桂枝汤;温里回阳剂如大乌头煎、通脉四逆汤;清热泻火剂如泻心汤、白头翁汤;消痰化积剂如枳术汤、鳖甲煎丸;补益剂如当归生姜羊肉汤、八味肾气丸;安神剂如酸枣仁汤、甘麦大枣汤;固涩剂如桃花汤、桂枝加龙骨牡蛎汤;理气剂如半夏厚朴汤、枳实薤白桂枝汤;理血剂如大黄䗪虫丸、桂枝茯苓丸、温经汤、黄土汤、柏叶汤;祛湿剂如茵陈蒿汤、苓桂术甘汤、防己黄芪汤、桂枝芍药知母汤、麻杏苡甘汤;润燥剂如麦门冬汤;祛痰剂如皂荚丸、苓甘五味姜辛汤;驱虫剂如乌梅丸;疮痈剂如大黄牡丹汤等。其内容十分丰富,为方剂学的发展奠定了基础。

综观原书所载之方,用药精当而简练。如《痰饮病》篇用苓甘五味姜辛半夏汤治疗支饮呕吐冒眩证,若又见水饮犯肺致身形浮肿,仲景指出,按理此证当以麻黄治之,但考虑到其人血虚,故易之以杏仁。又如该篇的木防己汤,取善走下行而利水的木防己,配伍通阳化气兼温通血脉的桂枝,以通阳利水消饮,利于气血畅行;另用石膏清热,人参补虚。药仅四味,却集攻补兼施,寒温并行于一方,主治寒饮夹热、虚实互见的支饮复杂证候。原书遣药组方深思熟虑,力求精当,由此可见一斑。

2. 化裁灵活,注意药后反应和调护　原书所载经方,紧扣证候病机,证变机转药亦变,化裁灵活自然。如以涤痰宽胸的栝楼配通阳宣痹的薤白,并佐轻扬善行的白酒,共成栝楼薤白白酒汤;若寒饮壅盛,则加半夏,以增强逐饮降逆的作用,组成栝楼薤白半夏汤;当病变波及胃脘,兼胁下气逆上冲时,又加入枳实、厚朴,并去除有上行之势的白酒、易以平降逆气的桂枝,此即枳实薤白桂枝汤。又如《痰饮病》篇中,记述了用小青龙汤治支饮咳喘所出现的变证,改用桂苓五味甘草汤以后的用药加减变化,都属于随证加减药物的范例。所以唐容川概括道:"仲景用药之法,全凭乎证,添一证则添一药,易一证亦易一药。"这是完全符合实际情况的。此外,原书对于药物分量的增减也很考究。如桂枝加桂汤加重桂枝,小建中汤倍用芍药,通脉四逆汤重用干姜、附子加量,厚朴三物汤之重用厚朴等,均体现了药量不同,则功效有别,方名亦异。这些都反映了原书辨证论治、用方化裁灵活的精神。

原书还注意观察药后的反应,并根据病情,提出适宜的调护方法,以确保疗效。如《痉湿暍病》篇的防己黄芪汤,方后注明了服该方后,如果出现"如虫行皮中,从腰下如冰"的现象,就让病者坐在被子上,又以一被绕腰以下,使之温暖而微汗,其病则瘥。又如《腹满寒疝病》篇的大建中汤方后注指出,服药后"当一日食糜,温覆之",强调要注意饮食调护及保暖等,这些内容在原书随处可见。

3. 重视发挥单味药物的独特作用　原书选药组方时,重视发挥单味药物的独特功效,如用苦参杀虫除湿热以治狐惑病前阴蚀烂,用蜀漆祛痰截疟以疗疟病,用百合清心润肺以治百合病,用茵陈、大黄利湿化瘀以退黄,用黄连泻火解毒疗浸淫疮,用鸡矢白散利水泄热治转筋入腹等,均寓有专病用专药的意义。又如实喘加麻黄,腹痛加芍药,饮邪呕吐用半夏,下有陈寒加细辛,气上冲加桂枝等,既反映了原书用药的规律,又体现了药有专用的特点。

4. 注重药物配伍后的协同作用及药物的炮制、煎煮法、服药法　原书用药的特点除重视发挥单味药的特有功效外,更注意利用药物配伍后的协同作用。例如桂枝一药,配伍应用于不同方剂中,可以从多方面发挥其效能。如桂枝汤、黄芪桂枝五物汤用以调和营卫;枳实薤白桂枝汤、桂枝生姜枳实汤用以宣通阳气;五苓散、苓桂术甘汤用以温化水饮;桂枝加桂汤、桂苓五味甘草汤用以下气降逆;小建中汤、黄芪建中汤用以健运中气;乌头桂枝汤用以散寒止痛;桂枝茯苓丸、温经汤用以温通血脉。又如附子的配伍应用:配合干姜,可以增强回阳救逆之力;配合白术,可以收到温散寒湿之效;配合薏苡仁,可以缓急止痛;配合乌头,可以峻逐阴邪;配合粳米,可以温中除寒,降逆止痛;配合大黄,可以温阳通便,攻下寒积;配合黄土、白术等,可以温脾摄血。再如麻黄的配伍应用:麻黄与白术同用,可以并行表里之湿;麻黄与杏仁、薏苡仁同用,可以解表除湿,风湿并治;麻黄与石膏同用,可以发越水气,用治风水或哮喘;麻黄与厚朴同用,可以散饮降逆,用治咳而脉浮之证;麻黄与射干同用,可以宣肺化痰散结,用治咳而上气,喉中痰鸣如水鸡声;麻黄与乌头同用,可以发散寒湿,温经止痛,用治寒湿历节,不可屈伸之证。由上所举可以看出,药物在原有功能的基础上,经过适当配伍,可以增强疗效,扩大适用范围,这在原书中实例是很多的。

原书还非常注重药物的炮制、煎煮和服药法。例如,附子用以回阳救逆时则生用,且需配以干姜;用以止痛时多炮用,且不必伍以干姜。又如发作性的疝痛,或历节疼痛不可屈伸,则用乌头,因为乌头止痛作用较附子更强,但须与白蜜同用,以缓和乌头的毒性,并延长其药效。又如用甘草干姜汤治虚寒肺痿,方中干姜炮用,变辛温为苦温,守而不走,开后世温上制下法之先例。再如茵陈蒿汤的煎药法,先煮茵陈,后入大黄、栀子,因为后入大黄、栀子可以峻攻其热,久煮茵陈,则可缓除其热中之湿。此外,服药次数、每服药量,也因病情和药效之别而有所不同。如有温服一升、日三服的栝楼桂枝汤、葛根汤等;有温服七合、日三服的桂枝芍药知母汤;还有日三夜一服的皂荚丸、麦门冬汤等;甘遂半夏汤、泻心汤却取顿服之;除大多数方药都采取温服外,生姜半夏汤则需小冷服。诸如此类,都是原书作者对前人经验及自己临床实践的总结。

四、《金匮要略》的学习目的与方法

(一)学习目的

本课程是一门整体性和综合性较高的理论提高课。书中所述内容从基础理论到方药,从内科、外科、妇产科疾病的诊疗技术到临床思维方法,无所不有。对拓展临床思路,尤其是强化中医辨证思维,提高综合分析能力,诊治疑难病证均有其独特作用。学习本书,具有以下目的:

1. 掌握杂病证治规律,强化中医辨证思维　原书是一部论述诊治杂病的专书,通过学习本课程,应掌握杂病的证治规律,强化中医辨证思维。虽然原书与《中医内科学》关系较为密切,但其所述内容,特别是诊治疾病的思路有其自身特色。如对黄疸病的认识,原书在病位上重视湿邪郁阻于脾的发病环节;在病机上,指出湿热黄疸"脾色必黄,瘀热以行",强调湿热发黄与血分有关这一病机关键;对于黄疸的治疗,既提出了"诸病黄家,但利其小便"的常法,又针对热盛于里,提及"当下之";并根据黄疸病情,分别使用了汗、吐、清、温、补、和等多种治法。又如对于胸痹病,原书在强调其本虚标实、阳虚阴盛、虚实错杂的基础上,注重辨其虚实、缓急、轻重,同中求异,治法上倡导宣痹通阳,急者治标、缓者治本,用药则有常有变。对痰饮病,原书不仅详辨饮停的部位,还着眼于饮邪的微盛、饮留的深浅与久暂、饮邪与五脏的关系等。对于水气病,原书既突出水与脏腑气化功能的密切关系,还留意到气与血、水与血的关系,提出了气分、水分、血分的辨治概念。可见,原书认识疾病、辨治疾病的思路和方法,对于中医辨证思维、杂病的辨证论治都有启迪作用。

2. 提高把握治疗疾病全过程和诊治奇难病证的能力　原书不仅论述杂病的辨证论治,而且重视易被医家忽略、却能影响疾病诊疗效果的各个环节,包括药物的炮制、煎煮、服法以及药后反应、调护等,并对此作了较为详细的说明。如服用百合地黄汤后"大便当如漆";蜀漆散当"未发前以浆水服半钱";甘草麻黄汤应"温服一升,重覆汗出,不汗,再服。慎风寒";白术附子汤"一服觉身痹,半日许再服,三服都尽,其人如冒状,勿怪,即是术、附并走皮中,逐水气,未得除故耳"。注意这些环节,对于提高临床疗效有重要的实践意义。

原书所论病证中有不少属于临床的奇难病证,如狐惑病、阴阳毒、奔豚气病、黄汗、黑疸、阴吹等,书中有关其病因病机、表现特点、主治方药等内容,至今对临床仍有指导和启发意义。通过学习,将有助于提高诊治疑难奇病的能力。

3. 提高阅读古典医籍的能力　原书文字古奥,言简意赅,在写作方法上亦有其时代特点。通过学习本课程,有利于提高阅读古典医籍的能力。

(二)学习方法

1. 打好古文基本功,注意文法特点　由于原书文字古奥,言简意赅,条文中有不少省文、倒装、插入以及约略计算病程和瘥愈日数判断等现象,所以学者应打好古文基本功,以便正确理解原书内容。所谓省文,即条文中有某些词语被省略,须从上下文义中推求之。如《黄疸病》篇"阳明病,脉迟者,食难用饱,饱则发烦头眩,小便必难。此欲作谷疸。虽下之,腹满如故,所以然者,脉迟故也。"从"虽下之,腹满如故"可知,原文在"食难用饱,饱则发烦头眩"句中,省略了"腹满"见症。倒装,是指条文中某些句子倒装排列,对此现象应该注意。如《疮痈肠痈浸淫病》篇指出:"肠痈者……其脉迟紧者,脓未成,可下之,当有血。脉洪数者,脓已成,不可下也。大黄牡丹汤主之。"条文中的"大黄牡丹汤主之"应在"脓未成,可下之"之后。插入,即文中出现插笔的现象,宜加以辨识。如"夫失精家,少腹弦急,阴头寒,目眩,发落,脉极虚芤迟,为清谷,亡血,失精。脉得诸芤动微紧,男子失精,女子梦交,桂枝加龙骨牡蛎汤主之。"文中"脉极虚芤迟,为清谷,亡血,失精"是插入语,意指极虚芤迟的脉既可见于失精者,又可出现于亡血和下利清谷的患者。原书中有一些约略计算病程和瘥愈日数判断的内容,如《百合狐惑阴阳毒病》篇"阳毒之为病,面赤斑斑如锦文,咽喉痛,唾脓血。五日可治,七日不可治,升麻鳖甲汤主之",句中的"五日可治,七日不可治"是指出早期治疗的重要意义,临床切不可拘泥此日数。

2. 方证互测,前后联系　原书言简意赅,有时详举方药,略于证候;有时详述其证,未言及方,这就需要从方测证或从证测方。如《肺痿肺痈咳嗽上气病》篇"咳而脉浮者,厚朴麻黄汤主之",此条文甚简,除据脉"浮"推知本证为病近于表、邪盛于上外,需从方测证来认识其证候。方中重用厚朴行气除满,可知本证应有胸满;石膏用如鸡子大,应有烦躁口渴等症;又方中一派化饮降逆之药,故必有咳嗽喘逆,痰声辘辘,倚息不能平卧等症状;饮邪盛于上,还可见但头汗出。如此,便可掌握该方的临床应用。又如,《水气病》篇指出:"夫水病人,目下有卧蚕,面目鲜泽,脉伏,其人消渴。病水腹大,小便不利,其脉沉绝者,有水,可下之。"该条详述了水气病水湿壅盛,可以攻下的脉症,但未举方药,根据其邪实正不虚的病机,可酌情选用《痰饮病》篇的十枣汤、己椒苈黄丸之类攻逐其水。

学习原书还应前后联系、互参,以便能够全面、正确地理解其精神。如《痰饮病》篇在论述四饮主症时,言及痰饮(狭义)仅有"其人素盛今瘦,水走肠间,沥沥有声"几句;而从后面的条文中,还可看到"心下有留饮,其人背寒冷如手大"、"心下有痰饮,胸胁支满,目眩"、"腹满,口舌干燥,此肠间有水气"等症状。可见,欲全面认识痰饮(狭义)的常见证候,需将前后有关条文联系学习。余如篇与篇的内容,亦多有连贯性和共通性,需要两相对照学习。如《痰饮病》与《水气病》均属水液代谢失常所致,前者是水饮停留于局部,后者是水液泛溢于全身,两者既有区别又有联系。

3. 联系《伤寒论》,结合临床实践　原书与《伤寒论》本为一书,从理论体系上看,两者有不少共同之处:两者均以脏腑经络学说为理论基础,篇名都有"病脉证并治";在一些病证上还有相通之处,如原书的《腹满寒疝宿食病》篇、《呕吐哕下利病》篇与《伤寒论》的阳明病篇、太阴病篇,其病机、症状均有一致的地方,治法方剂也可相互使用。可见,两书在方药证治上有互补的作用。加之原书在内容上与《伤寒论》存在此详彼略、彼详此略的特点,故结合《伤寒论》学习原书,有助于加深对条文的理解。如《消渴小便不利淋病》篇"脉浮,小便不利,微热消渴者,宜利小便发汗,五苓散主之","脉浮发热,渴欲饮水,小便不利者,猪苓汤主之",两条皆有"脉浮"、"发热"、"口渴"、"小便不利"等脉症,但前者用五苓散发汗利小便,后者用猪苓汤育阴清热利小便。如能结合《伤寒论》太阳病篇的五苓散证和阳明病篇的猪苓汤证加以理解,则能明确把握两者在临床上的不同证候,收到事半功倍的效果。

原书是一部临床实践性很强的经典著作,要结合临床实际,领会其主要精神。由于原书年代久远,更因辗转传抄,错讹脱简在所难免,故在学习和研究原书时,应重点掌握有理论指导意义和临床使用价值的条文,在临床实践中观察、思考、运用其理法方药,从而提高辨证思维能力。此外,还要了解现代运用原书理论和方药所取得的研究成果,拓宽视野,以便在今后的临床实践中发挥更大的作用。

(张　琦)

复习思考题

A 类题

1.《金匮要略》是一本什么样的书? 学习该书的目的是什么?

2.《金匮要略》有哪些主要贡献?

3.《金匮要略》论脉有什么特点?

4.《金匮要略》创立的杂病诊疗体系有哪些特点?

5.《金匮要略》的用药特点是什么?

B 类题

1.《金匮要略》一书在杂病治疗上有何特色?

2.《金匮要略》在方药运用方面有何特点?

3. 为什么说《金匮要略》重视病证结合?

脏腑经络先后病脉证第一

本篇论述了脏腑经络先后病脉证的一般原则,属全书概论。篇中根据《黄帝内经》《难经》理论,结合临床实践,对杂病病因、发病、预防、病机、诊断、治疗作了示范性与原则性的论述。人体脏腑经络是一个有机整体,正常时相互联系,病变时互为影响。掌握脏腑经络发病与传变的先后规律以及治疗的先后原则,对于诊治杂病具有重要的指导意义。

一、病因、发病与治未病

(一)已病防传、虚实异治

【原文】問曰:上工^①治未病^②,何也?師曰:夫治未病者,見肝之病,知肝傳脾,當先實脾^③,四季脾王^④不受邪,即勿補之;中工不曉相傳,見肝之病,不解實脾,惟治肝也。

夫肝之病,補用酸,助用焦苦,益用甘味之藥調之。酸入肝,焦苦入心,甘入脾。脾能傷腎,腎氣微弱^⑤,則水不行;水不行,則心火氣盛,則傷肺;肺被傷,則金氣不行;金氣不行,則肝氣盛,則肝自愈。此治肝補脾之要妙也。肝虚則用此法,實則不在用之。

經曰:"虛虛實實,補不足,損有餘",是其義也。餘臟准此。(1)

【校注】
①上工:指高明的医生。
②治未病:这里指治未病的脏腑。
③实脾:即调补脾脏之意。
④四季脾王:王,通旺。四季脾王,即农历三、六、九、十二各月之末十八天,为脾土当旺之时。这里可理解为一年四季脾气都很旺盛之意。
⑤肾气微弱:指肾的阴寒水气不亢而为害。此"肾气",与《水气病》篇21条"肾气

上冲"之"肾气",均指肾的邪气。

【释义】本条从人体脏腑相关的整体观念出发,论述杂病的治疗法则。脏腑之间具有互相资生、互相制约的关系,一脏有病,可影响他脏。治疗时须照顾整体,治其未病之脏腑,以防疾病传变。如见肝实之病,应该认识到肝病最易传脾,《素问·五运行大论》云:"气有余,则制己所胜,而侮所不胜。"故治肝的同时,要注意调补脾脏,就是治其未病,使脾脏正气充实,防止肝病蔓延。如果脾气本旺,则不必实脾。这说明治未病亦当明辨虚实,灵活运用。反之,见肝之病,不解实脾,惟治其肝,这是缺乏整体观的治法,就不能得到满意的效果。

治病当分虚实,本条仍举肝病为例来说明。肝病,补用酸,助用焦苦,益用甘味之药调之,为治肝虚的方法。酸入肝,肝虚当补之以本味,所以补用酸;焦苦入心,心为肝之子,子能令母实,所以助用焦苦;甘味之药能够调和中气,正如《难经·十四难》所言:"损其肝者缓其中。"至于肝实病证,则需泻肝顾脾,不宜用此法。

"酸入肝……此治肝补脾之要妙也"十五句,是解释肝虚病用酸、甘、焦苦味药物的意义。肝木既虚,肺金便会侮其所胜,这是五行生克制化的一般规律。所以,在肺金未侮肝木之前,就得用酸味药来补肝的本体,用焦苦味药助心火。助心火的目的,源于肝木与心火相生、心火与肺金相克的关系。木生火,心火为肝木之子,子能令母实;火克金,心火充沛则肺金受制不能乘肝,木不受克而肝病自愈。至于本法中用甘味药来调和脾土,其目的在于补土制水,肾水被制,则心火旺盛,心火旺盛则能制约肺金,肺金被制则不能乘侮肝木,则肝之本气自盛;且土能荣木,脾气健旺,有助于改善肝虚的病变。可见,这十五句是仲景从脏腑相关的整体观念出发,根据五行生克制化的原理,用调补助益诸法,从多个脏腑进行治疗,以达到纠正肝虚的目的。但需注意,条文中的"伤"字,不能解作伤害,而应作制约解。

条文最后引用经文,总结了虚实异治的治疗法则:不能虚证用泻法,实证用补法,使虚者更虚,实者愈实。必须虚者补之,实者泻之,才是正治。肝病如此,其他诸脏亦以此类推。

【辨治与方药点睛】①肝病实脾,是对已病防传治未病的示范;"四季脾王不受邪,即勿补之"则是灵活运用此法的明示;②虚实异治为疾病治疗的一大纲要,不仅治已病要辨虚实,治未病也应分虚实。

【临床应用】本条理论对临床颇具指导意义。脾为后天之本,营卫气血化生之源。脾脏强健与否,直接影响到病体的恢复或恶化。对于肝实证,脾虚者固然应实脾,即便脾不虚者,泻肝时也应照顾脾脏。譬如用苦寒药泻肝时,应避免太过而损伤脾气。后世疏肝解郁的逍遥散中,配伍白术、炙甘草,即是泻肝顾脾之法。对于肝虚证,尤需顾脾,因培土可以荣木。后世根据本条酸甘焦苦合用的精神,用白芍、五味子、山茱萸、酸枣仁、当归、丹参、地黄等,配以炙甘草、淮小麦、大枣,治疗头目眩晕、视力减退、失眠多梦、舌光红、脉弦细的肝虚证,便是补肝顾脾之法。肝虚顾脾,其实有两层含义:一是用补药不宜太过滋腻,以免阻碍脾运而导致脾病,二是在滋补药中可适当加入健脾助运之品。后世医家基于肝有"体用"不同的认识,治肝虚用滋水涵木、养血柔肝等法,从相生方面以养肝体;治肝实用清肝宁肺、疏肝实脾等法,从相制方面以理肝用,亦是受本条虚实异治理论的启发。不过运用这些治法时,都应注意顾脾,这是治疗肝病的一项重要原则。

（二）发病与未病先防、有病早治

【原文】夫人禀五常①，因風氣②而生長，風氣雖能生萬物，亦能害萬物，如水能浮舟，亦能覆舟。若五臟元真③通暢，人即安和。客氣邪風④，中人多死。千般疢難⑤，不越三條：一者，經絡受邪，入臟腑，爲內所因也；二者，四肢九竅，血脉相傳，壅塞不通，爲外皮膚所中也；三者，房室、金刃、蟲獸所傷。以此詳之，病由都盡。

若人能養慎，不令邪風干忤經絡；適中經絡，未流傳臟腑，即醫治之。四肢才覺重滯，即導引⑥、吐納⑦、鍼灸、膏摩⑧，勿令九竅閉塞；更能無犯王法⑨、禽獸災傷；房室勿令竭乏，服食⑩節其冷熱苦酸辛甘，不遺形體有衰，病則無由入其腠理。腠者，是三焦通會元真之處，爲血氣所注；理者，是皮膚臟腑之文理也。（2）

【校注】

①人禀五常：禀，受的意思。五常，即五行。

②风气：此指自然气候。

③元真：指元气或真气。

④客气邪风：外至曰客，不正曰邪，指能够致病的不正常的气候。

⑤疢(chèn)难：即疾病。

⑥导引：指自我按摩。

⑦吐纳：是调整呼吸的一种养生却病方法。

⑧膏摩：用药膏摩擦体表一定部位的外治方法。

⑨无犯王法：王法即国家法令。古代王法中有体罚的规定。无犯王法，即遵守国法免受刑伤之意。

⑩服食：即衣服、饮食。

【释义】本条从人与自然密切相关的整体观念出发，论述了发病、摄生防病及早期治疗。首先指出正常的自然界气候能生长万物；不正常的气候能伤害万物，对人体亦不例外。但同时又指出，人对自然不是无能为力的，疾病是可以预防的，只要人体五脏元真通畅，抗病力强，人即安和。疾病的产生虽有多种原因，但不外三条：一是经络受邪，就传入脏腑，此为邪气乘虚入内；二是皮肤受邪，仅在血脉传注，使四肢九窍壅塞不通，其病在外；三是房室、金刃、虫兽所伤，此又与上述发病形式及传变方式不同。

后段重申若人能养生防病，邪气就难以侵犯经络；倘一时不慎，外邪入中经络，即应乘其未传脏腑之时，及早施治。比如四肢才觉重滞，便用导引、吐纳、针灸、膏摩等方法治疗，勿使九窍闭塞不通。如果平素注意调节房室、饮食、起居等各方面，又能防备意外灾伤，使身体强壮，一切致病因素自然无从侵袭腠理。腠理是人体的一种组织，为三焦所主，与皮肤、脏腑关系密切，它既是元真相会之处，又是血气流注的地方。当人体对外抗御能力减退时，它可以成为外邪入侵的门户。

【辨治与方药点睛】上条基于人体脏腑相关的整体观论治未病，此条立足人与自然相关的整体观论发病与摄生，以脏腑经络分内外。可见，无论防病、识病、治病，皆需牢记整体观念。本条论发病，既重视内因——五脏元真通畅，又不忽略外因——客气邪风中人，故养生防病，需内养正气，外避邪气。

（三）病因及杂病分类

1. 气候反常

【原文】問曰：有未至而至①，有至而不至，有至而不去，有至而太過，何謂也？師曰：冬至之後，甲子②夜半少陽③起，少陽之時陽始生，天得溫和。以未得甲子，天因溫和，此爲未至而至也；以得甲子而天未溫和，此爲至而不至也；以得甲子而天大寒不解，此爲至而不去也；以得甲子而天溫如盛夏五六月時，此爲至而太過也。（8）

【校注】

①未至而至：前面的"至"字是指时令到，后面的"至"字是指与时令相应的气候到。下同。

②甲子：是古代用天干、地支配合起来计算年月日的方法。天干十个（即甲、乙、丙、丁、戊、己、庚、辛、壬、癸），地支十二个（即子、丑、寅、卯、辰、巳、午、未、申、酉、戌、亥），相互配合，始于甲子，终于癸亥，共六十个。"甲子"是其中第一个。这里是指冬至后六十日第一个甲子夜半，此时正当雨水节。

③少阳：此为古代用来代表时令的名称。

【释义】本条论述节令和气候应该相应，太过或不及，都会引起疾病的发生。冬至之后的雨水节，是少阳当令的时候，阳气开始生长，气候逐渐转为温和，这是正常的规律；如未到雨水节，而气候提早温暖，这是时令未到，气候已到；如已到雨水节，气候还未温和，这是时令已到，而气候未到；如已到雨水节，气候仍然很冷，这是时令已到，而严寒气候当去不去；如已到雨水节，气候变得像盛夏那样炎热，这是气候至而太过。总之，凡先至、不至、不去、太过，皆属异常气候，都能使人发生疾病。

【辨治与方药点睛】春温夏热，秋凉冬寒，为我国中原地区四时气候变化的规律，然亦有反常者。故善于养生、治病者，当顺应四时变化，因时制宜。

【临床应用】凡摄生疗疾者，必深谙气候之"常"，且要达"变"。如《素问·六元正纪大论》之"用寒远寒"、"用热远热"是随时用药的一般原则，若气候有反常变化时，就要作相应变通了。

2. 五邪中人与杂病分类

【原文】問曰：陽病①十八，何謂也？師曰：頭痛、項、腰、脊、臂、腳掣痛。陰病②十八，何謂也？師曰：欬、上氣、喘、噦、咽③、腸鳴、脹滿、心痛、拘急。五臟病各有十八，合爲九十病，人又有六微，微有十八病，合爲一百八病，五勞④、七傷⑤、六極⑥、婦人三十六病⑦，不在其中。

清邪居上，濁邪居下。大邪中表，小邪中裏。𧜟飪⑧之邪，從口入者，宿食也。五邪中人，各有法度，風中於前，寒中於暮，濕傷於下，霧傷於上，風令脉浮，寒令脉急，霧傷皮腠，濕流關節，食傷脾胃，極寒傷經，極熱傷絡。（13）

【校注】

①阳病：指属外表经络的病证。

②阴病：指属内部脏腑的病证。

③咽（yē）：指咽中梗塞。

笔记

④五劳:《素问·宣明五气》及《灵枢·九针论》均以久视伤血,久卧伤气,久坐伤肉,久立伤骨,久行伤筋为五劳所伤。

⑤七伤:《诸病源候论·卷三·虚劳候》以大饱伤脾,大怒气逆伤肝,强力举重、久坐湿地伤肾,形寒饮冷伤肺,忧愁思虑伤心,风雨寒暑伤形,大恐惧不节伤志为七伤。

⑥六极:指气极、血极、筋极、骨极、肌极、精极。极是极度劳损的意思。

⑦妇人三十六病:《诸病源候论·卷三十八·带下三十六疾候》指十二癥、九痛、七害、五伤、三痼。

⑧䬼饪:䬼,音义同谷(gǔ)。饪(rèn),熟食也。䬼饪,此指饮食。

【释义】本条论述病证的分类方法,并及五邪中人的特征。"问曰:阳病十八,何谓也?……妇人三十六病,不在其中"一段,是古代医家的疾病分类和计数方法。头、项、腰、脊、臂、脚掣痛六者,病兼上下而在外,通谓之阳病。咳、上气、喘、哕、咽、肠鸣、胀满、心痛、拘急九者,病兼脏腑而在内,通谓之阴病。阳病中有营病、卫病、营卫同病之分,此一病而有三,三六得一十八,故曰阳病十八。阴病中有虚与实之别,此一病而有二,二九得一十八,故曰阴病十八。五脏病各有十八,是指五脏受风、寒、暑、湿、燥、火六淫之邪而为病,且有在气分、血分、气血兼病三者之别,三六合为十八,五个十八,故合为九十病。六微谓六淫之邪中于六腑,腑病较脏病为轻,所以称为六微。六微亦有气分、血分以及气血兼病三者之别,三六合为十八,六个十八,合为一百零八病。而五劳、七伤、六极以及妇人三十六病,不属六气外感,故不包括在内。

关于五邪中人的特征,首先指出清邪为雾露之邪,故居于上;浊邪谓水湿之邪,故居于下。大邪谓风邪,其性散漫,多中肤表;小邪谓寒邪,其性紧束,常中经络之里。䬼饪之邪即宿食,从口而入,损伤脾胃。其次说明五邪中人各有一定的规律,如风为阳邪,中于午前,脉多浮缓;寒为阴邪,中于日暮,脉多紧急。湿为重浊之邪,故伤于下而流入关节;雾为轻清之邪,故伤于上而连及皮腠。脾主运化,故饮食不节则伤脾胃。经脉在里为阴,络脉在外为阳;寒气归阴,所以"极寒伤经",热气归阳,所以"极热伤络"。本条为古人对病邪特性及中人规律的认识,其中所谓大、小、表、里、上、下、前、暮等,都是相对而言,不是绝对之词。

【辨治与方药点睛】条文开始即将疾病分为阴阳两类,因为诊疾治病,当先别阴阳。熟悉病邪特性及致病规律,方能审证求因。

二、病机

【原文】问曰:经云:厥阳独行,何谓也?师曰:此为有阳无阴,故称厥阳。(10)

【释义】本条论述厥阳病机。正常情况下,人体的阴与阳总是维持着相对平衡协调的状态,而且阳是以阴为依附的。假如阴气衰竭,阳气失去依附,有升无降,即可导致"有阳无阴"的"厥阳独行"病变。此处"有"、"无"两字是相对而言,不是绝对之词。临床上所见到的肝阳上亢,面赤眩晕,甚至跌仆,即属这一类性质的病证。

【辨治与方药点睛】本条举厥阳为例,寓示阴阳失去相对平衡协调是杂病的病机。

三、诊病举隅

（一）望诊

【原文】问曰：病人有氣色見於面部，願聞其說。師曰：鼻頭色青，腹中痛，苦冷者死；一云腹中冷，苦痛者死。鼻頭色微黑者，有水氣。色黃者，胸上有寒。色白者，亡血也。設微赤，非時者，死。其目正圓者，痙，不治。又色青爲痛，色黑爲勞，色赤爲風，色黃者便難，色鮮明者有留飲。（3）

【释义】本条论述面部望诊在临床上的应用。鼻为"面王"，内应于脾，故首先从鼻开始面部的望诊。鼻部出现青色，青是肝色，又见腹中痛症，为肝乘脾；若再见极度怕冷，则属阳气衰败。鼻部现微黑色，黑为水色，此属肾水反侮脾土之象，主有水气。色黄指面色黄，不单指鼻部。黄为脾色，多系脾病不能散精四布，因而水饮停于胸膈之间，所以色黄者胸上有寒，寒指水饮。面色白是血不能上荣于面，失血过多之征，所以主亡血。如亡血之人面色反现微赤，又不在气候炎热之时，此为血去阴伤，阴不涵阳，虚阳上浮之象。目正圆是两眼直视不能转动，为风邪强盛，五脏之精气亡绝，多见于痉病，证属不治。必须指出，本书各篇中所称死或不治，多表明疾病已陷于危笃，并非绝对不治。"色青为痛"之后，仍论面部望诊。青为血脉凝涩之色，所以主痛。黑为肾色，劳则肾精不足，其色外露，所以主劳。风为阳邪，多从火化，火色赤，所以面赤主风。黄为脾色，若其色鲜明是湿热蕴结，脾气郁滞，多有大便难之症。面色鲜明为体内停积水饮，上泛于面，形成面目浮肿，所以反见明亮光润之色。

【辨治与方药点睛】面部望诊应注意分部，同一色显现部位不同，主病有别；同一色主病亦不尽相同，故当仔细观察，分辨其不同之处。

【临床应用】望色是望诊中很重要的一个内容，它有助于判断脏腑盛衰、气血有余不足，但需结合全身其他具体病情进行分析才能全面。

【原文】師曰：吸而微數，其病在中焦，實也，當下之即愈，虛者不治。在上焦者，其吸促；在下焦者，其吸遠，此皆難治。呼吸動搖振振者，不治。（6）

【释义】本条论述望呼吸以辨别病位上下，并判断其预后吉凶。吸气短促不利，如由中焦实邪引起的，多因邪气壅塞中焦，影响肺气不降所致，治当攻下邪实。实邪去后，气机通利，呼吸自能恢复常态。如吸气短促不因中焦实邪，而是属于虚证的，则如《金匮要略心典》所说"为无根失守之气，顷将自散"，故云"不治"。若中焦虽实而又正虚的，下之则伤正，不下则邪无出路，同样也难治。"在上焦者"主要指病在肺，吸气浅短是肺气大虚所致；"在下焦者"主要指病在肾，吸气深长而困难是元气衰竭，肾不纳气所致。假使呼吸时全身振振动摇，是虚弱已甚，形气不能相保的危候。

【辨治与方药点睛】上、中、下三焦病证皆能影响呼吸，呼吸的改变特点依次为"微数"、"促"、"远"。凡虚证而见呼吸改变的，不论病位在上在中在下，多难治。这里仲景将《难经·四难》"呼出心与肺，吸入肾与肝，呼吸之间，脾受谷味也，其脉在中"的理论具体化了。

（二）闻诊

【原文】師曰：病人語聲寂然喜驚呼者，骨節間病；語聲暗暗然不徹者，

心膈間病;語聲啾啾然細而長者,頭中病。一作痛。(4)

【释义】本条论述闻诊在临床上的应用。骨节间病,指关节疼痛一类病证。由于病在关节,转动不利,动则作痛,故病人常喜安静,但偶一转动,其痛甚剧,故又突然惊呼。心膈间病,指结胸、心痞、懊憹一类病证,由于气道不畅,所以发声低微而不清澈。头中病指头中痛,痛在头中,如作大声则震动头部,其痛愈甚,所以声不敢扬,但胸膈气道正常无病,所以声音虽细小而长。

【辨治与方药点睛】病痛在于内而语声发于外,故闻病人语音改变,可以判断病变所在部位。此为仲景闻声察病的示范。

(三)切诊

【原文】师曰:病人脉浮者在前,其病在表;浮者在後,其病在裏。腰痛背強不能行,必短氣而極也。(9)

【释义】本条论述同一脉象,出现部位不同,主病也不同。一般情况下,脉浮是病邪在表的反映,但其浮当当见于寸部,因寸部属阳主表,故寸脉浮其病在表,为正气抗邪于表的现象。如果浮脉见于尺部,因尺部属阴主里,故尺脉浮其病在里,一般是肾阴不足,虚阳外浮,阳气不能潜藏的现象。还须指出,表证属实者之浮脉,必浮而有力;里证属虚者之浮脉,必浮而无力。

此外,在凭脉辨病时,尚需结合其他症状全面考虑。如尺脉浮,又伴腰痛背强和呼吸短促时,才能诊断为病在里而属肾虚。这是因为肾藏精主骨,腰为肾之外府,其脉贯脊。肾虚精髓不充,腰脊失养,故腰痛、背强、骨痿不能行走,若肾虚不能纳气归元,则短气而疲惫虚乏。

【辨治与方药点睛】寸、关、尺三部脉象的变化可反映不同脏腑病证,示人切脉须分部位,更需脉证合参。

(四)四诊合参

【原文】师曰:息搖肩者,心中堅;息引胸中上氣者,欬;息張口短氣者,肺痿唾沫。(5)

【释义】本条论述察呼吸、望形态以诊断疾病的方法。息,指呼吸。息摇肩,是呼吸困难,两肩上耸的状态,在病情上有虚有实。条文所指"心中坚"即是实证,由实邪壅塞在胸,以致胸部气闭,肺失宣降,呼吸困难,常伴有鼻翼扇动、胸闷咳喘等症;但也有因肾不纳气,元气耗散于上导致的"息摇肩",就不一定有"心中坚"的症状,往往伴有肢冷汗出。息引胸中上气者咳,为胸中有邪,阻塞气道,以致肺气不降,呼吸时气上逆而致咳,这种情况多见于感冒咳嗽的病例。呼吸时张口短气、唾沫者,为肺痿,由肺气萎弱不振,司呼吸功能失职,不能敷布津液所致。

【辨治与方药点睛】察呼吸、望形态是仲景诊断疾病的重要方法,为《素问·阴阳应象大论》"视喘息,听音声,而知所苦"之具体应用。

【原文】师曰:寸口①脉动者,因其王②时而动。假令肝王色青,四时各随其色。肝色青而反色白,非其时色脉,皆当病。(7)

【校注】

①寸口:一名气口,又名脉口。本书脉法,一种是独取寸口法,分寸口、关上、尺中;一种是三部诊法,分寸口(手太阴动脉)、跌阳(足阳明冲阳穴)、少阴(足少阴太溪

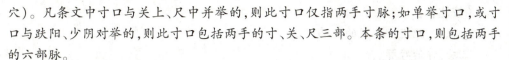

穴)。凡条文中寸口与关上、尺中并举的,则此寸口仅指两手寸脉;如单举寸口,或寸口与趺阳、少阴对举的,则此寸口包括两手的寸、关、尺三部。本条的寸口,则包括两手的六部脉。

②王:通"旺"。

【释义】本条论述脉象与四时五色相结合的诊病方法。四时季节改变,脉象和色泽也随之发生变动,但有正常与异常的不同。如春时肝旺,脉弦、色青是为正常。如此时色反白、脉反毛,是非其时而有其色脉,属不正常的现象。

【辨治与方药点睛】四时气候变化可影响人体的生理功能,且显现于色脉。凡是不符合四时变化的色脉改变,都必须加以关注辨别,做到色脉相参,望切结合。

四、论治

(一)表里同病治则

【原文】問曰:病有急當救裏、救表者,何謂也?師曰:病,醫下之,續得下利清穀不止,身體疼痛者,急當救裏;後身体疼痛,清便自調者,急當救表也。(14)

【释义】本条论述表里同病时的先后缓急治则。在表里证同时出现时,首先应分别证情的先后缓急,急者先治,缓者后治。如本条所说,病在表,不可下,而误下之,伤其脾胃,以致表证之身体疼痛未除,里证之下利清谷不止又起。权衡表里轻重,此时以里证为急,故应先救其里。因下利清谷不止,正气已经虚弱,不但不能抗邪,且将亡阳虚脱。如此时以为表证未解,而误用汗法更虚其阳,则会导致上下两脱之危候发生。当里证基本解除之后,则又须救表以祛其邪,因此时身体疼痛的表证仍然存在。如不进行救治,势必再行传变入里,引起其他变化。

【辨治与方药点睛】表里同病时,先表后里法,为治疗的常法,本条先里后表法,则为其变法。此外,表里同病,尚有表里同治之法。无论先表后里、先里后表或表里同治,均须根据表里双方病情的主次和缓急轻重来决定。

(二)痼疾加卒病治则

【原文】夫病痼疾,加以卒病,當先治其卒病,後乃治其痼疾也。(15)

【释义】本条论述新久同病时的先后缓急治则。在新病与久病同时存在时,也应首先分别证情的先后缓急,急者先治,缓者后治。因久病势缓,不能急治;卒病势急,稍缓则起变化。且痼疾难拔,卒病易治。故既有痼疾又加卒病者,一般当先治其卒病,后治其痼疾。

【辨治与方药点睛】杂病中不乏痼疾兼新病的情况,若此时治疗不分新久先后,不仅新病难以速去,而且可能加重痼疾,致生他变。

【临床应用】本条所述是新久同病的一般治则,临床应用时,应根据具体证情灵活掌握,当痼疾与新病互相影响时,治新病又须照顾痼疾,如喘家病伤寒,用桂枝汤即须加厚朴、杏子。此外,即使治疗新病,对于久病的病情以及病人体质等,均应考虑。

(三)审因论治原则

【原文】夫諸病在臟①,欲攻②之,當隨其所得③而攻之。如渴者,與豬苓湯。餘皆仿此。(17)

【校注】

①在脏:此泛指在里的疾病。

②攻:作治疗解。

③所得:指病邪相结合的意思。

【释义】本条举例说明治疗杂病应掌握随其所得的治法。病邪在里固结不解,往往与体内有害物质如痰、水、瘀血、宿食等相结合,医者当随其所得,施以恰当的治法。例如渴而小便不利,审其因若为热与水结而伤阴者,当予猪苓汤育阴利水,水去而热除,渴亦随之而解。其他病证亦可依此类推,如热与食结用大、小承气汤,热与血结用桃仁承气汤,理亦相同。

【辨治与方药点睛】治病当审证求因,唯有清楚疾病发生的根本原因,方能进行针对性的治疗。如无形邪气与有形病邪固结难去,只有根除了有形病邪,无形邪气才能祛散。

(四)饮食与调护原则

【原文】师曰:五臟病各有所得^①者愈,五臟病各有所惡,各隨其所不喜者爲病。病者素不應食,而反暴思之,必發熱也。(16)

【校注】

①所得:指适合病人的饮食居处。

【释义】本条论述临床应根据五脏喜恶进行治疗和护理,由于五脏的生理特性不同,故五脏病的性质不同,因而各有其适宜的治法。如肝体阴用阳,肝病阴虚则欲酸收,肝病气郁则欲辛散。又如脾恶湿,胃恶燥,脾为湿困则恶肥甘而喜辛开,胃阴不足则恶苦燥而喜凉润。在安排病人饮食居处等护理方面,也应这样。如心主血,心病血热,禁热衣热食;肺主气,肺病气虚,禁寒饮食寒衣。所以要根据五脏特性和其病理特点,近其所喜,远其所恶,适当选用药味,给予恰当调护,才能使疾病获得痊愈。故本条云:"五脏病各有所得者愈。"此外,遇到病人突然想吃平素不喜的食物,这是脏气为邪气所改变,食后可能助长病气而引起发热,也不可不加注意。

【辨治与方药点睛】五脏病得其所宜之气、之味、之处,足以安脏气而却病气;得其所禁所恶之气、之味、之处,足以损脏气而助病邪。

【临床应用】治病用药固然要适合病情,而病人的食服居处等护理工作亦当有益疾病康复。如果不注意饮食禁忌和衣着寒温,违背疾病的特点进行护理,纵然用药适宜,也难收效。

五、预后

【原文】問曰:寸脉沉大而滑,沉則爲實,滑則爲氣,實氣相搏,血氣入臟即死,入腑即愈,此爲卒厥。何謂也?師曰:唇口青,身冷,爲入臟,即死;如身和,汗自出,爲入腑,即愈。(11)

【释义】本条论述卒厥的病机及预后。"寸脉沉大而滑,沉则为实,滑则为气,实气相搏"四句,是从脉象解释卒厥的病理,但句中有省文,应该说沉大则为血实,滑则为气实,血实与气实相并,意方完整。左寸候心主血,右寸候肺主气,本证血气相并,故脉应于寸部。此与《素问·调经论》所谓"血之与气,并走于上,则为大厥"之理相同。

血气既相并而成实,已为病邪而非正常的血气,故云入脏即死,入腑即愈。但入脏入腑是假设之词,犹言在外在里。即死即愈也是相对而言,因为前人认为脏是藏而不泻的,腑是泻而不藏的,病邪入腑尚有出路,故云"即愈";入脏则病邪无从排泄,故云"即死"。判断卒厥入脏、入腑,主要是结合证候。当病人猝然昏倒之后,如伴有唇口青,身冷,是血液郁滞不流,阳气涣散之内闭外脱的证候,此即为入脏,病情严重;如伴有身和,汗自出,是血气恢复正常运行的征兆,此即为入腑,病情转愈。

【辨治与方药点睛】①从脉象判断病机,从脏腑说明病情轻重,并结合证候推测预后,这是仲景脉证结合以诊病的常用方法。②"寸脉沉大而滑"是气血壅实所引起的一种复合脉象,凡遇此脉象之人,在未发生猝倒之前,就应见微知著,及早防治。可见,本条尚寓"治未病"的精神。

【原文】問曰:脉脱^①入臟即死,入腑即愈,何謂也?師曰:非爲一病,百病皆然。譬如浸淫瘡^②,從口起流向四肢者,可治,從四肢流來入口者,不可治;病在外者可治,入裏者即死。(12)

【校注】

①脉脱:指脉乍伏不见。是邪气阻遏正气,血脉一时不通所致。

②浸淫疮:皮肤病的一种,能从局部遍及全身。

【释义】本条举脉略症,是承上条卒厥一病而言。卒厥,其脉有沉大而滑者,亦有脉乍伏而不见者,但入脏即死,入腑即愈的病机则相同,故设为问答以明之。本条重申,病在脏,病情重;病在腑,病情轻。病由外传内的难治,由内传外的易治。这是一般规律,即使属于皮肤病的浸淫疮,其传变情况也是如此,所以说"非为一病,百病皆然"。

【辨治与方药点睛】脏病为重,腑病为轻;病在外者易治,病在里者难痊。

学习小结

1. 学习内容

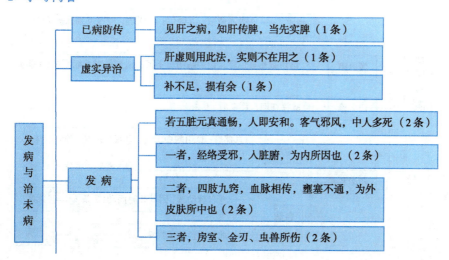

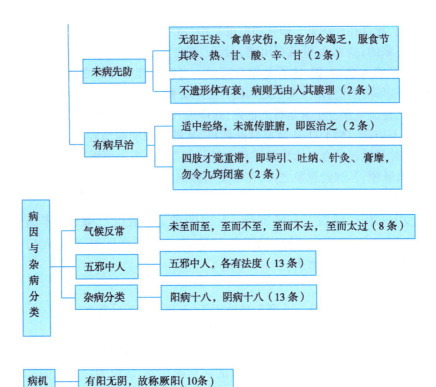

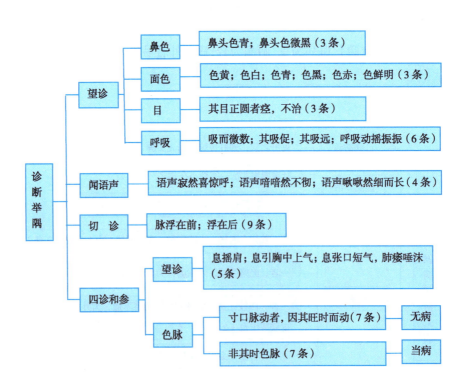

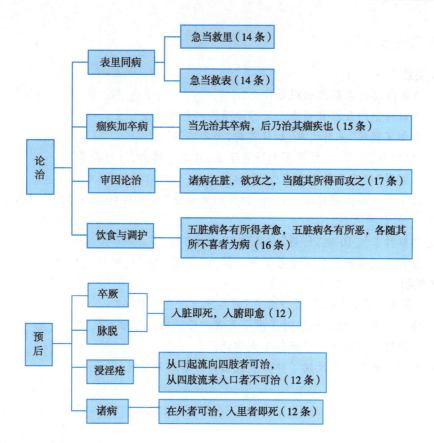

2. 辨病论治特点

本篇以整体观念为指导思想,以脏腑经络学说为理论依据,对疾病的预防、病因、病机、诊断、治疗等各方面,都作了概括性的论述。首先提出内养正气,外慎风邪,可以预防疾病。并举例说明各种疾病有一定的发展规律,可以根据脏腑相互影响、互制约的关系,于治疗已病脏腑的同时治其未病之脏腑,以预防疾病的传变。未病时重视预防,已病后争取早期治疗,是本篇的一大特色。列"上工治未病"于首条,有临床指导意义。

在病因、病机方面,本篇主要从正邪两方面来阐述,认为人与自然息息相关,不正常的气候,常为邪气侵袭人体的诱因,但发病的关键仍取决于正气的强弱,若五脏元真通畅,人即安和,病则无由入其腠理。其对于"千般疢难,不越三条"的归纳,为后世病因学说奠定了基础。

关于诊断方面,对望色泽、闻语声、视呼吸、问病情、察脉象,都作了示范性的介绍,主张临床运用时,必须四诊合参。指出病在表为浅,入里为深;在腑易治,入脏难愈;四时气候的变动,可以影响色脉。其主要精神在于启发后学者重视客观的诊断,以探求疾病的本质,判断预后的吉凶;治疗上必须针对病情,因人因时制宜。

在治疗方面,指出虚实必须异治,表里当分缓急,新久宜有先后,攻邪当随其所得,并通过具体病例作出原则性的指示。此外,又提出对病人的饮食居处,也必须加以注意。

本篇条文虽简,但所论述的内容,从预防到治疗,从原则到具体,无不具备,全面而又简明,充分体现了中医学的辨证论治特点,是全书的总纲。

(贾春华)

复习思考题

A 类题

1. 本篇提出的杂病发病观是什么?

2. 本篇指出的五邪有哪些? 五邪致病的一般规律是什么?

3. 应如何理解"见肝之病,知肝传脾,当先实脾"?

4. 为何"病,医下之,续得下利清谷不止,身体疼痛者,急当救里"?

5. 请解释"病痼疾加以卒病,当先治其卒病,后乃治其痼疾"的理由。

6. 请结合五脏生理特性,举例说明当如何遵循"五脏各有所得者愈","各随其所不喜为病"的调护原则。

7. 请解释条文 16 之"所得"与条文 17 条之"所得"。

8. 张仲景的杂病发病观与后世陈无择的"三因学说"有何异同?

B 类题

1. "鼻头色青,腹中痛,苦冷者死"对临床有何指导意义?

2. 请结合原文,概括望诊时正虚不足者的呼吸特点与形成机理。

3. 本篇哪些方面体现了五行生克学说?

4. 本篇从哪些方面反映了仲景重视四诊合参的诊法精神?

笔记

痉湿暍病脉证治第二

学习目的

领会本篇辨治痉病、湿病、暍病的精神,能正确运用本篇常用方剂。

学习要点

湿病概念、基本治法及其辨证论治。

重点条文:14、18、20、21、22

本篇论述痉、湿、暍三种疾病的病因病机、辨证治疗。

"痉"原作"痓",《辑义》:"案成无己曰:痓当作痉,传写之误也。痉(zhì),恶也,非强也,今考痓,恶也,见张揖《广雅》,而《说文》痉,强急也。成说为是"。《二注》、《编注》、《本义》、《心典》、《浅注》等注本均作"痉",今从之,下同。

外感、内伤均可致痉,本篇所论痉病是素体津液不足,又外感风寒,筋脉失养,以项背强急、口噤、甚至角弓反张为主症的筋脉病变。

湿病有内湿、外湿之分,本篇所论以外湿为主,是由外感湿邪,兼风或夹寒,痹着于筋脉肌肉关节,以发热、身重、骨节疼痛为主症的疾病。

暍病即伤暑,属外感伤暑范畴。暑邪以湿、热二气为主,暍病亦有偏热、偏湿之别。偏暑热者,以发热自汗、烦渴溺赤、少气脉虚为主症;偏暑湿者,以身热疼重为主症。

痉湿暍三病皆为感受外邪所致,初期都从太阳表证开始,故合为一篇讨论。

痉 病

一、刚痉与柔痉鉴别

【原文】太陽病,發熱無汗,反惡寒①者,名曰剛痙。(1)

太陽病,發熱汗出而不惡寒②,名曰柔痙。(2)

【校注】

①反惡寒:《甲乙經》卷七第四無"反"字。《金鑒》疑"反"字為衍文。

②不惡寒:《脈經》卷八第二"而不惡寒"下有細注"一云惡寒",據文義,可從。

【释义】上两条论述外感痉病的分类及鉴别要点。痉病由外感所致,初期病在表,故言"太阳病"。风寒表实者发热恶寒无汗,风寒表虚者发热汗出恶风。痉病初期兼风寒表实者,名为刚痉;兼中风表虚者,名为柔痉。

既名为痉,须具备项背强急、口噤等筋脉拘急之症,这是古人的省文笔法,悉以"痉"字赅之。

二、误治成痉

【原文】太陽病,發汗太多,因致痙。(4)

夫風病^①,下之則痙,復發汗,必拘急。(5)

瘡家^②雖身疼痛,不可發汗,汗出則痙。(6)

【校注】

①风病:指太阳中风。

②疮家:指久患疮疡或金刃创伤不愈者。

【释义】此三条论述痉病的内因。太阳病表证,虽应发汗,却须"微微似有汗出,不可令如水淋漓"。假如发汗太过,伤津耗液,必致筋脉失养,则易形成痉病。太阳中风本多汗,如误用攻下,津液更伤,易致筋脉失养,而生痉病;如一再发汗,津液复伤,必致筋脉失养而拘急。疮家,经常流脓失血,致阴液素亏,虽见身体疼痛之表证,也不可贸然发汗,否则必重伤津液而致痉。以上误治的共同结果都是阴液重伤,是导致痉病发病的内因。

三、主要脉症

【原文】病者身熱足寒,頸項強急,惡寒,時頭熱,面赤目赤,獨頭動搖,卒口噤,背反張者,痙病也。若發其汗者,寒濕相得,其表益虛,即惡寒甚。發其汗已,其脉如蛇^①。(7)

【校注】

①"若发其汗者……其脉如蛇"二十五字,成本《伤寒论》无。《衍义》"此症出《伤寒论》中,其衍文者,无发其汗已后二十五字"。今从之。

【释义】本条论述外感痉病的主要证候。太阳主表,其经脉自巅下项,行于脊背两旁。风寒之邪侵及太阳,既有太阳表证之恶寒、项背强急,又见邪郁入里化热的面赤目赤、时头热,足寒是阳郁过重,不能达于四末的表现。

颈项强急、背反张、突然口闭不能言语、独头动摇均为痉病的典型症状,这是太阳邪郁不解,入里化热化燥动风,故由太阳经筋不利的颈项强急,进一步发展为全身筋脉拘急而背反张;阳明之脉夹口入齿中,邪入阳明,筋脉强急则口噤不开;热盛风动,故独头动摇。

【辨治与方药点睛】条文中"时"、"卒"二字突出了痉病具有发作性的特点。

【原文】夫痙脉,按之緊如弦^①,直上下行。(9)

【校注】

①紧如弦:《二注》、《脉经》皆作"紧而弦",宜从。

【释义】本条论述痉病的主脉。痉病是由筋脉拘急而致,所以其脉亦见强直弦劲之象。"直上下行",谓从寸到尺,上下三部,皆见强直而弦之脉。

【辨治与方药点睛】从"按之"两字可知,痉病脉象应是沉紧有力,重按不减,与里虚寒病的虚弦少力脉以及太阳伤寒的浮紧脉不同。

笔记

四、证治

（一）表虚津伤柔痓

【原文】太陽病，其證備，身體强，几几然^①，脉反沉遲，此爲痓，栝樓桂枝湯主之。（11）

栝樓桂枝湯方：

栝樓根二兩　桂枝三兩　芍藥三兩　甘草二兩　生薑三兩　大棗十二枚

上六味，以水九升，煮取三升，分溫三服，取微汗。汗不出，食頃，啜熱粥發之。

【校注】

①几几(shū)然：几，鳥之短羽。几几，小鳥伸頸欲飛貌。几几然，借喻項背强急，俯仰不能自如的樣子。

【释义】本条论述柔痓的证治。太阳病，其证备，指太阳表虚诸症俱备，如头项强痛、发热、汗出、恶风等。太阳病可见项背强，今见全身强急而几几然，这是全身筋脉拘急的表现；太阳中风脉当浮缓，今反见沉迟，是体内津液不足，筋脉失养而拘急之象。以上诸症具有太阳表虚和痓病早期表现，故为柔痓。病属素体津液不足，感受风邪，营卫不利，筋脉失养。治用栝楼桂枝汤解肌祛邪，生津柔筋。方中栝楼根生津柔筋，合桂枝汤解肌祛邪，调和营卫。本方证与《伤寒论》太阳病桂枝加葛根汤证相似而有别。彼为邪盛于表，兼项背强几几，故以桂枝汤加葛根解肌祛邪为主。此是柔痓，素体津伤于里，故重用栝楼根，且将栝楼根置于桂枝汤之前，提示生津柔筋的重要。

【辨治与方药点睛】①虽言"太阳病，其证备"，但一个"脉反沉迟"，便突出了本方证与太阳中风证的区别。②此脉沉迟，必然弦而有力，与虚寒证之沉迟无力不同。

【临床应用】本方主治外有风邪，兼津液不足所致的痓病，以项背强、肢体拘急、发热、汗出恶风、苔薄白少津、脉沉迟为主症。临床可用于具有上述证机的小儿抽搐症、小儿慢惊风、颈椎病等。

（二）表实郁闭欲作刚痓

【原文】太陽病，無汗而小便反少，氣上衝胸，口噤不得語，欲作剛痓，葛根湯主之。（12）

葛根湯方：

葛根四兩　麻黄三兩（去節）　桂枝二兩（去皮）　芍藥二兩　甘草二兩（炙）　生薑三兩　大棗十二枚

上七味，㕮咀，以水七升，先煮麻黄、葛根，減二升，去沫，内諸藥，煮取三升，去滓，溫服一升，覆取微似汗，不須啜粥，餘如桂枝湯法將息及禁忌。

【释义】本条论述欲作刚痓的证治。太阳病无汗属表实，由风寒束表，卫气郁闭所致，一般无汗小便应多，有汗则小便少，本证无汗却小便少，是因寒束肌表，肺卫失宣，不能敷布津液之故。表实气郁，既不外达，又不下行，势必逆而上冲，所以出现气上冲胸；邪滞经络，强急不利，故口噤不得语，这是发痓预兆，若病情继续发展，必将出现卧不着席、脚挛龂齿等证。所以说"欲作刚痉"。此属表实气郁,津液失布,筋脉不利。病位在表与筋脉,当治以葛根汤发汗散寒,升津舒筋。本方由桂枝汤加麻黄、葛根组成。发汗散寒当用麻黄汤,但恐其发汗太峻而伤津,故用桂枝汤减量加麻黄发散风寒;重用葛根,取其味甘气凉,能起阴气而升津液,舒筋脉而缓挛急。诸药合用,表邪得解,津液得输,筋急得缓,则痉病自止。

【辨治与方药点睛】栝楼桂枝汤证和葛根汤证皆属痉病有表证,病机都有津液不足,或津液输布不利,致筋脉拘急,故仲景在两方之后,皆强调"微取汗"或"微似汗出",示人治痉不可过汗,以免再伤津液,此确为治痉不可忽视的环节。

【临床应用】本方适用于风寒束表,卫气郁阻,兼筋脉不利引起的痉病,其主症有恶寒发热、无汗、小便少、头痛、项强、苔白、脉浮紧,可用于具有上述证机的颈椎病、痉挛性斜颈、强直性脊柱炎、肩周炎、血管神经性头痛、咀嚼肌痉挛症、周围性面神经麻痹等。

(三)热盛致痉

【原文】痉爲病—本痉字上有剛字,胸滿口噤,臥不着席,脚攣急,必龂齒①,可與大承氣湯。(13)

大承氣湯方:

大黄四兩(酒洗) 厚朴半斤(炙去皮) 枳實五枚(炙) 芒硝三合

上四味,以水一斗,先煮二物,取五升,去滓,内大黄,煮取二升,去滓,内芒硝,更上火微一二沸,分溫再服,得下止服。

【校注】

①龂(xiè)齒:指上下牙齿相磨,切磋有声。

【释义】本条论述阳明热盛致痉证治。太阳病不解,入里化热,阳明热盛,故胸满、心烦;阳明经环口入齿,其支脉可下至足,热盛津伤,经脉失养而筋脉挛急,故出现口噤,卧不着席,脚挛急,龂齿等症。卧不着席为角弓反张之甚,龂齿为口噤之甚。可见,本证由热盛津伤,化燥动风,病情急重。故急宜泻热以存阴,用大承气汤,使热退津保,痉挛可解。

【辨治与方药点睛】①证由阳明热盛津伤所致,急下泻热意在存阴,条文言大承气汤"可与",而非"主之",寓有斟酌、慎重之意;②方后"得下止服",表明治疗痉病,应注意顾护津液,即使可下,亦需适度。

【临床应用】本方适用于里热炽盛,伤津灼液,经脉失养导致的痉病,主症有壮热汗出、心烦、渴欲饮冷、角弓反张、口噤龂齿、手足挛急、舌红苔黄、脉数有力。符合上述证机的流行性乙型脑炎、脑卒中可用本方。

五、预后

【原文】太陽病,發熱,脈沉而細者,名曰痉,爲難治。(3)

暴腹脹大者,爲欲解。脈如故,反伏弦者,痉。(8)

痉病有灸瘡,難治。(10)

【释义】以上三条论述影响痉病预后的几种情况。太阳病发热,是病在表,如发痉,脉应如第11条"沉迟"、第9条"弦紧"。如反见沉而细,说明正不胜邪,不能抗邪于外。此时,若发散在表之邪气则津液更伤,而补养阴津之虚又有留邪之弊,故曰难治。

痉病发作,如由腹部筋脉挛急,忽然转为胀大,说明痉病筋脉拘急之势欲缓解。但如脉象仍弦紧,或者沉伏而弦,说明筋脉紧急未有缓解之势,故仍将发痉。

痉病有灸疮,是指先有灸疮后患痉病。灸后成疮,脓血久渍,暗耗津血。若再患痉病,则津血必然更伤,内燥日盛,可致血枯津竭,其病情较一般为重,所以难治。

湿 病

一、证候

【原文】濕家之爲病,一身盡疼—云疼煩,發熱,身色如熏黃也。(15)

【释义】本条论述湿病发黄的证候。病湿之人,由于湿邪浸渍肌肉关节,所以一身尽痛。湿邪郁久化热,湿热蕴蒸,故身热发黄。因湿多热少,故其黄色晦黯如烟熏状。

二、治法

(一)微发汗

【原文】風濕相搏,一身盡疼痛,法當汗出而解,值天陰雨不止,醫云此可發汗,汗之,病不愈者,何也?蓋發其汗,汗大出者,但風氣去,濕氣在,是故不愈也。若治風濕者,發其汗,但微微似欲出汗者,風濕俱去也。(18)

【释义】本条论述风湿在表的治法。风湿相合侵及体表,郁于肌腠,流注关节,筋脉不利,故一身尽痛。若逢天阴雨不止,两湿相合,外湿更甚。外湿当汗,但汗之病仍不愈,这是汗不得法的缘故。风为阳邪,其性轻扬,表散迅速。湿为阴邪,其性重浊黏滞,难以骤除。如发汗太过,则风去湿存,且阳气损伤,故病不愈。风湿在表的治法应是微似汗出,以使阳气缓缓蒸腾而不致骤泄,则营卫畅通,风湿俱去。

【辨治与方药点睛】①治风湿在表,虽宜汗但忌大汗。不独风湿如此,即便治疗伤寒太阳病的麻黄汤、桂枝汤、葛根汤,仲景亦指出应"微似汗",可见,凡需发汗的病证,都不能令其大汗。②文中"值天阴雨不止",提示治疗湿病,要留意气候变化,需考虑外湿对病情、治疗的影响。

(二)利小便

【原文】太陽病,關節疼痛而煩,脉沉而細—作緩者,此名濕痹。《玉函》云中濕。濕痹之候,小便不利,大便反快,但當利其小便。(14)

【释义】本条论述湿痹证候及治法。湿为六淫之一,首犯太阳之表而见太阳病;湿易痹着筋脉关节,导致阳气不通,故关节痛剧而烦。湿从外来,脉应浮缓,今脉沉而细,沉主里,细主湿,说明里有湿。里湿之征如小便不利者,由湿阻于中,阳气不化;大便反快者,为湿趋于肠。故本证为内湿合并外湿,痹阻阳气。法当利小便,先祛里湿。因小便通利,则里湿去而阳气通,外湿自然易除。

【辨治与方药点睛】①名曰湿痹,强调了湿邪痹阻阳气。②因其内湿重于外湿,

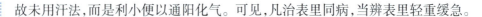

故未用汗法,而是利小便以通阳化气。可见,凡治表里同病,当辨表里轻重缓急。

三、误治证

(一)误下变证

【原文】濕家,其人但頭汗出,背強,欲得被覆向火。若下之早則噦,或胸滿,小便不利一云利,舌上如胎①者,以丹田②有熱,胸上有寒,渴欲得飲而不能飲,則口燥煩也。(16)

【校注】

①如胎:胎,同苔。如胎,指舌上湿润白滑,似苔非苔。

②丹田:穴名,在脐下三寸。此泛指下焦,与胸上对举。

【释义】本条论述湿病误下后的变证。病湿之人,因湿困阳郁,阳气不达,气逆向上,故头汗出;湿滞经脉,则背强;湿阻阳气,失于温煦,故其人恶寒,欲得被覆向火。此时湿盛阳郁,治应温经通阳,散寒除湿。然误攻其里,遂致阳气被伤、上寒下热的寒热错杂变证。误下伤中,胃气上逆而呃;下焦湿热,妨碍气化,故小便不利;上焦阳气被伤,寒湿不化,则胸满、舌上如苔湿润而白滑;湿郁化热,则口燥烦、渴欲得饮;上有寒湿,又不能饮。

(二)坏证

【原文】濕家下之,額上汗出,微喘,小便利一云不利者,死;若下利不止者,亦死。(17)

【释义】本条论述湿病误下后的坏证。湿为阴邪,最易伤阳,若误用攻下,里阳更伤,虚阳上越,则额上汗出而微喘;阴液下脱,则小便自利,此属阳气上越而阴液下脱之证,病情危笃,故曰"死"。假如误下而下利不止者,为真阳失守,阴脱于下,此阴阳两竭,亦主"死"。前条与本条同为湿家误下之变证,但病情不同,预后亦异,其关键在于病人平素中阳之盛衰。前条所论,表阳虽郁,里阳犹治;本条则由中阳素虚,再经误下,真阳失守,真阴将脱,故预后较差。

【辨治与方药点睛】同属湿病,皆因误下,但转归不同,只因阳气有盛衰,病机有差异。故辨证时要审病机,察体质。

四、证治

(一)头中寒湿

【原文】濕家,病身疼發熱,面黃而喘,頭痛,鼻塞而煩,其脈大,自能飲食,腹中和,無病,病在頭中寒濕,故鼻塞,內藥鼻中則愈。《脈經》云:病人喘,而無"濕家病"以下至"而喘"十一字。(19)

【释义】本条论述寒湿在上的证治。寒湿袭表,郁遏卫阳,故身疼发热;寒湿上犯头部清窍,肺气不宣,鼻窍不通,则头痛鼻塞而烦、喘;湿郁于表,故面黄;湿邪尚未传里,故能饮食,腹中和;病位在上在表,所以脉大。本证重点是头中寒湿,故只须局部用药——纳药鼻中,以宣泄上焦寒湿,使肺气通利,诸症自愈。

【辨治与方药点睛】本证治法体现了仲景辨治用药的灵活性,病位在上在表,故经鼻就近给药。

【临床应用】纳药鼻中，原文未指出用何方。注家多主张用瓜蒂散搐鼻，令出黄水，以宣泄寒湿。有医家用鹅不食草纳鼻，亦有疗效。后世据此发挥，用芳香开窍之剂作嗅剂治疗类似病证，如《证治准绳》辛夷散等。

（二）寒湿表实

【原文】濕家身煩疼，可與麻黃加术湯發其汗爲宜，慎不可以火攻①之。（20）

麻黃加术湯方：

麻黃三兩（去節）　桂枝二兩（去皮）　甘草一兩（炙）　杏仁七十個（去皮尖）　白术四兩

上五味，以水九升，先煮麻黃，減二升，去上沫，內諸藥，煮取二升半，去滓，溫服八合，覆取微似汗。

【校注】

①火攻：指艾灸、温针、熨、熏等外治法。

【释义】本条论述寒湿表实的证治。湿病之人身体疼痛而烦扰不宁，这是寒湿痹阻，阳郁不通所致。以方测证，当有恶寒发热无汗等表寒证。故用麻黄加术汤，发汗散寒除湿，温通经脉止痛。表证当从汗解，麻黄汤本为伤寒表实而设，湿邪又不可大汗，只宜微微似欲汗出，故加白术。《神农本草经》载"术，味苦，温。主风寒湿痹死肌……止汗"，此处麻黄汤得术，虽发汗不致多汗，白术合麻黄汤，能并行表里之湿，故为寒湿表实的正治之剂。本证不宜火攻发汗，否则既可令大汗淋漓，风去湿存，又可使火热内攻，与湿相合，引起发黄、衄血等变证。

【辨治与方药点睛】从本方配伍可见仲景用药之精当。于发汗峻剂中加一味白术，便转而成为微汗之剂。

【临床应用】本方适用于寒湿在表，卫气被郁的表实证，主症有身疼痛、恶寒发热、无汗、脉浮紧。可用于符合上述证机的寒湿痹证、水肿，涉及风湿性关节炎、类风湿关节炎、坐骨神经痛、急性肾小球肾炎初起、荨麻疹、多发性肌炎、骨质增生性疾病等。

（三）风湿表实

【原文】病者一身盡疼，發熱，日晡所①劇者，名風濕。此病傷於汗出當風，或久傷取冷所致也。可與麻黃杏仁薏苡甘草湯。（21）

麻黃杏仁薏苡甘草湯方：

麻黃（去節）半兩（湯泡）　甘草一兩（炙）　薏苡仁半兩　杏仁十個（去皮尖，炒）

上剉麻豆大，每服四錢匕，水盞半，煮八分，去滓，溫服，有微汗，避風。

【校注】

①日晡所：日晡，申时。日晡所，指下午3~5时左右。

【释义】本条论述风湿表实的成因和证治。风湿在表，故一身尽疼痛。风与湿合，渐趋化热，故每到下午阳明气旺之时，正邪相争，发热加重。其病多由汗出时外受风邪，汗液滞留为湿，或经常贪凉而生湿，风湿相合，侵犯肌腠所致。病属风湿表实，有化热之势。治当以麻杏苡甘汤轻清宣化，解表祛湿。方中麻黄、甘草微发其汗；杏仁宣肺利气以助汗解;薏苡仁甘淡微寒,一可淡渗利湿、通络止痛,二使辛温发散中兼具凉解之用。

【辨治与方药点睛】①注意发热加重的时间,有助于辨识病机。②麻黄加术汤主治寒湿表实证,故麻黄配桂枝辛温发汗;本方主治风湿表实渐有化热,故麻黄配薏苡仁温散兼轻清。

【临床应用】本方适用于风湿表实兼化热者,主症可见一身尽疼,发热并于下午3～5时左右加剧,脉濡缓。具有上述证机的感冒、风湿痹证、水肿等,诸如急性风湿热、风湿性关节炎、类风湿关节炎、急性肾小球肾炎可用本方;符合上述病机的鼻渊以及痤疮、扁平疣、银屑病等皮肤病亦可用之。

 病案分析

> 夏某,男,50岁。晨练汗出,突遭雨淋,午后即觉恶寒,四肢酸痛,自服感冒胶囊,恶寒退而四肢酸痛仍然,历周许,两下肢踝关节肿痛、灼热、拒按,步履艰难,发热日晡尤甚,体温38.5℃,腰背酸痛。舌苔白腻,脉浮数。诊为风湿热痹。投麻杏薏甘汤加味。处方:麻黄3g,杏仁、防风各10g,生甘草6g,薏苡仁30g,防己10g,晚蚕沙15g,川草薢15g。每日1剂,水煎温服,嘱药后应"微似汗出"。6剂后,下肢踝关节肿痛减轻,体温37.5℃,上方减去麻黄、杏仁,加独活、络石藤各10g,忍冬藤30g,继服6剂,病即痊愈。[李古松.麻杏甘石汤与麻杏苡甘汤方义辨析及临床应用[J].浙江中医杂志,2007,42(3):177]
>
> 按:患者四肢酸痛、两下肢踝关节肿痛、腰背酸痛,与条文"一身尽疼"颇合,其关节肿痛而灼热、苔白腻、脉浮数,表明湿邪偏重,且明显化热,故方中轻用麻黄,以免辛温助热,重用甘淡性凉的薏苡仁,既淡渗除湿,又阻止进一步化热;加用祛风除湿、通络止痛的防风、防己、晚蚕沙、川草薢,以增药力。二诊时,上方服6剂,肌腠风邪已去,因虑麻黄、杏仁发散太过而伤津,故去之;另加胜湿、通络、清热之品,缓缓收功。

(四)风湿兼气虚

【原文】風濕,脈浮,身重,汗出惡風者,防己黃耆湯主之。(22)

防己黃耆湯方:

防己一兩　甘草半兩(炒)　白术七錢半　黃耆一兩一分(去蘆)

上剉麻豆大,每抄五錢匕,生薑四片,大棗一枚,水盞半,煎八分,去滓,溫服,良久再服。喘者,加麻黃半兩;胃中不和者,加芍藥三分;氣上衝者,加桂枝三分;下有沉寒者,加細辛三分。服後當如蟲行皮中,從腰下如冰,後坐被上,又以一被繞腰以下,溫令微汗,差。

【释义】本条论述风湿兼气虚的证治。脉浮身重,是风湿在表。汗出恶风,是气虚卫表不固。风湿在表,法当汗解,但表气已虚,不宜麻黄发汗,故用防己黄芪汤益气除湿。方中黄芪益气固表,除湿,托邪于表;防己辛散苦泄,祛风除湿;白术协黄芪助卫气,合防己祛湿邪;生姜、大枣、甘草调和营卫。本方扶正祛邪、标本兼顾。方后云"服后当如虫行皮中",这是卫阳振奋、风湿欲解的征兆。

如病人兼气喘加麻黄以宣肺平喘,兼胃中不和加芍药以调肝理脾胃,兼气上冲者加桂枝降逆平冲,下有沉寒者加细辛通阳散寒。服药后强调"坐被上","又以一被绕腰以下",旨在助之以温,远之以寒,助药力以使病愈。

【辨治与方药点睛】本方配伍颇有特点：一是防己配黄芪,益气补虚,利水除湿,适用于水湿为患兼气虚的病情;一是黄芪配白术,益气补卫固表,适宜于卫虚不固的病情。

【临床应用】本方可用于气虚湿停的多种病证,如风湿性关节炎、类风湿关节炎、膝关节积液、腰椎间盘突出症、更年期综合征、痛风、高尿酸血症、单纯性肥胖合并高脂血症、荨麻疹、狐臭、骨折愈合后肿胀等。其主症多见身重,或伴疼痛,汗出恶风,舌淡苔白腻,脉浮。

（五）风湿兼阳虚

1. 风湿表阳虚

【原文】傷寒八九日,風濕相搏,身體疼煩,不能自轉側,不嘔不渴,脉浮虛而濇者,桂枝附子湯主之;若大便堅,小便自利者,去桂加白術湯主之。(23)

桂枝附子湯方:

桂枝四兩(去皮) 生薑三兩(切) 附子三枚(炮,去皮,破八片) 甘草二兩(炙) 大棗十二枚(擘)

上五味,以水六升,煮取二升,去滓,分溫三服。

白術附子湯方:

白術二兩 附子一枚半(炮,去皮) 甘草一兩(炙) 生薑一兩半(切) 大棗六枚

上五味,以水三升,煮取一升,去滓,分溫三服。一服覺身痺,半日許再服,三服都盡,其人如冒狀①,勿怪,即是术、附並走皮中逐水氣,未得除故耳。

【校注】

①如冒狀:此指瞑眩,即头晕眼花,为服药后的反应。

【释义】本条论述风湿表阳虚的证治。伤寒八九日不解,是因风寒与湿相合,病情缠绵。风寒湿痹着于肌表,经脉不利,故见身体疼烦,不能自转侧。其人不呕不渴,是病邪尚未传里犯胃,亦未郁而化热。风寒夹湿为患,且阳气不振,故脉浮虚而涩。治用桂枝附子汤温阳散寒,除湿止痛。方中桂枝辛温,祛在表的风邪,又温经止痛;附子温经助阳,散寒除湿止痛,为治风寒湿痹要药;姜、枣调和营卫,甘草和中缓急。

风湿为病,常与素有内湿有关。内湿不化,当小便不利,大便不实。若其人"大便坚,小便自利者",说明湿气在表,并无里湿,治疗只须驱除表湿。风邪已除,故去桂枝,而加走皮内、逐水气、去湿痹的白术。

【辨治与方药点睛】①两方证均由风寒湿邪兼阳虚引起,其中桂枝附子汤证为风邪偏重,故用桂枝祛风;白术附子汤证是湿邪偏盛,故去桂加白术;②白术附子汤中附子、生姜、大枣、甘草的用量较桂枝附子汤减半,此与前方证风邪较盛,易于速去,后方证湿邪偏重,病性缠绵有关。

【临床应用】本条两首方证的主症均有身疼剧而转侧不利,舌淡苔白,脉浮虚而涩;白术附子汤证尚见大便坚。桂枝附子汤可治疗符合上述证机的寒湿痹证、产后身痛以及雷诺病、坐骨神经痛、慢性痛风性关节炎、心动过缓、心房纤颤、房室传导阻滞

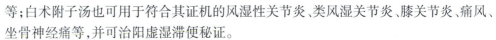

等;白术附子汤也可用于符合其证机的风湿性关节炎、类风湿关节炎、膝关节炎、痛风、坐骨神经痛等,并可治阳虚湿滞便秘证。

2. 风湿表里阳气俱虚

【原文】風濕相搏,骨節疼煩,掣痛不得屈伸,近之則痛劇,汗出短氣,小便不利,惡風,不欲去衣,或身微腫者,甘草附子湯主之。(24)

甘草附子湯方:

甘草二兩(炙)　白术二兩　附子二枚(炮,去皮)　桂枝四兩(去皮)

上四味,以水六升,煮取三升,去滓,溫服一升,日三服,初服得微汗則解,能食,汗出復煩者,服五合。恐一升多者,服六、七合爲妙。

【释义】本条论述风湿表里阳气俱虚的证治。风湿已由肌肉侵入关节,病情较上条严重,故骨节疼烦,掣痛,不得屈伸,近之则痛剧。表阳虚,故汗出,恶风不欲去衣。里阳虚,气不化水,故短气,小便不利,或身微肿。上症由风寒湿盛、内外阳气皆虚所致。当用甘草附子汤祛风散寒除湿,温助表里阳气。方中甘草配附子,缓急止痛;附子、桂枝、白术并用,兼走表里,助阳祛风化湿。以上风湿三方均治风湿痹证兼阳虚者,但各有特点:桂枝附子汤是表阳虚,风寒湿偏盛,方中附子用量最大,意在合桂枝温经助阳,祛风除湿止痛,并化气利小便;白术附子汤是表阳虚,风寒已减,表湿仍盛,方中附子用量最小,目的是合白术祛表湿;甘草附子汤为表里阳气俱虚,寒湿偏盛,取附子合甘草重点在于缓急止痛,桂枝、白术、附子温经散寒除湿。

【辨治与方药点睛】每服药量当适宜,否则也可影响疗效,本条提示每服药量要因人而异,并根据药后反应加以调整。

【临床应用】本方适宜于风寒湿盛,表里阳气俱虚,以骨节疼烦、掣痛、不得屈伸,近之痛剧,汗出恶风,短气,小便不利,或身微肿为主症的病证。可用于符合上述证机的风湿性关节炎、类风湿关节炎、风湿性脊柱炎、肩周炎、坐骨神经痛及肌肉萎缩、痛风等。

暍　病

一、脉症

【原文】太陽中暍①,發熱惡寒,身重而疼痛,其脉弦細芤遲。小便已,洒洒然毛聳②,手足逆冷,小有勞,身即熱,口開③,前板齒燥。若發其汗,則其惡寒甚;加溫鍼,則發熱甚;數下之,則淋甚。(25)

【校注】

①中暍(yē):《说文解字》"伤暑也";《玉篇》"中热也"。

②洒洒然毛聳:洒渐恶寒,毛发聳立。

③口开:指暑热内扰,气逆张口作喘。

【释义】本条论述中暍的脉症及误治后的变证。暑为六淫之一,侵犯太阳之表,故见发热恶寒表证。暑多夹湿,故身重而疼痛。夏暑天气炎热,人体出汗多,易耗伤气阴,所以伤暑又多呈现气阴两伤或阴阳两虚证候。其脉或弦细或芤迟,均属阴阳两虚之象。小便时阳气下泄,加之暑热耗气,使阳气一时性虚馁,故小便已洒洒然毛耸。阳虚故手足厥冷。劳则阳气外浮,故稍有劳作身即发热,口开气喘。阴津耗伤,则门齿干燥。

暍病既属暑热内盛,气阴两伤之证,治当清暑益气养阴为主。不可妄施汗、下、温针等法,否则将变证迭出。若误用辛温发汗,则阳气更虚而恶寒甚;误用温针法,则更助暑邪,使发热加剧;数用攻下,则更伤其阴,热邪内陷,小便淋涩。此皆属误治之变。

【临床应用】本条所论暍病证候,有偏暑热和暑湿两种病情,但均未出治法。后文白虎加人参汤和一物瓜蒂汤即分别为此而设。现代治偏暑热者,可用王孟英清暑益气汤清热益气,养阴生津;偏暑湿者,可用东垣清暑益气汤升阳益气除湿,实已囊括在仲景两法之中。

二、证治

(一)暑热耗气伤津

【原文】太阳中热者,暍是也。汗出恶寒,身热而渴,白虎加人参汤主之。(26)

白虎加人参汤方:

知母六两　石膏一斤(碎)　甘草二两　粳米六合　人参三两

上五味,以水一斗,煮米熟汤成,去滓,温服一升,日三服。

【释义】本条论述伤暑偏于热盛的证治。"暍"是伤暑病,"太阳中热",是暑热邪气侵犯太阳肌表。暑热熏蒸,则大汗出,汗多腠理空疏,故汗后恶寒,此与一般表证发热恶寒并见不同。暑热邪盛,故必发热;热盛伤津,则口渴。此外,尚可见心烦、气喘、尿赤、口舌干燥、倦怠少气、脉虚等暑伤气津之症。病属暑热内盛,津气两伤,治用白虎加人参汤清热祛暑,益气生津。方中石膏辛寒清热,知母苦寒清热养阴,人参益气生津,甘草、粳米和胃补中。

中暍恶寒,伤寒亦恶寒,两者病机不同。中暍恶寒因腠理开泄,汗出太多,卫外阳气不足;伤寒恶寒因腠理闭塞,卫阳被郁。

【辨治与方药点睛】条文汗出恶寒的表述,寓示临床有汗出、恶寒症时,当注意其表现特点与先后关系。

【临床应用】本方主治里热亢盛,耗伤气津者,其主症有身热,大汗出,口舌干燥,渴欲引饮,倦怠少气,舌红苔黄燥,脉洪大,按之少力。具有上述证机的糖尿病、甲状腺功能亢进、中暑以及多种病变过程中出现的发热(如产后高热、颅脑术后高热、肿瘤性发热)皆可用本方。

(二)暍病湿盛

【原文】太阳中暍,身热疼重,而脉微弱,此以夏月伤冷水,水行皮中所致也。一物瓜蒂汤主之。(27)

一物瓜蒂汤方:

瓜蒂二十个

上剉,以水一升,煮取五合,去滓,顿服。

【释义】本条论述伤暑偏湿的证治。夏月贪凉饮冷,或汗出入水,使水湿邪气侵入肌腠,郁遏阳气,常致暑热夹湿。伤暑则身热,湿盛则身疼重,暑湿伤阳,故脉微弱。

治用一物瓜蒂汤去湿散水。瓜蒂,《神农本草经》载"主大水,身面四肢浮肿"。此用之逐散皮肤水气,水湿去则暑无所依,其病自解,体现了随其所得而攻之的杂病治则。

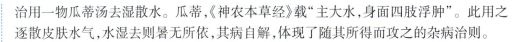
学习小结

1. 学习内容

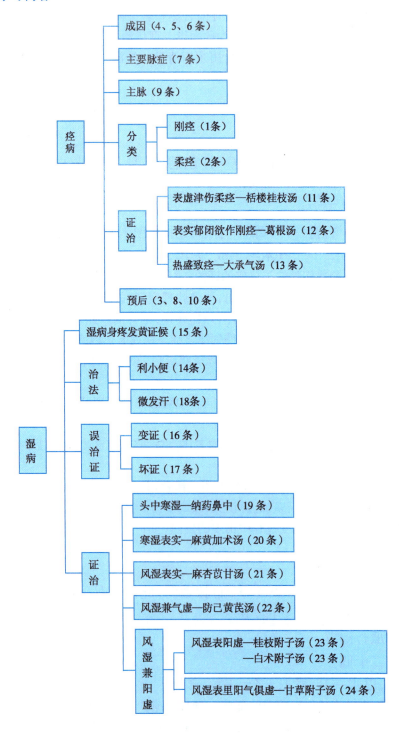

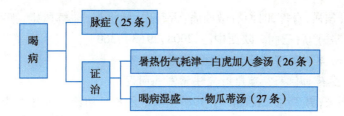

2. 辨病论治特点

本篇所论痉、湿、暍三病,均由感受外邪所致,病情变化都从太阳表证开始,故此三病除见于《伤寒论》外,又列于此,作为论述杂病的开始。

仲景将痉病分为刚痉和柔痉,并认为其发病与预后与津液盛衰有关,所以治疗痉病,无论发表、清里,都必须兼顾津液。生津舒筋药可选用白芍、栝楼根、葛根。

本篇治湿病,首辨湿邪所在部位,对风湿在表等外湿证,主张发汗,但强调微汗;里湿为主,则当利小便;寒湿在上,纳药鼻中即可。其次,要辨阳气虚否,所以篇中除了表湿实证,还有风湿兼气虚、风湿兼表阳虚、风湿兼表里阳虚等证。篇中治湿病,宣散风寒湿邪,多选麻黄、桂枝、杏仁;风湿化热,则用薏苡仁;风湿兼气虚,以防己配黄芪、白术;风湿兼阳虚,多取附子配桂枝、白术、甘草。除寒湿痛常用附子、麻黄、桂枝;欲缓和发汗之力,可用白术、甘草与发汗药配伍。

辨治暍病,则从暑热偏盛或暑湿偏盛着眼。暑热盛者,易耗气伤津;暑湿盛者,易阻遏阳气。故治疗暍病当顾护正气,禁用汗、下、温针诸法。

(吕翠霞)

复习思考题

A 类题

1. 外感痉病的主要脉证有哪些?

2. 本篇对痉病是如何辨证论治的?

3. 如何鉴别刚痉与柔痉?

4. 如何理解"湿痹之候,小便不利,大便反快,但当利其小便"?

5. 湿病的治法是什么? 请简述其理由。

6. 《金匮》对暍病如何辨证治疗?

B 类题

1. 请比较麻黄加术汤证与麻黄杏仁薏苡甘草汤证的主症、病机、治法、用药。

2. 麻黄加术汤与防己黄芪汤均可治疗湿病,其主症、病机、治法、用药有何异同?

3. 试比较桂枝附子汤、白术附子汤、甘草附子汤的证治异同。

4. 试述湿病用麻黄的作用和注意事项。

5. 治疗太阳中暍,为何不用汗法?

读 案 思 考

案一. 患者刘某,女,24 岁。2005 年 3 月 20 日就诊,因居住偏远农村,农村产婆接生。主诉:产后失血较多,家庭无力帮助,所以满月后第 3 天去村外泉水处洗尿布,回家后自觉头部冷痛,周身寒战,至午后,病情逐渐加重,急来我科就诊。查体:体温

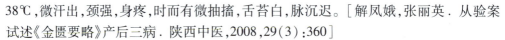

38℃,微汗出,颈强,身疼,时而有微抽搐,舌苔白,脉沉迟。[解凤娥,张丽英.从验案试述《金匮要略》产后三病.陕西中医,2008,29(3):360]

思考:1. 该案当如何辨证?立法?宜选何方?

2. 主药为何药?煎服时应注意哪些问题?

案二. 郑某,男35岁,农民。于1989年12月8日初诊。因冬季衣着单薄,汗出受寒致双膝关节冷痛,屈伸不利,不能行走,伴恶寒微热,无汗,舌苔薄白,脉弦紧。查双膝关节冷痛,无关节红肿,查 ESR 86mm/h,抗"O"< 500U。[李春英,张庆伟.麻黄加术汤治疗寒湿痹96例疗效观察.黑龙江中医药,2000,(2):12-13]

思考:1. 该案当辨属何病?其病因病机是什么?

2. 如何施治?

百合狐惑阴阳毒病脉证治第三

学习目的

领会张仲景于热证的治疗方法,能正确运用百合地黄汤、甘草泻心汤及升麻鳖甲汤。

学习要点

百合、狐惑病的概念;百合病的主要脉症及正治法;狐惑病的主要脉症。

重点条文:1、5、10

　　本篇包括百合、狐惑、阴阳毒三病。百合病以精神恍惚不定,饮食、行动失常,口苦,小便赤,脉微数为特征,由心肺阴虚内热引起,因以百合为主药故名。狐惑病以目赤、咽喉及前后阴蚀烂为主症,由湿热虫毒蕴结所致。阴阳毒以发斑、咽痛为主症,与感染疫毒有关。

　　三病虽各有特征,然其病因相似,皆由热性病发展变化而来;其症状有相似之处,如百合病之"欲卧不得卧"与狐惑病之"卧起不安",狐惑病与阴阳毒皆有咽痛,因此合为一篇论述。

百　合　病

一、脉症、病机与治则

(一)脉症与病机

【原文】論曰:百合病者,百脉一宗[①],悉致其病也。意欲食,復不能食,常默默,欲臥不能臥,欲行不能行,飲食或有美時,或有不用聞食臭時,如寒無寒,如熱無熱,口苦,小便赤,諸藥不能治,得藥則劇吐利,如有神靈者,身形如和[②],其脉微數。

　　每溺時頭痛者,六十日乃愈;若溺時頭不痛,淅然[③]者,四十日愈;若溺快然,但頭眩者,二十日愈。其證或未病而預見,或病四五日而出,或病二十日、或一月微見者,各隨證治之。(1)

【校注】

①百脉一宗:百脉,泛指全身之脉;宗,根本。

②身形如和:和,和顺,安和,引申为无病。此言患者看上去无明显病态。

笔记

③淅(xī)然：形容怕风、寒栗之状。

【释义】本条论述百合病的病因病机、证候、治疗原则和预后，是百合病的总纲。心主血脉，肺朝百脉，心肺为百脉之宗，心肺阴虚则百脉受累，证候百出，故言"百脉一宗，悉致其病"。"宗"当指心肺而言。

百合病的临床表现分为两个方面：一是变幻不定的证候，包括精神恍惚不定，常默默，饮食、行为和感觉失调现象，如意欲食复不能食，欲卧不能卧，欲行不能行，如寒无寒，如热无热等，都由阴血不足，影响神明所致。二是阴虚内热的证候，即口苦、小便赤、脉微数等。"如有神灵""诸药不能治，得药则剧吐利"，是言本病辨治颇难，误治则易引起吐泻。

肺主通调水道，下输膀胱，膀胱外应皮毛，其脉上行至头，入络脑。故原文以小便时有无头痛、恶寒、头眩来判断百合病的愈期。六十日、四十日、二十日可作为判断疾病轻重或痊愈时间的参考，并非定数，不必拘泥。

百合病多为热病之后，余热未清，或因情志不遂，郁火伤阴所致，应根据不同病因，给予恰当的治疗，故曰"各随证治之"。

【辨治与方药点睛】辨别百合病的主要依据为心肺阴虚内热引起的变幻不定的证候，其次是阴虚内热所致的口苦、小便赤、脉微数。且应根据不同的病因，灵活治疗。

【临床应用】现代临床多将百合病列入情志病范畴，与现代医学的神经官能症、自主神经功能紊乱、癔症、抑郁症、甲状腺功能亢进症等有相类似表现。本病除了药物治疗，还可适当辅以心理疏导。

（二）治则

【原文】百合病，见於陰者，以陽法救之；見於陽者，以陰法救之。見陽攻陰，復發其汗，此爲逆；見陰攻陽，乃復下之，此亦爲逆①。（9）

【校注】

①逆：治法与病情相违背。

【释义】本条论述百合病的治疗原则。心肺阴虚内热是百合病的主要病机，治当补其阴，即所谓"见于阳者，以阴法救之"。阴虚为甚或阴虚日久，可阴损及阳，出现畏寒、乏力等阳虚证候，治疗时就应该"见于阴者，以阳法救之"，酌情加用温阳之品。病见于阳，复发汗，则阴更伤；病见于阴，复下之，则更伤其阳，两者都是错误的。

【辨治与方药点睛】百合病本为阴虚，但阴阳互根，若病久不愈，亦可阴损及阳。此时，须采用温养法治疗。

二、证治

（一）百合病主方

【原文】百合病不經吐、下、發汗，病形如初者，百合地黃湯主之。（5）

百合地黃湯方：

百合七枚（擘）　生地黃汁一升

上以水洗百合，漬一宿，當白沫出，去其水，更以泉水二升，煎取一升，去滓，内地黃汁，煎取一升五合，分溫再服。中病勿更服，大便當如漆。

【释义】本条论述百合病的正治法。百合病未经吐、下、汗等误治，证情如第一条所言,就用百合地黄汤治疗。方以百合清心润肺安神;生地黄汁滋肾水、益心阴、清血热;泉水下热气,利小便,用以煎百合,共成润养心肺,凉血清热之剂。阴复热退,百脉调和,病自可愈。服药后大便呈黑色,为服生地黄汁所致,停药后便会消失。

【辨治与方药点睛】本方具甘寒清热养阴之功,可见仲景并非只谙于寒证。方中生地黄量大,恐寒凉败胃,故中病即止。

【临床应用】凡心肺阴虚,心神不宁之证皆可以百合地黄汤化裁用之。目前常用本方治疗各种神经官能症、自主神经功能紊乱,亦可作为热性病的善后调理方。临证可酌情选择与甘麦大枣汤、生脉散、酸枣仁汤等方合用。

 病案分析

李某,男,25 岁,学生,2007 年 4 月 15 日就诊。患者自述近 2 个月来因考研失利,因而悲观失望,情志抑郁。1 周前因心前区有阵发性刺痛感,曾在外院就诊治疗,某医生按肝气郁滞,以疏肝解郁治疗,处方为:柴胡疏肝散加龙骨、牡蛎、酸枣仁。服用 5 剂后,患者症状未改善。刻诊:少气懒言,心烦易怒,躁动不安,神疲乏力,心悸失眠,不思饮食,小便黄,舌红少苔,脉细数。诊断:百合病。治宜补气养阴清热。予百合地黄汤:百合 40g,生地黄 40g。每日 1 剂,水煎,早晚各 1 次。3 剂后,心前区刺痛消失,心烦易怒、躁动不安减轻。按上方百合 20g,地黄 20g,麦冬 20g,白芍 15g。继服 5 剂后诸症消失。后给予逍遥丸调理,嘱调节情志,随访 3 个月未复发。[李鹏.百合地黄汤验案一则[J].江西中医药,2008,(9):38-39]

按:本案始因思虑过度伤心脾;后因所愿未遂而肝郁,气郁化火,终致气阴两虚。其见症多端,当属百合病。但前医只着眼肝郁,用药辛散有余,凉润滋养不足,故无效。后医选择百合地黄汤,并重用两药,药专力宏,故病有改善。二诊时,生地黄减量,以防过寒伤阳;百合减量,另加麦冬,意在增强润肺养心之功,白芍敛养肝血,调肝理脾。诸药合用,使阴液渐复,虚热自除,此时用逍遥丸调理善后,已无伤阴之虑。

(二)百合病误汗

【原文】百合病發汗後者,百合知母湯主之。(2)

百合知母湯方:

百合七枚(擘)　知母三兩(切)

上先以水洗百合,漬一宿,當白沫出,去其水,更以泉水二升,煎取一升,去滓;别以泉水二升煎知母,取一升,去滓,後合和,煎取一升五合,分溫再服。

【释义】本条论述百合病误汗后的治法。医者若将百合病之如寒无寒、如热无热误作外感表证,妄用辛温发汗,可致阴液更伤,燥热更甚。此时,应加强清热养阴之效,用百合知母汤。方中仍以百合为主药,配知母养阴清热,除烦润燥,并以泉水煎药,三者相合,共具养阴清热、补虚润燥之功。

【临床应用】本方适宜于心肺阴虚内热较甚,在百合地黄汤证基础上,兼见心烦、口渴等症者。与该证机符合的失眠、干咳、盗汗等,皆可投之。

(三)百合病误下

【原文】百合病下之後者,滑石代赭湯主之。(3)

滑石代赭湯方:

百合七枚(擘)　滑石三兩(碎,綿裹)　代赭石如彈丸大一枚(碎,綿裹)

上先以水洗百合,漬一宿,當白沫出,去其水,更以泉水二升,煎取一升,去滓;別以泉水二升,煎滑石、代赭,取一升,去滓;後合和重煎,取一升五合,分溫服。

【释义】本条论述百合病误下后的治法。若将百合病意欲食复不能食,口苦、小便赤视为里实热证,误用攻下法,是犯"虚虚"之戒,下后津液更伤,内热加重,并伤胃气,使和降失常。法当养阴清热,降逆和胃,方用滑石代赭汤。方以百合为主药,滑石、泉水清热,代赭石降逆和胃,合奏清养心肺,和降胃气之效。

【辨治与方药点睛】本证阴虚内热,故不用苦寒,而以甘寒之滑石清热,合泉水导热下行。

【临床应用】本方用于百合病津伤内热而兼胃失和降者,其主症除百合地黄汤之基本证候外,可见呕哕、小便短赤。

(四)百合病误吐

【原文】百合病吐之後者,百合雞子湯主之。(4)

百合雞子湯方:

百合七枚(擘)　雞子黄一枚

上先以水洗百合,漬一宿,當白沫出,去其水,更以泉水二升,煎取一升,去滓,内雞子黄,攪匀,煎五分,溫服。

【释义】本条论述百合病误吐后的治法。若将百合病之恶闻食臭误认为是宿食停滞而用吐法,不仅心肺之阴愈损,燥热愈增,还伤胃阴扰胃气,故以百合鸡子汤滋养肺胃,润燥除烦。方中百合养阴清热,鸡子黄滋阴润燥。

【辨治与方药点睛】上三条均为百合病误治后救法,因百合病主症仍在,故诸方仍以百合为主药,再根据病机变化酌配救误之品,体现了仲景"知犯何逆,随证治之"的精神。

【临床应用】本方宜于百合病心肺阴虚内热,胃气失和者,以方测证,本方证当在百合病脉症的基础上兼有虚烦不安、胃中不和、小便短赤等症状。符合上述证机的鼻衄、热病后虚烦不寐等可用该方。

(五)百合病变渴

【原文】百合病一月不解,變成渴者,百合洗方主之。(6)

百合洗方:

上以百合一升,以水一斗,漬之一宿,以洗身。洗已,食煮餅①,勿以鹽豉②也。

【校注】

①煮饼:饼,古代面食的通称;煮饼,即熟面条。

②盐豉:盐与豆豉,食"煮饼"时用以调味。

【释义】本条论述百合病经久变渴的治法。百合病经一月之久而不愈,阴虚内热加甚,出现口渴的变症,单服百合地黄汤药力不够,当内服与外洗并用,配合百合洗方,漬水洗身。肺合皮毛,其气相通,百合水洗身,以助养阴润燥。洗罢,食煮饼,以调养胃气、生津,忌用味咸之盐豉,以免耗津增渴。

【辨治与方药点睛】①本条内病外洗,体现了中医的整体观念,有诸内必形诸外,治其外,可调其内。②本条还对阴虚内热病情的饮食宜忌作了示范。

【临床应用】本证当为百合病基本症状兼口渴甚。临床以百合煎汤洗浴治燥渴,应配合百合知母汤内服,乃获捷效。有医家用本方洗浴以治下利高热后气阴两伤燥渴不已者。

【原文】百合病渴不差者,栝楼牡蛎散主之。(7)

栝楼牡蛎散方:

栝楼根　牡蛎熬等分

上爲細末,飮服方寸匕①,日三服。

【校注】

①方寸匕:匕,状如今之羹匙。方寸匕,古代量药器具,一方寸匕为体积正方一寸(汉制)的容量。

【释义】本条论述百合病渴不差的治法。热盛津伤,药不胜病,内服外洗渴仍不解,故用栝楼牡蛎散生津止渴,潜降浮阳。方中栝楼根生津止渴,清养肺胃,牡蛎益阴潜阳,引热下行,则口渴自解。

【辨治与方药点睛】本条与上条是为百合病迁延不已,口渴日渐突出者立法,除内服栝楼根清热生津止渴,还用牡蛎潜降阴虚上浮之阳,并配合外洗与饮食护理,体现了治疗方法的灵活多样。

【临床应用】本方可作为治疗糖尿病及甲状腺功能亢进症的基础方,也可治疗肺炎、胃炎等病,但均应以热盛伤津,口渴喜冷饮者为宜。

(六)百合病变发热

【原文】百合病變發熱者,一作發寒热。百合滑石散主之。(8)

百合滑石散方:

百合一兩(炙①)　滑石三兩

上爲散,飮服方寸匕,日三服。當微利②者,止服,热则除。

【校注】

①炙:不是今之蜜炙,作炒、烘、晒,使焦燥易于研末。

②微利:小便通利,尿量适度。

【释义】本条论述百合病变发热的治法。百合病里热较盛,外达肌肤可见发热,或伴有小便短涩不利,治用百合滑石散养阴清热。方中百合养阴清润心肺,伍以滑石清热而利小便,使阴虚得复,里热得除。

百合滑石散与栝楼牡蛎散均用于治疗百合病内热较甚变证,但二者有所不同。前者是内热达于肌肤,发热较为明显,故用百合滋养肺阴,滑石清热、利小便,使肺阴复,里热除而发热自解。后者是热盛津伤,口渴较甚之证,故用牡蛎引热下行,栝楼根生津止渴。方后"当微利者,止服",提示百合病阴虚内热,不可过用清利,以免耗伤津液,故药后小便畅利,其热外泄,即应停药。

【辨治与方药点睛】本条热盛变发热,除了用专药百合养阴,亦未用苦寒药,仍取滑石之甘淡寒清热,导热下行。

【临床应用】从方测证,本条主症当在百合病基础上兼见发热、小便短涩不利。本方可与该病其他方合用,治疗热病后期复发热者。

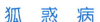

狐　惑　病

一、脉症与内治方

1. 湿热虫毒蕴脾

【原文】狐惑之爲病,狀如傷寒,默默欲眠,目不得閉,臥起不安,蝕^①於喉爲惑,蝕於陰爲狐。不欲飲食,惡聞食臭,其面目乍赤、乍黑、乍白。蝕於上部則聲喝^②,一作嗄^③。甘草瀉心湯主之。(10)

甘草瀉心湯方:

甘草四兩　黃芩　人參　乾薑各三兩　黃連一兩　大棗十二枚　半夏半升

上七味,水一斗,煮取六升,去滓再煎,溫服一升,日三服。

【校注】

①蚀:腐蚀溃烂。

②声喝(yè):说话声音噎塞或嘶哑。

③嗄(shà):指声音嘶哑。

【释义】本条论述狐惑病的证治。狐惑病由湿热虫毒内蕴脾胃所致。咽喉及二阴溃烂是其主要临床表现。湿热熏蒸于上,则口咽部蚀烂,声音嘶哑;湿热下注,则二阴溃烂;湿热内蕴,营卫失和,则状如伤寒,默默欲眠;胃失和降,则不欲饮食,恶闻食臭;热扰心神,则目不得闭,卧起不安。面目乍赤、乍黑、乍白提示患者面目之色时有变化,概由邪正相争,气血不和所致,以甘草泻心汤治之。方中生甘草清热解毒;黄连、黄芩苦寒清热解毒;干姜、半夏辛温燥湿;人参、大枣、甘草扶正和胃,共奏清热除湿,扶正解毒之功。

【辨治与方药点睛】本方与《伤寒论》治寒热错杂痞证的甘草泻心汤药物组成、药量皆同,唯甘草炮制方法不同,故功效有别。

【临床应用】该方适用于湿热蕴阻脾胃的狐惑病,主症可见前后二阴溃疡、口咽蚀烂,不欲饮食,默默欲眠,苔腻,脉濡。符合上述证机的失眠、贝赫切特病(白塞病)、复发性口疮、神经衰弱、慢性结肠炎等可用之。

2. 湿热蕴毒酿脓

【原文】病者脉數,無熱^①,微煩,默默但欲臥,汗出,初得之三、四日,目赤如鳩眼^②;七八日目四眥^③一本此有黃字。黑。若能食者,膿已成也,赤豆當歸散主之。(13)

赤豆當歸散方:

赤小豆三升(浸令芽出,曝乾)　當歸^④

上二味,杵爲散,漿水^⑤服方寸匕,日三服。

【校注】

①无热:无寒热,是无表证的互词。

②鸠眼：鸠，斑鸠，其目珠色赤。此处以之喻患者之目色。

③四眦(zì)：眦，即眼角。四眦，两眼内外眦。

④当归：当归剂量，邓珍本、赵刻本均阙。《千金要方·卷十》作"三两"。《论注》、《心典》(双白燕堂本)作"十两"，《金匮要略今释》据宋本及俞桥本亦补作"十两"。

⑤浆水：浆，酢也。《本草纲目》称浆水又名酸浆，引嘉谟云："炊粟米熟，投冷水中，浸五六日，味酸，生白花，色类浆，故名"。

【释义】本条论述狐惑病成脓的证治。里热表和，见脉数，无寒热而汗出；湿热内蕴扰心，则微烦而默默欲卧；湿热随肝经上注于目，故目赤如鸠眼，此乃蓄热不解，湿毒不化，即将成脓之象。四眦色黑表明瘀血内积，脓已成熟。病势局限，胃气无扰，故能食。治用赤豆当归散清热渗湿，活血排脓。方中赤小豆渗湿，和血解毒；当归活血，祛瘀生新；浆水清凉解毒。

【辨治与方药点睛】此处以目四眦色黑、能食判断脓已成，提示对于酿脓的病变，当根据局部及全身表现分辨脓成与否。

【临床应用】本方可用于贝赫切特综合征之眼部损害，属于湿热虫毒酿生成脓者，其主症当见前后二阴蚀烂，早期目赤如鸠眼，后期四眦色黑，舌红苔黄腻，脉滑数或濡数。该方还可用于下焦湿热所致的便血、湿疹、脓疱疮、接触性皮炎等皮肤病。狐惑病眼部受累多见于后期，常在疾病反复发作后出现，故条文中的"三四日"、"七八日"当活看。

二、外治方

【原文】蚀於下部①则咽乾，苦参湯洗之②。(11)

【校注】

①下部：前阴。

②"苦参汤洗之"后，邓珍本、赵刻本阙。《论注》、《心典》、《金鉴》等注本有"苦参汤方苦参一升，以水一斗，煎取七升，去滓。熏洗，日三服"，宜从。

【释义】本条论述狐惑病蚀于前阴的治法。湿热下注，则前阴溃烂，足厥阴肝经绕阴器，上循于咽，湿热循经上冲，津不上承，则咽干。方以苦参煎汤熏洗局部，杀虫解毒化湿。

【临床应用】苦参汤常作为湿疹以及会阴或肛门瘙痒、肿痛，贝赫切特综合征等病的外洗或漱口方。外治皮肤病常配伍黄柏、蛇床子、赤芍、白鲜皮等。

【原文】蚀於肛者，雄黄熏之。(12)

雄黄：

上一味爲末，筒瓦二枚合之燒，向肛熏之。

《脉經》云：病人或從呼吸上蚀其咽，或從下焦蚀其肛陰，蚀上爲惑，蚀下爲狐。狐惑病者，豬苓散主之。

【释义】本条论狐惑病蚀于后阴的治法。湿热虫毒下注，肛门蚀烂，用雄黄熏患处，杀虫解毒燥湿，就近治之。

【辨治与方药点睛】针对狐惑病前后二阴蚀烂，另设外用熏洗方，提示该病当内外并治。

【临床应用】雄黄配伍蛇床子、苦参、百部、川椒、枯矾煎水熏洗患处，可治疗湿热虫毒下注引起的阴痒(包括滴虫性阴道炎、真菌性阴道炎、药物过敏及化学药物刺激者、神经性皮炎等),其证具有阴痒,搔抓后有黄白色液体,带下多等特点。雄黄与冰片、石膏等同用,外敷局部,可治疗带状疱疹。

阴阳毒病

一、阳毒证治

【原文】陽毒之爲病,面赤斑斑如錦文①,咽喉痛,唾膿血。五日可治,七日不可治,升麻鱉甲湯主之。(14)

升麻鱉甲湯方:

升麻二兩　當歸一兩　雄黄半兩(研)　蜀椒(炒去汗②)一兩　甘草二兩　鱉甲手指大一片(炙)

上六味,以水四升,煮取一升,頓服之,老小再服③,取汗。

《肘後》《千金方》陽毒用升麻湯,無鱉甲,有桂;陰毒用甘草湯,無雄黄。

【校注】

①锦文:文,通纹。绵文,丝织品的花纹。此处形容面部色斑。

②去汗:指去油。

③老小再服:老人与小孩分两次服。

【释义】本条论述阳毒病证治和预后。血分热盛,故面部红斑状如锦纹,热灼咽喉,故咽痛;热盛肉腐成脓,故吐脓血。"五日可治、七日不可治",强调早期治疗的重要意义。治用升麻鱉甲汤,方中升麻、甘草清热解毒;鱉甲、当归滋阴散瘀;雄黄、蜀椒解毒,共奏清热、解毒、散瘀之功。方后云"取汗",意在宣散毒疠之气,透达外出,不致疫毒内陷。

【辨治与方药点睛】①阴阳毒乃疫毒累及营血,病情变化较快,应及早治疗,则疫毒之邪尚可透发,若迁延失治,病邪深重,终不可治。②本方有透解之功,可见仲景对于因势利导的重视。

【临床应用】现代临床认为阳毒与猩红热、红斑狼疮、紫癜等病属热毒血瘀者相近,上述疾病证见发斑、斑色鲜明、咽喉痛、身痛、舌红、脉数者,可用本方化裁。多发性肌炎、皮肌炎、寻常型银屑病、慢性荨麻疹等结缔组织疾病,符合该方证机者,亦可用之。

二、阴毒证治

【原文】陰毒之爲病,面目青,身痛如被杖①,咽喉痛。五日可治,七日不可治,升麻鱉甲湯去雄黄、蜀椒主之。(15)

【校注】

①身痛如被杖:杖,棍棒。形容身体如遭棍棒击打一样疼痛。

【释义】本条论述阴毒病证治和预后。疫毒侵袭血脉,瘀血凝滞,出现面目色青;经脉阻塞,血液流行不畅,故遍身疼痛;疫毒结喉,故作痛。方仍以升麻鱉甲汤解毒散瘀,去雄黄、蜀椒以防损其阴气。阴毒和阳毒在病变部位、感邪轻重、证候表现方面虽有所差异,但同为疫疠热毒引起的血分病证,总以解毒散瘀为法,故均用升麻鳖甲汤为主治疗。

【辨治与方药点睛】阴毒者恐雄黄、蜀椒辛温戕伐阴分,故去之。

【临床应用】升麻鳖甲汤是历代治疗温毒疫疠的祖方,后世治疗毒证多取升麻、雄黄解毒,当归活血散瘀,鳖甲滋阴散结,甘草败毒和中。本方可用于多发性肌炎、皮肌炎、系统性红斑狼疮、寻常型银屑病、慢性荨麻疹等病辨属热毒血瘀者。其主症有发斑、身痛、咽喉痛、舌红、脉数。

学习小结

1. 学习内容

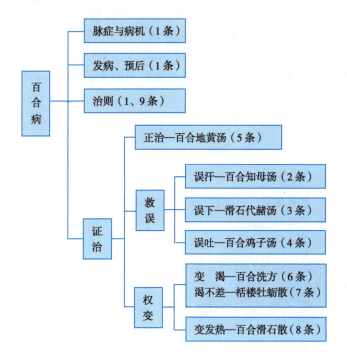

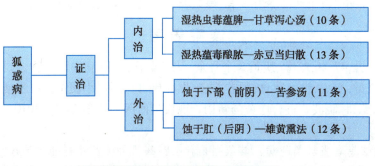

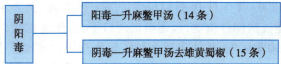

2. 辨病论治特点

本篇论述了百合病、狐惑病、阴阳毒三种疾病的证治。

百合病多因热病后期,余热未清,或情志不遂,郁而化火造成。病机为心肺阴虚内热,百脉失和。以精神恍惚不定,语言、行动、饮食、感觉失调及口苦、小便赤、脉微数等为特征。以益阴清热、养心润肺为原则,百合地黄汤为该病的主方。因本病证候变幻不定,易被误诊、误治,故篇中特举了误汗、误下、误吐的救治方药;病情变化,出现变证,又当随机变化方药。篇中还列举了百合病渴久不愈时的饮食宜忌,并运用了内病外洗方法。百合病总属阴虚内热,邪少虚多,故清热不用苦寒性燥之品;虚热在上,则以泉水、滑石引热下行,或用牡蛎潜降浮阳,似有上病下治意。

狐惑病为感染湿热虫毒所致,以咽喉及前后二阴蚀烂及目赤为临床特征,针对其湿热虫毒为患,采取寒温并用、辛开苦降除湿热,外用熏洗杀虫解毒。

阴阳毒为感受疫毒所致的疾患,临床以发斑、咽痛为主要症候。仲景根据病人的不同体质,感邪后的不同证候,分为阳毒与阴毒。治疗原则为清热解毒,活血化瘀,强调早期治疗,重视透邪外出。

(张 静)

复习思考题

A 类题

1. 试从"百脉一宗,悉致其病"论述百合病的主要病机。
2. 请概括百合病的证候特征。
3. 百合病如何辨证施治?
4. 狐惑病的病因病机是什么? 临床特征是什么?
5. 狐惑病怎样治疗?
6. 阴阳毒的病因病机、临床症状、治法方药是什么?

B 类题

1. 百合病与狐惑病在证候、成因上有何异同?
2. 《金匮要略》与《伤寒论》甘草泻心汤有何异同?
3. 《伤寒论》栀子豉汤亦有口苦,睡眠异常的表现,与百合地黄汤证有何异同?

读案思考

案一. 男,47 岁,咳嗽、痰黄 3 个月余。因"重感冒"静滴中西药物,未见缓解。刻诊:咳嗽,痰黄,心烦,饥不欲食,眠差,喜独思往事,口干苦,小便黄赤。舌瘦而干,脉细数。[梁来德,林晓波. 百合地黄汤新用. 现代中西医结合杂志[J],2010,19(4):480-481]

思考:该患者当辨属何病? 其依据是什么? 病机如何? 怎样处方治疗?

案二. 患者,男,30 岁,2007 年 3 月 16 日以口干、舌燥一年就诊;其 2 年前父亲病故,过度劳累和悲伤,开始是流清涕打喷嚏,后逐渐出现口干、舌燥的症状,渴欲饮,逐渐加重,白天与晚上口渴基本无区别,其从小至今口疮发作频繁,2 年前最严重,晨起困倦明显,背部近不断起痤疮,眼结膜稍红,舌质红,苔薄白,脉弦。血糖检查正常。[李学慧. 李发枝老中医甘草泻心汤临床治验[J]. 河南中医学院学报,2008,23(5):

73-74]

思考:如何辨该患者外感内伤?晨起困倦明显为虚为实?如何处方?

案三.赵某,女,26岁,工人。1996年5月3日初诊。面部红斑5年,在南京某医院确诊为"系统性红斑狼疮",经激素及抗凝等治疗病情曾数度缓解。今年3月份感冒后面部红斑加重,并出现高热,体温达40℃,四肢关节轻微疼痛,双下肢亦出现散在红斑,应用激素及多种抗生素治疗1月,其间并用大剂量氟美松150mg/d,连续冲击3天,关节疼痛虽有所缓解,但高热始终不退。诊见患者面部及双下肢红斑,无瘙痒及脱屑,高热达39.5~40℃,一般发热从午后开始持续到第2天上午,不恶寒,轻微汗出,口微渴,不喜饮,饮食尚可,小便略黄,大便正常,舌质淡,苔薄,脉细数。[马济佩.升麻鳖甲汤应用举隅[J].四川中医,2001,(2):76]

思考:该患者诊断辨证如何?如何处方用药?

疟病脉证并治第四

📖 **学习目的**
　领会张仲景有关疟病的辨证论治精神,知晓疟病基本诊治思路,能正确运用本篇常用经方。

学习要点
　疟病的概念及分类,疟母的概念及证治,温疟的证治。
　重点条文:2、4

　　本篇专论疟病。疟病是指感受疟邪,以寒热往来、寒战壮热、休作有时为临床主要表现的一种疾病。本篇首先论述了疟病主脉,并根据不同脉证提出治法。其次,按疟母、瘅疟、温疟、牝疟等分别论述了疟病的辨证论治和转归。

一、主脉与治法

　　【原文】师曰:瘧脉自弦,弦數者多热,弦遲者多寒。弦小緊者下之差,弦遲者可溫之,弦緊者可發汗、針灸也,浮大者可吐之,弦數者風發①也,以飲食消息止之。(1)

　　【校注】

　　①风发:风,泛指邪气。风发,是指感受外邪,内郁化热。

　　【释义】本条从脉象论述疟病的病机和治法。"疟脉自弦"有两层含义,一者疟病以往来寒热,发作有时为特征,符合邪踞半表半里之少阳的特点,故脉多弦;二者,强调疟病以邪实为要,邪实郁阻气机,故脉弦。由于病人体质和邪气性质、程度不同,发病后其病理变化和症状表现也不一样,故在弦脉基础上可伴其他兼脉。兼数者为热重,兼迟者为寒盛。脉弦小而紧者是病偏于里,多兼有食滞,可酌用攻下法。脉弦迟者为里寒,可用温热药物以祛寒。脉弦紧而兼表证者为风寒在表,可用发汗法或结合针灸治疗。脉浮大者又兼食积证候,为病变在上,可用催吐法。脉弦数者为感受外邪,郁而化热,除用药物治疗外,也可用甘寒饮食调治,以利疟病恢复。

　　【辨治与方药点睛】本条从脉象揭示了疟病的病机,并以脉确立治法,体现了金匮以脉论理的特点。

　　【临床应用】后世注家将本篇方剂对应于相应治法之下:"弦数者多热,即白虎加桂枝汤、柴胡去半夏加栝楼汤证也;弦小紧者下之瘥,鳖甲煎丸是也;弦迟者可温之,柴胡桂枝干姜汤是也;弦紧者可发汗,牡蛎汤是也;浮大者可吐之,蜀漆散是也",可资参考。

二、证治

（一）疟母

【原文】病瘧以月一日發，當以十五日愈；設不差，當月盡解；如其不差，當如何？師曰：此結爲癥瘕^①，名曰瘧母^②，急治之，宜鱉甲煎丸。(2)

鱉甲煎丸方：

鱉甲十二分（炙）　烏扇三分（燒）　黃芩三分　柴胡六分　鼠婦三分（熬）　乾薑三分　大黃三分　芍藥五分　桂枝三分　葶藶一分（熬）　石韋三分（去毛）　厚朴三分　牡丹五分（去心）　瞿麥二分　紫葳三分　半夏一分　人參一分　䗪蟲五分（熬）　阿膠三分（炙）　蜂窠四分（熬）　赤消十二分　蜣螂六分（熬）　桃仁二分

上二十三味爲末，取鍛竈下灰一斗，清酒一斛五斗，浸灰，候酒盡一半，着鱉甲於中，煮令泛爛如膠漆，絞取汁，內諸藥，煎爲丸，如梧子大，空心服七丸，日三服。《千金方》用鱉甲十二片，又有海藻三分，大戟一分，䗪蟲五分，無鼠婦、赤消二味，以鱉甲煎和諸藥爲丸。

【校注】

①癥瘕：是腹中有积聚结块的统称，这里指胁下有结块。

②疟母：指疟病迁延日久，反复发作，正气渐衰，疟邪假血依痰，结成癥块，居于胁下的一种病证。

【释义】本条论述疟母的形成及其证治。古人认为五日为一候，三候为一气，十五日为一个节气。一般天气十五日为一更。人与自然相应，天气更移，人身之气亦随之更移。更移时正气旺而胜邪气，则病易愈，故云："病疟以月一日发，当以十五日愈"，假设疾病未愈，再过十五天，也即一个月当尽解。这是说明人与自然界息息相关，疾病的转归与天气变化有关，但对此应灵活看待。如疟病迁延日久，反复发作，必致正气渐衰，疟邪可假血依痰结成痞块，居于胁下而成疟母。疟母不消，病根未除，则其发热恶寒等症状难以根除，故应急时治疗。方用鱉甲煎丸。

方中鳖甲软坚散结消癥，乌扇（即射干）、桃仁、牡丹皮、芍药、紫葳（即凌霄花）、赤消（即硝石）、大黄、鼠妇、䗪虫、蜂窠、蜣螂活血化瘀，杀虫止疟；葶苈、石韦、瞿麦利湿；柴胡、桂枝、干姜、半夏、厚朴、黄芩清热散寒，调气化痰；疟病日久必耗伤气血，故用人参、阿胶益气养血，扶助人体正气。锻灶下灰、清酒为使药，引经入血分，加强活血消癥之功。全方寒热并用，攻补兼施，行气化瘀，除痰消癥。

【辨治与方药点睛】本方配伍颇具特色，攻补兼施，寒热并用，治血兼治湿，体现了仲景治疗久病成积一类病证的思路。

【临床应用】凡属正虚邪久不除的各种积块均可选用，如肝硬化、肝脾肿大、卵巢肿瘤及腹腔其他肿瘤等。方中蜣螂与鼠妇一般药房不备，可用其他活血药物代替，如水蛭、穿山甲等。

病案分析

　　郭某,女,52岁。脾肿大四五年,五年前曾患定期发寒热,经县医院诊断为疟疾。运用各种抗疟疗法治疗症状缓解,而遗留经常发低热。半年后,经医生检查发现脾脏肿大肋下2～3cm,给予各种对证疗法,效果不佳。脾脏继续肿大。近一年来逐渐消瘦,贫血,不规则发热,腹胀如釜,胀痛绵绵,午后更甚。食欲不振,消化迟滞,胸满气促,脾大至胁下10cm,肝未触及,下肢浮肿,脉数而弱,舌胖有齿印。据此脉证,属《金匮》所载之疟母,试以鳖甲煎丸治之。鳖甲120g,黄芩30g,柴胡60g,干姜30g,大黄30g,芍药45g,葶苈15g,厚朴30g,牡丹皮45g,凌霄花30g,半夏15g,人参15g,阿胶30g,蜂房(炙)45g,芒硝90g,桃仁15g,射干20g,桂枝30g,鼠妇(即地虱)30g,瞿麦15g,䗪虫60g,蜣螂60g,以上诸药,蜜炙为丸,每丸重10g,日服2丸。服完一剂后,各种症状有不同程度好转,下肢浮肿消失,此后又服一剂,诸证悉平,脾脏继续缩小,至肋下有6cm,各种自觉症状均消失,故不足为患。遂停药,自己调养。[赵明锐. 经方发挥[M]. 太原:山西人民出版社,1982:153-154]

　　按:本案患者有近5年疟疾病史,现检查出脾大,符合疟邪日久结聚成块的特点;水肿、舌胖有齿痕,提示内有水湿阻滞,病性偏寒;气促、脉数提示邪郁化热;消瘦、贫血、食欲不振,脉弱等提示病久耗伤气血。综合分析,符合疟母痰瘀互结,寒热虚实错杂的病机,故投鳖甲煎丸原方去石韦,遵仲景意重用鳖甲以软坚散结,并强化了活血逐瘀药(如蜣螂、䗪虫)的用量,旨在加强活血消癥作用。去石韦可能因患者已出现阴伤症状(如午后发热加重、消瘦等),恐其利尿伤阴。

(二)瘅疟

【原文】師曰:陰氣孤絕,陽氣獨發,則熱而少氣煩冤,手足熱而欲嘔,名曰瘅瘧[①]。若但熱不寒者,邪氣內藏於心,外舍分肉之間,令人消鑠脫肉[②]。(3)

【校注】

①瘅疟:瘅(dān 单),热也。瘅疟是但热不寒的一种疟病。

②脱肉:《医统正脉》本作"肌肉"。

【释义】本条论述瘅疟的病机和症状。此条原文源出《素问·疟论》:"阴气孤绝,阳气独发",意指阳热太盛,阴不能制阳;"邪气内藏于心,外舍分肉之间",是指阳热充斥表里内外,提示阳热炽盛是瘅疟的基本病机。由于阳热亢盛,故症见但热不寒;里热炽盛,故手足发热更为明显;热盛耗气伤阴,故令人气短,心中烦闷不舒,恶心欲呕,肌肉消损。

【临床应用】瘅疟又称为热疟,多属于恶性疟,常以疟疾发作伴高热或神昏谵语,舌红苔黄干,脉洪数疾大为特点,治疗总以清热截疟为要。如病人出现持续性高热、神昏等症,病势多凶险,应配合西医急救。

(三)温疟

【原文】溫瘧者,其脉如平,身無寒但熱,骨節疼煩,時嘔,白虎加桂枝湯主之。(4)

白虎加桂枝湯方:

知母六两　甘草二两(炙)　石膏一斤　粳米二合　桂枝(去皮)三两

上剉,每五錢,水一盞半,煎至八分,去滓,溫服,汗出愈。

【释义】本条论述温疟的证治。"其脉如平"是指脉象和平时常见的温疟脉象一样,多见"弦数"。"身无寒但热"是强调温疟偏热盛,相对而言,病人发热重而恶寒轻。"骨节疼烦",说明表证未解,但邪已入里化热并伤胃气,故身无寒但热,时时呕吐。治疗用白虎汤清热生津止呕,加桂枝以解表邪。

瘅疟、温疟皆属疟病热盛证,但其病机和症状各有侧重。瘅疟表里皆热,且气阴已伤,故症见高热,甚至谵语,不恶寒,气短神疲,舌红苔黄干,脉洪数疾大,病情较重。温疟则里虽热而兼表寒,尚未耗伤气阴,故症见高热,多无谵语神昏,兼微恶寒或骨节疼痛,无气短乏力,舌红苔黄,脉滑数或洪滑,病情较轻。

【临床应用】本方常用于里热炽盛兼有外寒的病证,如外感发热、中暑、风疹、慢性鼻窦炎及风湿热痹、急性痛风性关节炎等,其证候要点有发热微恶寒,身痛,汗多,口渴喜饮,舌红苔黄,脉滑数或洪滑。

(四)牝疟

【原文】瘧多寒者,名曰牝瘧①,蜀漆散主之。(5)

蜀漆散方:

蜀漆(燒去腥)　云母(燒二日夜)　龍骨等分

上三味,杵爲散,未發前,以漿水服半錢。溫瘧加蜀漆半分,臨發時服一錢匕。一方云母作云實。

【校注】

①牝疟:原本作牡疟。据《外台秘要》引《伤寒论》原文改。

【释义】本条论述牝疟的证治。牝疟多由内有痰饮,阳气为痰饮所阻,疟邪侵入人体留于阴分导致,病性偏阴偏寒,故发病以寒多热少为特征。蜀漆散乃祛痰截疟之剂,方中蜀漆(即常山苗)祛痰止疟为主药;云母、龙骨助阳扶正,镇逆安神。方后所谓"温疟加蜀漆半分",有注家认为,当系"湿疟"之误,如张璐玉:"稍加蜀漆则可以治太阴之湿疟,方后有云,湿疟加蜀漆半分。而坊本误作温疟,大谬。"

【辨治与方药点睛】本方截疟之疗效与服药时间有关,方后曰:"未发前"、"临发时服",提示服此方,须在未发前1~2个小时服药,过早过迟,均难奏效,体现了仲景重视服药时间的精神。

【临床应用】临床实践证明,用常山、蜀漆一类方剂治疟,以发作前一天晚上或发作前半天及前两小时各服一次,确能提高疗效。单用蜀漆或常山治疟,虽疗效肯定,但致吐副作用大,且停药后易复发。前人经验,下述方法有助于减轻或避免呕吐之副作用:①酒煎或用姜汁炒熟后使用;②适当配伍半夏、陈皮等和胃止呕药。

三、附《外台秘要》方

(一)牡蛎汤

【原文】牡蠣湯:治牝瘧。

牡蠣四两(熬)　麻黄四两(去節)　甘草二两　蜀漆三两

上四味,以水八升,先煮蜀漆、麻黄去上沫,得六升,内諸藥,煮取二升,溫服一升。若吐則勿更服。

【释义】牡蛎汤为治牝疟方。方中除蜀漆祛痰截疟外,还配麻黄专开阴邪之固闭,牡蛎敛阴助阳、增强化痰之力,似蜀漆散中用龙骨之意;甘草甘缓,调和诸药。从方测之,本证当属痰饮填塞胸中,心阳不得外通,并兼外寒,当见恶寒重而发热、胸闷作胀、头身疼痛、骨节酸痛、无汗或少汗等症。

该方与蜀漆散类似,适宜于寒多热少之疟病,唯牡蛎汤病机兼表寒是二者不同之处,因此方中疏散外寒之力较强,用之可使得汗而解,体现了疟病"可发汗"之精神。方后强调"若吐,则勿更服",提示中病即止。

【临床应用】因本方包含了水气病篇的甘草麻黄汤,有医家据此用本方治疗肺心病属于外有表寒,内有痰饮之证,以头面四肢浮肿,恶寒无汗或少汗,身体疼重,咳嗽频发,痰多色白质稀,不能平卧为用方要点。

(二)柴胡去半夏加栝楼汤

【原文】柴胡去半夏加栝楼汤:治瘧病發渴者,亦治勞瘧。

柴胡八两　人參　黄芩　甘草各三两　栝樓根四两　生薑二两　大棗十二枚

上七味,以水一斗二升,煮取六升,去滓,再煎取三升,温服一升,日二服。

【释义】疟病邪踞少阳者,可用和解少阳的小柴胡汤化裁治疗。由于热盛津伤,出现口渴,故去辛燥的半夏,而易以生津润燥的栝楼根。全方具有和解少阳,驱疟生津之效。此方煮药方法与一般不同,是将药先煮去滓,然后再煎,意在和解。

凡久疟不愈,反复发作,以致气血虚弱之疟病,谓之劳疟。方中有人参、甘草补虚,生姜、大枣调营益胃,成攻补兼施之剂,故可治劳疟。

【临床应用】凡邪客少阳,兼有津伤而引起的发热、眩晕、黄疸、虚劳、咳嗽、消渴、感冒、疟病等,均可用本方加减治疗。

(三)柴胡桂姜汤

【原文】柴胡桂薑湯:治瘧寒多微有熱,或但寒不熱。服一劑如神。

柴胡半斤　桂枝三两(去皮)　乾薑二两　栝樓根四两　黄芩三两
牡蠣二两(熬)　甘草二两(炙)

上七味,以水一斗二升,煮取六升,去滓,再煎取三升,温服一升,日三服。初服微煩,復服汗出,便愈。

【释义】本方所治疟病特点是"寒多微热"或"但寒不热",说明系寒偏重的疟病,类似牝疟。结合方药分析,病机当属邪踞少阳,兼有痰饮,以疟疾发作,寒多热少,或但寒不热,胸胁满闷,口渴,舌淡苔薄白,脉弦或弦缓为特点。方以柴胡、黄芩和解少阳为主药,配栝楼根清热生津,桂枝、干姜温化痰饮,牡蛎化痰软坚,甘草调和诸药。共奏和解少阳,截疟化痰之功。

方后注云:"初服微烦"是服药后寒邪将去,阳气欲通之象。此时应当一鼓作气,乘其势再服药,以达到"汗出"获愈之目的。

此方所治与蜀漆散所主之牝疟,都属于寒多热少,但蜀漆散证侧重于痰,故治疗强调截疟化痰,病情偏重。此方证侧重于少阳枢机不利,故治疗强调和解少阳以截疟,病情偏轻,所以方后才注"服一剂如神"。

【临床应用】本方为枢转少阳,温化痰饮之剂,是小柴胡汤的变方。临床上除用治疟疾外,还常用于治疗胆囊炎、肝炎、肺结核、肋膜炎、神经衰弱等证属少阳受邪兼痰饮内停者。

学习小结

1. 学习内容

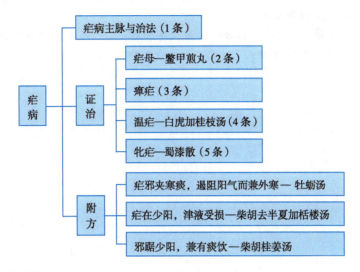

2. 辨病论治特点

本篇专论疟病,首条开始即对疟病作了纲领性论述,指出"疟脉自弦",从脉象论述病机以邪实为要,提出疟病有偏于表、里、寒、热、在上、在下的不同,故治法也有温、清、吐、汗、下等区别,从而为疟病的辨证论治确定了祛邪为要的基本原则。

本篇以寒热多少为依据,将疟病分为但热不寒的"瘅疟",热多寒少的"温疟",寒多热少的"牝疟"三种证型。这三种疟病,若迁延日久,疟邪深入血络,假血依痰,均可结为"疟母"。若日久不愈,反复发作,正气渐衰,皆可成为"劳疟"。治疗上,除重视截疟外,还根据病机,结合了清热、祛痰、和解少阳等法;对于疟母,则攻补兼施,破瘀消癥,体现了辨证论治的精神。篇中所提到的蜀漆散等方药,以及服药方法、饮食调理等,迄今仍为治疗疟疾的有效方法。

(王俊霞)

复习思考题

A 类题

1. 何谓疟病?

2. 何谓疟母? 如何治疗?

B 类题

张仲景对疟病是如何辨证论治的?

读 案 思 考

谭某,男,31 岁。时微恶寒,继发高烧,头痛面赤,身疼,呕吐,持续约 8 小时之久,然后大汗出,高烧始退,口渴喜冷饮,小便短赤,舌红无苔,脉弦大而数。前医曾用清脾饮未效。此阳气独盛,阴气偏虚,宜抑阳扶阴,清热抗疟,用白虎桂枝汤:生石膏15g,知母10g,粳米10g,甘草5g,桂枝(去皮)5g,加栝楼15g,生牡蛎30g,服3剂病势减轻,但仍发作,后用清中驱疟饮(首乌、党参、柴胡、黄芩、花粉、知母、贝母、醋炒常山、甘草)连服5剂,其疟遂止。[杨百弗.金匮集解[M].武汉:湖北科学技术出版社,1984:165]

思考:1. 该案如何辨证论治?

2. 原文第4条曰"温疟者……身无寒但热……"而本案中患者表现为"时微恶寒",如何理解?

中风历节病脉证并治第五

本篇所论中风属于杂病,是以口眼㖞斜,半身不遂,甚或猝然昏仆为特征。历节病是以全身多个关节疼痛肿大,痛势剧烈,日久可致骨节变形为主要表现的疾病。

本篇首先提出中风病名,认为其成因是"内虚邪中",并论述了中风病在络、在经、入腑、入脏的不同见症,为辨别中风病情轻重提供了依据。

历节成因是以肝肾先虚为病之本,风寒湿外侵为病之标,篇中从风湿历节、寒湿历节进行辨治,其主治方剂至今仍为后世医家所常用。

中风与历节均属广义风病,都有肢体功能障碍见症,皆因内虚邪犯而发病,故合为一篇论述。

中　风　病

一、脉症、病因病机与鉴别

【原文】夫風之爲病,當半身不遂;或但臂不遂者,此爲痹。脈微而數,中風使然。(1)

【释义】本条论述中风的主要脉症、中风与痹证的鉴别。中风病主症是半侧肢体不能随意运动,痹证主症则为肌肉、筋骨、关节疼痛,甚则屈伸不利。脉微为气血不足,提示中风发病的根本是正气不足;脉数为邪气有余,说明中风发病的诱因是外邪侵袭。故此脉揭示了中风病成因。

【辨治与方药点睛】仲景首先提出中风的病名,对其病因持"内虚邪中"之说。

【原文】寸口脈浮而緊,緊則爲寒,浮則爲虛,寒虛相搏,邪在皮膚;浮者血虛,絡脈空虛;賊邪不瀉,或左或右;邪氣反緩,正氣即急,正氣引邪,喎僻不遂。邪在於絡,肌膚不仁;邪在於經,即重不勝;邪入於腑,即不識人;邪

入於臟,舌即難言,口吐涎。(2)

【释义】本条论述了中风的病因病机、口眼㖞斜的机理以及中风病位深浅的辨证。原文可分为两部分理解,从"寸口脉浮而紧"到"㖞僻不遂"为第一部分,是以脉论中风病病因病机,并阐释了口㖞形成机理。寸口脉浮而紧,浮主气血亏虚,脉络不充,紧主外寒侵袭,提示中风的发生与正气亏虚密切相关。外邪乘虚入内,正气无力驱邪,邪不外泄,痹阻经脉,危及脏腑,遂发为中风病。邪气随虚处滞留人体的左侧或右侧,导致该侧气血郁滞,筋脉肌肉失于濡养,废而不用,则呈现弛缓状态;未病一侧气血畅行,筋脉肌肉功用正常,表现为相对紧张状态,正常一侧牵引受病一侧,故见口眼㖞斜。

自"邪在于络"到"口吐涎"为第二部分,论述了中风病在络、在经、入腑、入脏的不同表现。中风病初期,络脉瘀阻,营气不能畅行于肌表,故肌肤麻木不仁,此为中风之轻证。邪痹经脉,气血不能运行于肢体,则肢体重滞难举,此属中风较重之证。邪深入脏腑,浊气蒙闭清窍,神失清灵,志无所主,故出现昏不识人,不能言语,口吐涎等严重症状。

【辨治与方药点睛】仲景根据中风病病位深浅、病情轻重,将其分为在络、在经、入腑、入脏四个层次,不仅成为中风病辨治的纲领,还寓有早期发现、早期治疗的积极意义,对判断中风的预后亦有重要的作用。

【临床应用】后世对中风病在络、在经、入腑、入脏理论进行了发展,将中风分为中经络和中脏腑两大类。

【原文】寸口脉遲而緩,遲則爲寒,緩則爲虚,榮緩則爲亡血,衛緩則爲中風。邪氣中經,則身癢而癮疹①。心氣不足,邪氣入中,則胸滿而短氣。(3)

【校注】

①癮疹:即风疹,其主症为疹块遍及全身而痒痛,常突然发作,起伏不定。

【释义】本条论述中风与癮疹的发病机制。营卫气血不足,感受风寒既能引发中风,亦可发为癮疹。寸口主表,亦主营卫,寸口脉迟而缓,脉迟表示感受外寒,脉缓反映正气虚。条文中的"荣"、"卫"是指脉的"沉"、"浮",脉沉而缓为营气不足,多出现血虚表现;脉浮而缓是卫气不足,容易感受外邪。正气不足,外邪入侵,病情轻者,出现身痒、癮疹;病情重者,则有胸满、短气等。

二、证治

(一)正虚风邪入中经络

【原文】侯氏黑散:治大風,四肢煩重,心中惡寒不足者。《外臺》治風癲。

菊花四十分　白术十分　細辛三分　茯苓三分　牡蠣三分　桔梗八分　防風十分　人參三分　礬石三分　黃芩五分　當歸三分　乾薑三分　芎藭三分　桂枝三分

上十四味,杵爲散,酒服方寸匕,日一服。初服二十日,溫酒調服,禁一切魚肉大蒜,常宜冷食,六十日止,即藥積在腹中不下也,熱食即下矣,冷食自能助藥力。

【释义】论述风邪乘虚入中经络的证治。内虚邪中是中风发病的原因,风邪乘虚入中经络,其病情重,传变迅速,故称大风。风邪与痰湿相合,痹阻经脉,郁而化热,故四肢苦烦而重滞。中阳不足,风邪直达于里,则心中恶寒。证属阳虚气血不足,风寒痰热阻络,治宜温阳补虚,祛风散寒,化痰清热,用侯氏黑散治疗。方中人参、白术、茯苓、干姜益气温阳;当归、川芎补血活血;桂枝、防风、细辛温经祛风散寒,桔梗、牡蛎、矾石祛痰除湿;菊花、黄芩清风化郁遏之热。诸药合用,共成扶正祛邪之功。

大风在古代为难治之疾,短期内很难痊愈,为了用药方便,故用散剂。用酒送服,借其温通血脉,利于血行。禁忌鱼肉,是虑其滋腻碍邪。服药时宜冷食,并忌大蒜,以使药物积于腹中缓缓发挥作用,不致药力耗散下走。

【辨治与方药点睛】本方于补益之中兼祛风散寒、化痰清热,颇合中风病"内虚邪中"的发病特点。方中药物用量之比例至关重要,是临床取效之关键。

【临床应用】侯氏黑散被认为是中医学治疗脑卒中的"第一方",对于缺血性脑卒中有较好的疗效。缺血性脑卒中及其后遗症、高血压、血脂异常综合征等辨证属于阳虚气血不足,风痰阻络,以肢体沉重、头目昏眩、畏寒神疲、舌淡红苔白腻、脉弦滑为主症者均可使用。

(二)热盛风动

【原文】風引湯:除熱癱癎[1]。

大黃　乾薑　龍骨各四兩　桂枝三兩　甘草　牡蠣各二兩　寒水石　滑石　赤石脂　白石脂　紫石英　石膏各六兩

上十二味,杵,粗篩,以韋囊[2]盛之,取三指撮,井花水[3]三升,煮三沸,溫服一升。治大人風引,少小驚癎瘈瘲,日數十發,醫所不療,除熱方。巢氏云:腳氣宜風引湯。

【校注】

①癱癎:癱指半身不遂;癎指癲癎。

②韋囊:古代用皮革制成的药袋。

③井花水:又称井华水,为清晨最先汲取的井泉水,其质洁净。

【释义】此论阳热内盛,肝风内动的证治。风引代表其主症,是指因风动而产生的抽搐;除热言其治法,当清热泻火,平肝息风;热癱癎概括了本方主治病证,是由于阳热亢盛,热甚生风而致的瘫痪和癫痫。方中紫石英、龙骨、牡蛎、赤石脂、白石脂平肝息风、重镇潜阳;寒水石、石膏、滑石清阳盛之热;大黄苦寒攻下,泻内实之热;干姜、桂枝温通血脉,防止石类药重坠、寒凉伤胃;甘草调和诸药。上药合用,既能清火热之邪,平肝息风,又能温通血脉,适用于热盛动风之证。

【辨治与方药点睛】本方于大量石类药、寒凉药中配伍两味温热药顾护心脾阳气,体现了重视人体正气的精神。

【临床应用】临床上辨证为热盛里实,肝风内动,风火痰瘀内窒的癫证、狂证、癎证、痉病、中风等(涉及癫痫、高血压、臌症、外周神经炎、脑梗死继发性癫痫、脑动脉硬化、短暂性脑缺血、乙型脑炎、结核性脑炎、周期性精神症等病),皆可用风引汤加减,其主症有抽搐、神昏、或半身不遂,常伴性急易怒、或高热、口中流涎、或喉间痰声辘辘、面红目赤、便秘溲黄、舌红,苔黄腻,脉滑数或弦数。

(三)血虚受风

【原文】防己地黃湯:治病如狂狀,妄行,獨語不休,無寒熱,其脈浮。

防己一分　桂枝三分　防風三分　甘草二分

上四味,以酒一杯,渍之一宿,绞取汁,生地黄二斤,㕮咀,蒸之如斗米饭久,以铜器盛其汁,更绞地黄汁,和分再服。

【释义】此论血虚夹风所致癫狂的证治。素体血虚内热,复受风邪,风为阳邪,易于化热,与里之内热相搏,化火生风,扰及心神,故见狂躁,行为反常,独自一人胡言乱语。脉浮而无寒热,提示此非表证脉浮,而是阴虚血热,风火内炽之脉。治用防己地黄汤滋阴降火,养血息风,透表通络。方中重用生地黄汁以补阴血,益五脏,养血息风,滋阴降火;甘草助地黄清热而兼调诸药;防己苦寒,能泻血中湿热而通窍;轻用桂枝、防风疏风,祛血中之风而外出。

【辨治与方药点睛】本证为血虚夹风,方中地黄一定要重用,正如徐大椿云:"此方他药轻而生地独重,乃治血中之风也",意在养血息风。而桂枝、防风用量不能过大,以免助热。

【临床应用】本方主治阴虚血热夹风,证见精神失常,时而登高而歌,时而发狂大笑,时而怒骂不止,时而独语不休,烦乱不安,夜卧不宁,舌红且干、苔黄,脉虚数或细数等表现的癫证、狂证、痫症,涉及癔症发作、肺性脑病、躁狂抑郁症、精神分裂症、更年期精神病等。辨属风湿热痹的急性风湿性关节炎亦可用本方加减治疗。

(四)外受风寒

【原文】頭風①摩散方:

大附子一枚(炮)　鹽等分

上二味,爲散。沐了,以方寸匕,已摩②疾上,令藥力行。

【校注】

①头风:发作性的头痛、头晕、头重之类的疾患。

②摩:外敷涂搽之意。

【释义】此论头风的外治法。头风多是风寒之邪侵袭头面,经络引急,凝涩不通而致。故用头风摩散外治,直达病所。方中附子大辛大热,以温经散寒,祛风止痛;盐味咸入血分,能引附子入经络而通血脉。本方用法强调在洗完头之后,将药末涂于患处,并稍加按摩,以助药力。

【辨治与方药点睛】本方属于用药物按摩治疗杂病的外治方法。《脏腑经络先后病》篇第二条提及"膏摩"法,此处针对头风,采取的是"摩散"法,可见仲景治疗杂病方法的灵活多样。

【临床应用】头风摩散可治疗风寒痹阻经络,而以头部(或肢体局部)顽固性疼痛、麻木,甚至冷痛,遇风加剧为特点的一些病证,如偏头痛、血管神经性头痛、股外侧神经炎等。按照条文所述方法使用,疗效更显著。

历 节 病

一、成因

(一)肝肾不足,水湿浸渍

【原文】寸口脉沉而弱,沉即主骨,弱即主筋,沉即爲腎,弱即爲肝。汗

出入水中,如水傷心①,歷節黃汗②出,故曰歷節。(4)

【校注】

①如水伤心:心主血脉,如水伤心,犹言水湿伤及血脉。

②黄汗:此指历节病的并发症状,即关节痛处溢出黄汗,故曰"历节黄汗出"。与黄汗病全身汗出色黄不同。

【释义】本条论述肝肾不足,寒湿内侵的历节病因。寸口脉沉而弱,沉为病在里,主肾精气不足,肾主骨,故曰"沉即主骨"、"沉即为肾";弱主肝血虚,肝主筋,故曰"弱即主筋"、"弱即为肝"。肝肾精血亏虚,不能充养筋骨,这是历节发病的内因。汗出腠理开泄,又入于水中,寒湿之邪乘虚内侵,郁为湿热,伤及血脉,浸淫筋骨,滞留关节,气血运行不畅,遂致关节肿大疼痛,甚或溢出黄汗,形成历节病。

【辨治与方药点睛】历节病的成因是肝肾先虚为病之本,寒湿外侵为病之标,且寒湿郁久可化热。治疗时应分辨标本缓急、寒湿热轻重。

【临床应用】由于肝肾不足,筋骨虚弱是历节病发生的内因。故临床对风寒湿痹久治不愈,有骨变筋缩之变化者,常加熟地、牛膝、杜仲、川断、桑寄生等药补益肝肾,强壮筋骨,如独活寄生汤、三痹汤。

(二)阴血不足,外受风邪

【原文】少陰脉浮而弱,弱則血不足,浮則爲風,風血相搏,即疼痛如掣。(6)

【释义】本条论述血虚受风的历节病机、主症。少阴脉候心与肾,少阴脉弱主心肾阴血不足,脉浮为感受风邪之征。由于阴血不足,风邪乘虚侵犯,致经脉痹阻,筋骨失养,故关节掣痛,不能屈伸。

【辨治与方药点睛】血虚夹风易于化燥,所致历节以掣痛为特点。

【临床应用】本条未出治法,据其病机,当养血为主,兼以祛风,即"治风先治血,血行风自灭"之意。

(三)气虚饮酒,汗出当风

【原文】盛人脉濇小,短氣,自汗出,歷節疼,不可屈伸,此皆飲酒汗出當風所致。(7)

【释义】本条论述气虚湿盛历节的病机证候。身体肥胖之人,出现涩小之脉,多为形盛气衰之体。其外虽看似有余,实则内已不足,故动则气短;中虚而卫阳不固,则自汗出;汗出腠理空虚,风邪遂乘虚侵入;况且肥人多湿,加之饮酒过度,湿从内生;风与湿内外相搏,留滞于筋骨关节之间,阻滞气血运行,导致关节疼痛,不能屈伸。

【辨治与方药点睛】本条言"饮酒汗出当风",第4条有"汗出入水中",可见,汗出腠理空疏之时,风寒湿邪常易乘虚而入,故汗出之时,当慎避邪气。此外,入水中,多招致外湿;饮酒太过,易滋生内湿。

【临床应用】临床上治疗形体肥胖的历节病患者,应当注意温阳化气除湿。

(四)胃有蕴热,外感风湿

【原文】跌陽脉浮而滑,滑則穀氣實,浮則汗自出。(5)

【释义】本条论述胃有蕴热复感风湿的历节病因。趺阳脉主候脾胃之气,趺阳脉滑主胃热盛,故曰"滑则谷气实";里热外蒸致腠理开,津液外泄而为汗,故曰"浮则汗自出"。假如值此汗出腠理空疏之时,感受风邪或冒雨涉水,则内热与风湿相搏,亦可发为历节病。

【辨治与方药点睛】历节病病因为本虚标实,前三条论及肝肾不足、气血虚弱而感受外邪;此条特举胃素蕴热,复受外邪,亦可导致历节病。

(五)过食酸咸,内伤肝肾

【原文】味酸則傷筋,筋傷則緩,名曰泄。鹹則傷骨,骨傷則痿,名曰枯。枯泄相搏,名曰斷泄。營氣不通,衛不獨行,營衛俱微,三焦無所禦,四屬斷絕,身體羸瘦,獨足腫大,黃汗出,脛冷。假令發熱,便爲歷節也。(9)

【释义】本条论述过食酸咸,内伤肝肾导致历节的病机证候。原文可分作两部分理解。第一部分自"味酸则伤筋"至"独足肿大",阐述偏嗜酸咸导致历节的病机证候。饮食五味适宜,本以养人,但偏嗜五味,则反能伤人。如酸味可补肝,过食酸却反伤肝,肝藏血而主筋,肝伤则血不得藏,筋脉失养,导致弛缓不用,所以称之为"泄";咸味可益肾,然过食咸反伤肾,肾藏精而主骨生髓,肾伤则精髓不生,骨失充养,以致骨痿软不能行立,故称之为"枯"。总之,偏嗜酸咸,可致肝肾损伤,精血虚亏,此即"枯泄相搏,名曰断泄"之意。肝肾虚损,精血衰少,久则累及营卫气血不足,营气虚则不能司濡养之职,卫气虚则不能行温煦卫外之能,营卫俱衰,则三焦功能失职,四肢得不到气血营养,故曰"四属断绝"。气血不足则身体消瘦,三焦气化失司,决渎失职,致湿浊下注,所以独见两足肿大。第二部分自"黄汗出,胫冷"至"便为历节也",指出黄汗与历节的区别。历节病与黄汗病均可见黄汗出,但是历节病两胫发热,黄汗病两胫发冷。此外,历节病多见关节肿痛处有黄汗,黄汗病则为全身出黄汗,且无关节肿痛。

【辨治与方药点睛】肝肾两虚是形成历节病的主要病机,本条列举过食酸咸可损伤肝肾,说明饮食不节为杂病病因之一。

【临床应用】肝肾不足导致筋骨不健,是历节发病的关键,故防治历节病当注意强筋健骨。

二、证治

(一)风湿历节

【原文】諸肢節疼痛,身體魁羸①,腳腫如脫②,頭眩短氣,溫溫欲吐③,桂枝芍藥知母湯主之。(8)

桂枝芍藥知母湯方:

桂枝四兩　芍藥三兩　甘草二兩　麻黃二兩　生薑五兩　白术五兩　知母四兩　防風四兩　附子二枚(炮)

上九味,以水七升,煮取二升,溫服七合,日三服。

【校注】

①身体魁羸:形容关节肿大,身体瘦弱。

②脚肿如脱:脚,同胻。《说文·肉部》"胻,胫也。"该句形容小腿肿胀,且又麻木不仁,似乎和身体要脱离一样。

③温温:作蕴蕴解,指心中郁郁不舒。

【释义】本条论述风湿历节的证治。风湿流注筋脉关节,气血运行不畅,故多处肢节疼痛肿大;邪气留恋,病久不解,正气渐衰,则身渐消瘦;湿无出路,流注下肢,则脚肿如脱;湿阻中焦,气机不利则短气;妨碍清阳上达,则头眩;胃失和降则呕恶。病属风寒湿痹阻经脉骨节,渐次化热伤阴,故治以桂枝芍药知母汤祛风除湿,温经散寒,兼滋阴清热。方中桂枝、麻黄、防风祛风散外湿,白术、附子温经散寒、助阳除里湿,知母、芍药益阴清热、柔筋缓急;生姜、甘草降逆止呕、和胃调中。诸药相伍,表里兼顾,且有温散而不伤阴,养阴却不碍阳之妙。

【辨治与方药点睛】本证病情复杂,外有风寒湿浸淫筋骨肌肉,内有湿阻脏腑,兼风湿化热伤阴,所以重在治标,用药辛散温燥为主,但兼凉润,以顾护阴血,既防温燥伤阴,又阻止病情发展。

【临床应用】本方常用于辨证为风寒湿热兼夹,以身体多处或某处关节疼痛肿大,或见局部皮肤发红或感觉灼热,每因遭受风、寒、水湿之邪而发作、加重为特点的类风湿关节炎、风湿性关节炎、膝关节滑膜炎、梨状肌综合征等疾病。具体应用时,宜根据风、寒、湿、热的偏重调整方中各药剂量,并可视病位及病邪兼夹等不同情况酌情加味。

(二)寒湿历节

【原文】病歷節不可屈伸,疼痛,烏頭湯主之。(10)

烏頭湯方:治腳氣疼痛,不可屈伸。

麻黃 芍藥 黃耆各三兩 甘草三兩(炙) 川烏五枚(㕮咀,以蜜二升,煎取一升,即出烏頭)

上五味,㕮咀四味,以水三升,煮取一升,去滓,內蜜煎中,更煎之,服七合。不知,盡服之。

【释义】本条论述寒湿历节的证治。寒湿留滞筋骨关节,痹阻经脉,气血运行不畅,故关节剧烈疼痛而不能屈伸。治当温经散寒,除湿止痛,方用乌头汤。方中乌头温经散寒,除湿止痛;麻黄宣散透表,以祛寒湿;芍药、甘草酸甘柔筋,缓急止痛;黄芪益气固卫,既助麻黄、乌头温经止痛,又可防麻黄过于发散;蜂蜜甘缓可减乌头之毒性。诸药相合,使寒湿去阳气通,关节痛除而屈伸自如。

【辨治与方药点睛】本证寒湿为患,非乌头、麻黄温热之品不能去其邪。方中芍药甘草相配,酸甘化阴,可防此二药温燥伤阴,不愧为有制之方。

【临床应用】本方主治风寒湿痹阻经脉筋骨,气血运行不畅所致的痛证,如历节、痹证、肩凝、头痛、颈项痛、腹痛、产后身痛等,涉及类风湿关节炎、坐骨神经痛、肩关节周围炎、腰椎间盘突出症、雷诺病、膝关节骨关节炎、未分化脊柱关节病、骨质增生、三叉神经痛等疾病。主症为关节疼痛剧烈而不可屈伸,得热痛减,舌淡苔白腻,脉弦紧或弦迟,其病多因感受寒湿而发或加重。

乌头峻猛有毒,应注意其炮制及煎药法。服乌头汤后,若唇舌肢体麻木,甚至昏眩吐泻,应加注意。如脉搏、呼吸、神志等方面无大的变化,则为"瞑眩"反应,是有效之征。如服后见呼吸急促、心跳加快、脉搏有间歇等现象,甚至神志昏迷,则为中毒反应,应当急救。

病案分析

　　徐某,男,42岁,司机。1983年8月17日诊。半月前因夜间行车受凉,次日晨起双膝关节疼痛,不可屈伸,行走艰难,每遇风冷则剧痛难忍,得温稍减。虽初入孟秋,已厚衣裹身,仍感下肢冷凉重着,舌质淡红,苔薄白,脉沉紧。证属寒痹,治宜温经散寒,祛风除湿止痛:川乌头6g,细辛3g,麻黄6g,白芍10g,黄芪15g,甘草6g,独活12g。2剂。复诊:关节疼痛大减,自觉下肢转温,能缓步行走,舌脉同前。痛势既减,效不更方,守方再服5剂痊愈。追访1年未复发。[白庆彬,吴士丁.运用经方体会[J].河北中医,1989(3):10]

　　按:患者以关节疼痛,不可屈伸,行走艰难为主症,当属历节病。其痛遇风冷加剧,得温稍减,并伴下肢冷凉重着,脉沉紧等风寒湿之象,故辨为寒湿历节。因痛在下肢关节,且伴冷凉重着感,故加独活祛风除湿通络,并引药下达;方中川乌、麻黄用量轻,故加细辛以增强散寒止痛之效。

(三)脚气冲心

　　【原文】礬石湯:治腳氣冲心。

　　礬石二兩

　　上一味,以漿水一斗五升,煎三五沸,浸腳良。

　　【释义】本条论述脚气冲心的外治法。脚气病乃由湿邪下注导致腿脚肿胀痛重或软弱无力、麻木不仁。严重者可发展为脚气冲心,出现心悸、喘急、胸中胀闷、呕吐等症。因这些症状是由湿浊毒气上冲心肺引起,故称脚气冲心。脚气冲心的原因,既有心阳不振,肾气虚不能化气行水所引起,也有脾虚不能运化水湿,湿浊上乘所致。凡脚气冲心者,除辨证给予内服方外,皆可配合矾石汤外洗腿脚。矾石性燥酸涩,有收湿解毒之功;浆水煎煮,增强解毒之力。故脚气上冲,用矾石汤温洗浸脚,以燥湿降浊解毒。

　　【临床应用】本方煎水浸脚可治疗因湿毒郁滞,日久化热,循经上冲引起的现代脚气病(真菌感染)。

(四)附方

1.《古今录验》续命汤

　　【原文】《古今錄驗》續命湯:治中風痱,身體不能自收持,口不能言,冒昧不知痛處,或拘急不得轉側。姚云:與大續命同,兼治婦人產後去血者及老人小兒。

　　麻黃　桂枝　當歸　人參　石膏　乾薑　甘草各三兩　芎藭一兩①
杏仁四十枚

　　上九味,以水一斗,煮取四升,溫服一升,當小汗,薄覆脊,憑几坐,汗出則愈。不汗,更服。無所禁,勿當風。並治但伏不得臥,欬逆上氣,面目浮腫。

　　【校注】

　　①芎藭一兩:邓珍本和赵开美本均无剂量,今据《医统正脉》本补。

　　【释义】此论气血两虚夹风寒痰热之中风偏枯证治。中风痱,亦称风痱,即中风偏枯证,以手足痿废不用而命名。《灵枢·热病》曰:"痱之为病也,身无痛者,四肢不收,智乱不甚,其言微知,可治,甚则不能言,不可治也。"其病因如尤在泾所言"非特邪气之扰,亦真气之衰也。"气血不足,风寒入中脏腑,窒塞清窍,神失清灵,心无所主,故口不能言语,冒昧不知痛处;风寒痹阻经脉,气血不畅,筋脉失养而不能屈伸,故身体不能自收持,或拘急不得转侧。治宜益气养血,祛风散寒,用《古今录验》续命汤。方中人参、甘草、干姜益气温阳;当归、川芎养血活血;麻黄、桂枝祛风散寒行痹;石膏、杏仁清热宣肺化痰。诸药合用,风寒外散,痰化热清,营卫通调,气血畅旺,则风痱痊愈。

【临床应用】本方主治气血两虚夹风寒痰热的中风偏枯证,其主症有半身不遂,或四肢瘫痪,不能言语或言语不清,身体不仁,但神识清楚,苔腻,脉弦滑。可用于具有上述证机的脑梗死、急性脊髓炎伴截瘫、脑动脉血栓形成、闭锁综合征等。根据方后"并治但伏不得臥,咳逆上氣",该方也可用于气血两虚夹风寒痰热的支气管哮喘。

2.《千金》三黄汤

【原文】《千金》三黃湯:治中風,手足拘急,百節疼痛,煩熱心亂,惡寒,經日不欲飲食。

麻黃五分　獨活四分　細辛二分　黃耆二分　黃芩三分

上五味,以水六升,煮取二升,分溫三服,一服小汗,二服大汗。心熱加大黃二分;腹滿加枳實一枚;氣逆加人參三分;悸加牡蠣三分;渴加栝樓根三分;先有寒加附子一枚。

【释义】本条论述中风偏枯者卫虚外受风寒湿,郁而化热的证治。卫气不足,风寒湿外袭则恶寒;风寒湿痹阻经脉关节,气血不通,故手足拘急,百节疼痛;风寒湿外闭,阳郁化热,湿热蕴阻,故烦热心乱,不欲饮食。治当祛风散寒胜湿,益气固表清热,用《千金》三黄汤。方中麻黄、独活、细辛祛风散寒,胜湿止痛;黄芪益气固表;黄芩清热燥湿。若胃肠实热积滞,加大黄通腑泄热;腹满加枳实行气除满;胃虚气逆加人参补中益胃;心悸加牡蛎重镇安神;口渴者加栝楼根生津止渴;先有寒,即素有寒也,故加附子峻逐阴寒。

【临床应用】本方可用于素体表虚,感受风寒湿,兼里热内郁之中风后遗症或风湿性关节炎,以恶寒、骨节痛、心中烦热、手足拘急不舒、纳谷不馨、舌淡、苔白为主症。

3.《近效方》术附汤

【原文】《近效方》术附湯:治風虛頭重眩,苦極,不知食味,暖肌補中,益精氣。

白朮二兩　甘草一兩(炙)　附子一枚半(炮,去皮)

上三味,剉,每五錢匕,薑五片,棗一枚,水盞半,煎七分,去滓,溫服。

【释义】论述阳虚夹风寒的头眩证治。风虚指阳虚畏寒恶风。脾肾阳虚,水湿不化,清阳不升,浊阴不降,头目失于温煦,故头部畏风寒,苦于重着昏眩;寒湿困阻脾胃,故饮食乏味。治宜温肾助阳,健脾除湿,用术附汤。方中附子温助肾阳,散寒除湿,白术、甘草健脾益气除湿;生姜、大枣温胃散寒,调和营卫。

【辨治与方药点睛】本方与痉湿暍病篇的白术附子汤药味相同,但药量不同,故主治证候差别很大。可见药量不同,功效亦异。

【临床应用】本方可用于脾肾阳虚头痛、阳虚自汗证、妇女寒湿带下以及辨证为阳虚寒湿的梅尼埃病。

4. 崔氏八味丸

【原文】崔氏八味丸:治腳氣上入,少腹不仁。

乾地黄八兩　山茱萸　薯蕷各四兩　澤瀉　茯苓　牡丹皮各三兩桂枝　附子(炮)各一兩

上八味,末之,煉蜜和丸,梧子大。酒下十五丸,日再服。

【释义】本条论述肾气虚脚气病的证治。肾气不足,气化失司,水湿毒浊下注,故腿脚肿胀,发为脚气;少腹失于温养则不仁。治宜温肾化气行水,用崔氏八味丸主治。方中桂枝、附子温肾壮阳,以助气化;地黄、山茱萸滋阴益血,以益肾阴;牡丹皮消瘀,山药、茯苓、泽泻健脾泄湿。

5.《千金方》越婢加术汤

【原文】《千金方》越婢加术湯:治肉極①,熱則身體津脫,腠理開,汗大泄,癘風氣,下焦腳弱。

麻黄六兩　石膏半斤　生薑三兩　甘草二兩　白术四兩　大棗十五枚

上六味,以水六升,先煮麻黄,去上沫,内諸藥,煮取三升,分溫三服。惡風加附子一枚,炮。

【校注】

①肉极:病名,指肌肉极度消瘦。

【释义】本条指出肉极的证治。风湿外侵,渐次化热,迫津外出,津伤液脱,日久肌肉消灼,则形体消瘦,下肢软弱无力;腠理开,汗大泄,风邪疠气乘虚客于营血,营卫气血壅滞不利,则为疠风气。治当疏风清热,除湿健脾,调和营卫,用《千金方》越婢加术汤。方中麻黄宣散风湿,白术健脾除湿,二者相伍,并行表里之湿;石膏清郁热;生姜、大枣、甘草调和营卫而益脾胃。

【临床应用】本方可用于风寒湿热痹阻所致的风湿性关节炎以及风湿外侵,内有郁热引起的急性肾炎。

学习小结

1. 学习内容

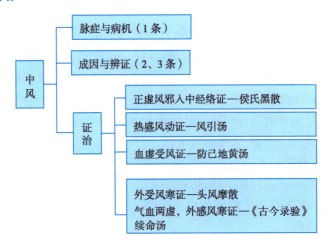

笔记

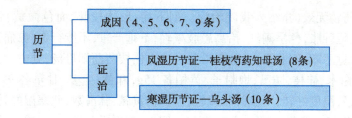

2. 辨病论治特点

中风病是以突然昏倒,口眼㖞斜,半身不遂,昏不识人为主症。本篇认为,中风病是由于气血两虚,经脉痹阻,外邪诱发所致。仲景根据其病位深浅将中风病分为在络、在经、入腑、入脏。本篇对于中风病的治疗,总以扶正祛邪为原则,辨证论治。该篇所载风引汤体现了重镇潜阳,侯氏黑散则属攻补兼施,于祛风散寒、化痰清热之中兼补气血。

历节病是以多个关节疼痛,甚则骨节肿大变形,疼痛不可屈伸,身体魁羸为特征。该病内因肝肾亏虚,气血不足或阳气虚弱,外因风寒湿热之邪侵袭。故治疗历节病应"急则治标,缓则治本"。桂枝芍药知母汤、乌头汤均属于"急则治标"的方剂;篇中虽未另举补益肝肾之方,但却再三强调了历节病发生的内因是肝肾亏虚,筋骨不健。本篇制方用药颇具特色,如风引汤中石类药居多以及寒温配伍,防己地黄汤中以酒浸药后绞汁及铜器盛地黄汁,矾石汤浸脚,头风摩散外摩,治历节病两方中都有酸甘化阴、缓急止痛的芍药甘草等。

(张秋霞)

复习思考题

A 类题

1. 仲景认为中风病的成因是什么?

2. 中风病的辨证纲领是什么?

3. 中风病邪在于络、在经、入腑、入脏的临床表现是什么?

4. 历节病的成因是什么?

5. 桂枝芍药知母汤的组成及适应证是什么?

6. 乌头汤的组成及适应证是什么?

B 类题

1. 中风病如何与痹证进行鉴别?

2. 历节与湿病在病因、病机、病位、治则方面有何不同?

3. 历节病如何辨证治疗?

4. 寒湿历节与风湿历节的鉴别要点是什么?

5. 乌头汤与麻黄加术汤的主治病证有何不同?

6. 临床上使用乌头的注意事项是什么?

读 案 思 考

董某,男 27 岁,于 1977 年元月 25 日入院治疗。腹部手术后不明原因,引起左下肢肿胀热痛,不能行走,经上级医院确诊为髂静脉血栓形成,服抗生素和中药活血化瘀

笔记

及清热解毒药物无效,介绍入我院治疗。刻下症:形体较胖,面色微黄,舌质淡,苔黄腻,左下肢全腿肿胀,色呈潮红,抬高患肢减轻,下垂严重,不能行走,凉痛,气候变化遇冷加重,身常觉恶寒,四肢无力,脉象滑数。选方桂枝芍药知母汤,处方为:白芍、知母、防风各30g,白术、桂枝、防己、炮附子、黄柏各15g,麻黄、生姜、甘草各9g。上方服10剂后疼痛减轻,温度好转,下肢肿胀减轻,但舌仍黄腻,脉滑数,此寒湿好转,热仍内郁,于上方加苍术15g,薏苡仁60g,金银花30g,服10剂后舌苔退,脉变缓涩,腿肿全消,已能行走,寒湿俱减,改用活血化瘀,上方先后加桃仁、红花、苏木、刘寄奴、乳香、没药等药物调治而愈,现已参加工作,追访三年未复发。[唐祖宣,许保华,黄永奇,等.桂枝芍药知母汤的临床运用[J].云南中医杂志,1984,(5):49-50]

思考:1. 该案的病机关键是什么?
　　　2. 为何在原方的基础上加防己和黄柏二味药物?

血痹虚劳病脉证并治第六

学习目的

　　领会张仲景有关血痹与虚劳病的辨证论治精神，熟悉血痹与虚劳的病因病机和症状表现，了解仲景对虚劳的分型与治疗特点。

学习要点

　　血痹重证证治；虚劳病的证治；虚劳干血的概念。

　　重点条文：1、2、8、13、14、15、16、17、18

　　本篇论述血痹与虚劳病的成因与证治。血痹以肢体局部麻木为主症，是由气血不足，感受外邪所致。血痹与痹证有别，后者以肢体筋骨疼痛为主症，由风寒湿三气杂感引起。

　　虚劳是由过度劳伤所致的慢性衰弱性疾患的总称，其范围广泛，本篇所论包括气虚、血虚、气血两虚、阴虚、阳虚、阴阳两虚，以及虚劳兼风和虚劳夹瘀等，重点是阴阳两虚。治法上虽有补气、益血、温阳、滋阴之别，而重点在调补脾肾。本篇所论虚劳与肺痿不同，应予区别。

　　因血痹与虚劳均为气血阴阳不足，故合为一篇论述，重点是论述虚劳病。

血 痹 病

一、成因及轻证

　　【原文】問曰：血痹病，從何得之？師曰：夫尊榮人骨弱肌膚盛，重因疲勞汗出，臥不時動搖，加被微風，遂得之。但以脉自微濇在寸口，關上小緊，宜針引陽氣，令脉和緊去則愈。（1）

　　【释义】本条论述血痹病因及轻证的治法。凡养尊处优的人，肌肉虽然丰盛，实则筋骨脆弱，腠理不固，因而抵抗病邪的能力薄弱。这种有余于外不足于内的人，稍事劳动即疲劳汗出，或夜卧时辗转反侧，极易受风，即使外感微风，亦足以形成血痹。脉象也反映了血痹的成因，脉微主卫阳不足，涩为血滞，紧为外受风寒。可见，血痹是因正气不足，外感风寒，使阳气痹阻，血行涩滞引起，因本证正虚不甚，受邪较浅，所以微涩而紧之脉仅见于寸口和关上。治宜用针刺通引阳气，俾阳气行，风寒邪去，血脉调和，血痹则愈。

【辨治与方药点睛】本病因阳气不行致血行不畅,故治以导引阳气为主,使气行则血行。因受风而气血不畅者,亦不当独祛风邪,应以畅通气血为主,此亦"血行风自灭"之意。可见,血痹治疗的关键在于通阳行痹。

【临床应用】本条指出血痹轻证的治疗,可用针灸,使阳气通畅,气行则血行,临床根据病情可针可药。

二、重证

【原文】血痹陰陽俱微,寸口關上微,尺中小緊,外證身體不仁,如風痹狀,黃耆桂枝五物湯主之。(2)

黃耆桂枝五物湯方:

黃耆三兩　芍藥三兩　桂枝三兩　生薑六兩　大棗十二枚

上五味,以水六升,煮取二升,溫服七合,日三服。一方有人參。

【释义】本条论述血痹重证的证治。阴阳俱微指营卫气血俱不足;寸口关上微是阳气甚虚;尺中小紧为重感风寒。血痹主要以肢体局部麻木不仁为特征,如受邪较重,可兼疼痛感。所以说"如风痹状",但血痹与风痹的症状是有区别的,前者以麻木为主,后者以疼痛为主。治以黄芪桂枝五物汤温阳行痹,即遵《灵枢·邪气脏腑病形》:"阴阳形气俱不足,勿取以针,而调以甘药"之意。方用黄芪甘温补气,桂枝、芍药通阳行痹,生姜、大枣调和营卫,共奏益气通阳行痹之效。

 病案分析

沈某,女,35 岁。产后半个月,先觉上肢麻木,后觉下肢麻木,有时酸楚,中医从痹证论治无效。现在症状:上下肢常觉麻木不仁,酸楚,恶风怕冷,时已初夏,棉衣着而不能脱,多汗,面无华色,精神疲倦,头眩心慌,脉象虚大,舌淡苔白。病因产后血虚,风邪外袭,经脉痹而不畅,故上下肢麻木不仁。治风先治血,血行风自灭;治血先行气,气行血亦行。方拟加味黄芪桂枝五物汤主之。处方:黄芪12g,芍药10g,桂枝10g,生姜3 片,大枣3 枚,当归10g,川芎5g。加减连服10 剂,上下肢麻木酸楚基本消失,病即痊愈。[张谷才. 从金匮方来谈痹证的治疗[J]. 辽宁中医杂志,1980,(9):20]

按:本案当为血痹重证,一是因为产后血虚,易感风邪;二是症状表现上下肢常觉麻木不仁,酸楚,恶风怕冷,时已初夏,棉衣着而不能脱,多汗,面无华色,精神疲倦,头眩心慌,脉象虚大,舌淡苔白。病因病机乃产后气血不足,外受风邪,痹阻肌肤血络,致使血行不畅,治以益气温阳行痹,方以黄芪桂枝五物汤加当归、川芎补血行血,意在扶正通络。

【辨治与方药点睛】上条正虚不甚,感邪较轻,故"脉自微涩在寸口,关上小紧",属血痹轻证,本条正虚较甚,受邪亦重,故"寸口关上微,尺中小紧"属血痹重证。若单用针引阳气,效力不足,故用黄芪桂枝五物汤温通阳气,祛邪行痹。

【临床应用】凡因气虚血滞而致肌肤麻木不仁,或半身不遂病证等均可用本方。如产后身痛、末梢神经炎、肢端血管舒缩功能障碍、糖尿病周围神经病变、肩关节周围炎、神经根型颈椎病、硬皮病、低钙性抽搐符合上述证机者,皆可用本方,亦可针药并用。

虚 劳 病

一、脉象总纲

【原文】夫男子平人^①,脉大爲勞,極虛亦爲勞。(3)

【校注】

①平人:指外形看似无病,其实内脏气血已经虚损之人。即《难经》所说:"脉病形不病"者。

【释义】本条论述虚劳病的脉象总纲。此处脉大当大而无力,为有余于外,不足于内之象,是真阴不足,虚阳外浮所致;极虚,是轻按觉软,重按则极无力的脉象,为精气内损,元阳不足所致。脉大与极虚,虽形态不同,但都是虚劳病的脉象,所以说:"脉大为劳,极虚亦为劳。"

【辨治与方药点睛】①本条以"大"脉和"极虚"脉概括虚劳病的两类脉象,揭示了虚劳病阴虚、阳虚两类不同病机。②该篇其余条文中的浮、浮大或芤脉等均属"大"脉范畴,虚、沉弦或微紧等脉皆属脉"极虚"范畴。③条首冠以"男子"二字,是强调虚劳病的成因与肾脏亏损有密切关系,并非虚劳病全是男子。④此外,外观似平人,脉却现病象,反映了早发现、早治疗的重要性。

二、辨证

(一)阴血不足

【原文】男子面色薄者,主渴及亡血,卒喘悸,脉浮者,里虚也。(4)

【释义】本条论述阴血不足的虚劳脉症。血虚不能荣于面,故面色苍白而无华;血虚津亏,则口渴;血虚不能养心,故心悸;阴血不足,多因失血所致,故主亡血;气随血脱,肾不纳气,故稍一动作,即突然气喘;阴血不足,阳气浮越,故脉浮大无力,多见于久病或亡血之后,上述脉症皆由里之阴血虚所致。

【辨治与方药点睛】①本条脉浮里虚,即属于《脏腑经络先后病》篇"浮者在后,其病在里"的情况。②条文中的喘悸,是稍劳即发,稍息则安,与痰饮蕴肺的喘息引肩、胸满咳嗽,发病时重,平时则轻,症状持续存在者不同。

(二)气血亏虚

【原文】男子脉虛沉弦,無寒熱,短氣里急,小便不利,面色白,時目瞑^①,兼衄,少腹满,此爲勞使之然。(5)

【校注】

①目瞑:瞑、眩通用。目瞑即目眩,指两眼昏花。

【释义】本条论述气血两虚的虚劳脉症。虚劳病若见到沉弦而无力的脉象,又无外感寒热的症状,是气血两虚的征象。面白、时目瞑、兼衄是肝脾血虚所致;短气、里急、小便不利、少腹满,是肾阳不足,不能温化水液所引起。凡此脉症,都属于虚劳范围,所以说"此为劳使之然"。

【辨治与方药点睛】①条文中"无寒热"是针对外邪随经入腑,阻碍膀胱气化,也可出现短气、小便不利、少腹满等而提出的鉴别点。②外感病脉浮而有力,虚劳病脉虚沉弦,故当脉症合参。

(三)阴虚阳浮

【原文】勞之爲病,其脉浮大,手足煩,春夏劇,秋冬瘥,陰寒①精自出,酸削②不能行。(6)

【校注】

①阴寒:即前阴寒冷。

②酸削:指两腿酸痛消瘦。

【释义】本条论述阴虚阳浮的虚劳证以及与季节的关系。阴虚阳浮于外,故脉浮大无力;阴虚生内热,则手足烦热。证属阴虚阳亢,春夏木火正盛,阳气外浮,则阴愈虚,故病加重;秋冬金水相生,阳气内藏,故病减轻。由于阴损及阳,精关不固,故阴寒精自出。精失而肾虚骨弱,故两腿酸削,无力行动,此即《难经·十四难》"骨痿不能起于床"之候。

【辨治与方药点睛】人体阴阳随四时阴阳消长而变化,本条充分体现了"天人相应"的思想,提醒医者治病应将"因人制宜"与"因时制宜"相结合。

(四)肾虚无子

【原文】男子脉浮弱而濇,爲無子,精氣清冷。—作冷。(7)

【释义】本条论述虚劳无子的脉症。脉浮无力乃真阳不足之象,涩为精血衰少之征;由于真阳不足,精气亏虚,所以精清不温,不能授胎,故无子。正如《诸病源候论·虚劳无子候》所云:"丈夫无子者,其精清如水,冰冷如铁,皆无子之候。"

【辨治与方药点睛】本条说明真阳不足,精血衰少是男子不育的重要原因,故当温肾填精。

【临床应用】后世曹颖甫主张用当归生姜羊肉汤治疗该证。

(五)虚劳盗汗

【原文】男子平人,脉虚弱细微者,喜盗汗也。(9)

【释义】本条论述虚劳盗汗的脉象。男子平人,与本篇第3条义同。脉虚微主阳虚、气虚;细弱主阴虚、血虚。因阴阳气血皆虚,故脉见虚弱细微,阳虚不固,阴虚不守,则易发生盗汗。

【辨治与方药点睛】一般认为盗汗多属阴虚,但虚劳久不愈,病由阴虚及阳,使阳虚不固,阴虚不守,也可发生盗汗。

【临床应用】本证属阴阳气血皆虚,可用桂枝加龙骨牡蛎汤治之。

(六)同脉异病

【原文】人年五六十,其病脉大者,痹俠背行①,若腸鳴,馬刀俠癭②者,皆爲勞得之。(10)

【校注】

①痹侠背行:指脊柱两旁有麻木感。

②马刀侠瘿:结核生于腋下名马刀,生于颈旁名侠瘿,二者常相联系,或称为瘰病病。

【释义】本条论述虚劳病三种证候的辨识。人年五六十,肾气已虚,精气衰少,虚阳浮越或阴虚火旺,则脉大而按之无力;精气内损,经脉失养,所以脊柱两旁有麻木的感觉;

若脉大而见肠鸣,则为脾气虚寒,运化失职所致,属虚寒证;若脉大而见马刀侠瘿,则为阴虚阳浮,虚火上炎,痰火相搏所致,属虚热证。以上三种证候,皆属虚劳范畴。

【辨治与方药点睛】在虚劳病中,同一脉象可见于不同的症状与病机。如同一年龄人,皆呈现大脉,却有虚寒、虚热等不同见证。

(七)脾肾阳虚

【原文】脉沉小遲,名脫氣[1],其人疾行則喘喝[2],手足逆寒,腹滿,甚則溏泄,食不消化也。(11)

【校注】

①脱气:此喻病机,指阳气虚衰。

②喘喝:指气喘有声。

【释义】本条论述脾肾阳气虚衰的脉症。脉沉小迟主脾肾阳虚;肾虚不能纳气,故走路稍快则张口气喘;阳虚寒盛则手足逆冷;脾胃阳虚,腐熟和运化功能减退,则腹满便溏,饮食不化。

【临床应用】本证病情较重者,多由于先天不足、后天失养,是脾肾阳气俱衰,治疗上应注重温补脾肾,可用附子理中汤治疗。

(八)精血亏损

【原文】脈弦而大,弦則爲減,大則爲芤,減則爲寒,芤則爲虛,虛寒相搏,此名爲革。婦人則半產漏下[1],男子則亡血失精。(12)

【校注】

①漏下:非月经期的阴道出血,淋漓不断。

【释义】本条论述虚劳精血亏损的脉象。革脉具有弦大二脉之象,但其弦是重按则减,虽大却中空,类似芤脉。重按则减之脉主寒,大而中空的脉为虚,这两种脉象相合便是革脉,其特征是外强中空,如按鼓皮,多因妇人半产、漏下,或男子亡血、失精之后,精血大亏,虚阳外浮所致,为虚劳严重之候。

【辨治与方药点睛】此是以脉揭示病机的又一范例。

三、证治

(一)虚劳失精

1. 阴阳两虚失精

【原文】夫失精家[1],少腹弦急,陰頭寒,目眩—作目眶痛,髮落,脈極虛芤遲,爲清穀,亡血,失精,脉得諸芤動微緊,男子失精,女子夢交[2],桂枝加龍骨牡蠣湯主之。(8)

桂枝加龍骨牡蠣湯方:《小品》云:虛羸浮熱汗出者,除桂,加白薇、附子各三分,故曰二加龙骨汤。

桂枝　芍藥　生薑各三兩　甘草二兩　大棗十二枚　龍骨　牡蠣各三兩[3]

上七味,以水七升,煮取三升,分溫三服。

【校注】

①失精家:指经常梦遗、滑精之人。

笔记

②梦交：夜梦性交。

③牡蛎各三两：牡蛎之后，邓珍本原无"各三两"，据《医统正脉》本改。

【释义】本条论述阴阳两虚的失精证治。久患失精之人，阴精损耗太过，阴损及阳，下焦失于温煦，故少腹弦急，前阴寒冷；精衰血少，则目眩发落。"脉极虚芤迟，为清谷、亡血、失精"是插笔，意指极虚芤迟的脉象既能见于失精病人，也可见于失血或下利清谷的患者。芤动为阳，是阴虚阳浮之象；微紧为阴，是阳虚内寒之征；脉见芤动微紧乃阴阳两虚，在男子表现为失精，在女子则见夜梦性交，此由阳无阴的滋养致火浮不敛；阴失阳的固摄而精不内守，属阴阳两虚，心肾不交，治当调和阴阳，潜镇摄纳，用桂枝加龙骨牡蛎汤。方中用桂枝汤辛甘化阳、酸甘化阴，调和阴阳，加龙骨、牡蛎潜镇摄纳，使阳能固摄，阴能内守，则失精、梦交自愈。

【辨治与方药点睛】本证阴阳两虚而致失调，未予滋阴补阳，却用调和阴阳之法，是为治疗阴阳两虚另辟蹊径。

【临床应用】本方适用于阴阳两虚，阳失固摄，阴不内守之证，常用于治疗失精、梦交、自汗、盗汗、遗尿、失眠、早泄、阳痿、脱发、妇女带下、小儿夜啼等，诸如更年期综合征、神经官能症等，符合上述病机者。

2. 阳虚失精

【原文】

天雄散方：

天雄三兩（炮）　白术八兩　桂枝六兩　龍骨三兩

上四味，杵爲散，酒服半錢匕，日三服，不知，稍增之。

【释义】此为阳虚失精证立方。本方《外台》卷十六载治男子失精。方中天雄补命门、壮肾阳；白术补脾胃、温中阳；桂枝助天雄以温肾壮阳；龙骨收敛摄精，共成补阳摄阴之方。

【临床应用】本方可治肾阳不足的失精、腰痛、阳痿、不育症、阴汗、阴冷、更年期综合征等。主症可见阳痿不举、腰膝酸软、精液清冷、早泄滑精、手足不温、怯冷、舌淡白苔薄润、脉沉无力。

（二）虚劳腹痛

1. 小建中汤

【原文】虚勞里急，悸，衄，腹中痛，夢失精，四肢痠疼，手足煩熱，咽乾口燥，小建中湯主之。（13）

小建中湯方：

桂枝三兩（去皮）　甘草三兩（炙）　大棗十二枚　芍藥六兩　生薑三兩　膠飴一升

上六味，以水七升，煮取三升，去滓，内膠飴，更上微火消解，溫服一升，日三服。嘔家不可用建中湯，以甜故也。

《千金》療男女因積冷氣滯，或大病後不復常，苦四肢沉重，骨肉痠疼，吸吸少氣，行動喘乏，胸滿氣急，腰背強痛，心中虛悸，咽乾唇燥，面體少色，或飲食無味，脅肋腹脹，頭重不舉，多臥少起，甚者積年，輕者百日，漸致瘦弱，五臟氣竭，則難可復常，六脈俱不足，虛寒乏氣，少腹拘急，羸瘠百病，名曰黄耆建中湯，又有人參二兩。

【释义】本条论述虚劳阴阳两虚腹痛的证治。人体阴阳是相互维系的,虚劳病日久,往往阳虚及阴或阴虚及阳,形成阴阳两虚,此时就会出现寒热错杂的证候。阳虚腹部失于温煦,则腹挛急作痛,按之不硬;阴虚生热,则衄血、手足烦热、咽干口燥;阴血不足,心失所养则心悸;阴虚不能内守则梦失精;气血不足,肢体失于濡养,则四肢酸疼。这些都由阴阳两虚,阴阳失调所致,治以小建中汤甘温建中,调和阴阳。方中胶饴、甘草、大枣甘温建中缓急;桂枝、生姜辛温通阳调卫;芍药酸敛和营,并与甘草相合,缓急止痛。全方辛甘助阳,酸甘化阴,故能调和阴阳。正如《心典》谓:"欲求阴阳之和者,必于中气,求中气之立者,必以建中也。"

【辨治与方药点睛】本证阴阳两虚而从中焦脾胃治疗,是基于虚劳久病,脾胃虚弱,化源不继,气血亏虚这一病机关键。因脾胃为后天之本,气血营卫生化之源。此外,脾胃为阴阳升降之枢,中虚失运,则阴阳升降失序。所以,阴阳两虚宜补益脾胃,俾气血充裕,阴阳协调,偏寒偏热症状自除。

【临床应用】本方适宜于阴阳两虚,阴阳失调,偏重脾胃阳虚者,可治疗属上述病机的发热、腹痛、便血、眩晕、胃脘痛、虚黄等证,诸如消化道溃疡、慢性胃炎、肠易激综合征、室性期前收缩、再生障碍性贫血等符合上述病机者。

2. 黄芪建中汤

【原文】虚劳里急,诸不足,黄耆建中汤主之。于建中汤内,加黄耆一两半,餘依上法。氣短胸滿者加生薑,腹滿者去棗,加茯苓一兩半,及療肺虚損不足,補氣,加半夏三兩。(14)

【释义】本条承上条续论虚劳阴阳两虚腹痛的证治。里急是腹中拘急,诸不足是气血阴阳俱不足,治疗用黄芪建中汤补中缓急,调和阴阳。方以小建中汤加黄芪而成,由此可知,本证较小建中汤证病情略重,气虚更甚,其证候应包括上条小建中汤诸症,此处以"虚劳里急"一句概之,从加黄芪推测,本证尚有自汗或盗汗、倦怠、身重或不仁等症。

上述三证均属阴阳两虚,其病机区别在于:桂枝加龙骨牡蛎汤证为失精在先,阴损及阳;小建中汤证是脾胃阳气先虚,阳损及阴;黄芪建中汤证是在小建中汤证基础上,气虚显著。三方皆由桂枝汤化裁而来,其作用正如尤在泾所言"桂枝汤外证得之能解肌去邪气,内证得之能补虚调阴阳"(《心典》),取桂枝汤调和阴阳的作用。

【临床应用】本方主治阴阳两虚,气虚偏重者。常用于治疗消化道溃疡、再生障碍性贫血、慢性胃炎、食管炎、胃倾倒综合征、神经衰弱等符合上述病机者。并可治疗属于阴阳两虚,气虚偏重的多种虚弱性疾患。

(三)虚劳腰痛

【原文】虚勞腰痛,少腹拘急,小便不利者,八味腎氣丸主之。方见脚气中①。(15)

八味腎氣丸方:

乾地黃八兩　山茱萸　薯蕷各四兩　澤瀉　茯苓　牡丹皮各三兩　桂枝　附子各一兩(炮)

上八味,末之,煉蜜和丸,梧子大。酒下十五丸,日再服。

【校注】

①方见脚气中:此指本书《中风历节病》篇之崔氏八味丸。《医统正脉》本作"方见妇人杂病中"。今将八味丸转引至此。

【释义】本条论述虚劳肾阳不足腰痛的证治。腰为肾之外府,肾阳虚则腰痛;肾阳不足,膀胱气化不利,故见少腹拘急,小便不利。治用八味肾气丸温肾化气,方中用干地黄、山茱萸、山药滋补肾阴,桂枝、附子温阳化气,泽泻、茯苓、牡丹皮利湿泄浊。全方共奏助阳化水,滋阴生气之效。

【辨治与方药点睛】方中重用滋阴药,轻取助阳药,诚如柯韵伯所说:"意不在补火,而在微生火,即生肾气也。故不曰温肾,而名肾气"(《伤寒来苏集》)。

【临床应用】本方被广泛用于肾阳不足,气化不利引起的多种疾病,其范围涉及:①心血管系统疾病:如心绞痛、缓慢性心律失常、冠心病窦性心动过缓、高血压、脑血管病伴偏瘫、静脉血栓形成;②呼吸系统疾病:如慢性支气管炎、支气管哮喘;③消化系统疾病:如肠易激综合征、胃肠神经官能症;④泌尿系统疾病:如肾病综合征、慢性肾功能不全、肾积水、慢性前列腺炎、糖尿病肾病;⑤内分泌系统疾病:如甲状腺功能低下、肾上腺皮质功能低下、糖尿病;⑥生殖系统疾病:如性功能障碍、不育症;⑦骨骼系统疾病:如骨质疏松症、腰椎间盘突出症。其主症多见腰酸痛或腰膝酸软,稍劳即加重,畏寒肢冷,小便不利,但溲不黄、不热,或夜尿频多,面色㿠白,舌淡有齿痕,苔白润,脉沉迟或弱。

(四)虚劳不眠

【原文】虚劳虚烦不得眠,酸枣汤主之。(17)

酸枣汤方:

酸枣仁二升　甘草一两　知母二两　茯苓二两　芎穷二两　《深师》有生薑二两

上五味,以水八升,煮酸枣仁,得六升,内诸药,煮取三升,分温三服。

【释义】本条论述虚劳阴血亏虚失眠的证治。肝阴不足,虚热内生则魂不归肝,心血亏虚则神难守舍,虚热扰及心神,故虚烦失眠,证属心肝阴血亏虚,心神失养。治以酸枣仁汤养阴清热,宁心安神。方中酸枣仁养肝阴,益心血;与甘草酸甘合用,以增养阴之力;知母清虚热,川芎理血疏肝,茯苓宁心安神,共奏养阴清热,宁心安神之效。

《伤寒论》栀子豉汤证亦有虚烦不得眠之症,但与本证病机不同。前者是无形之邪热郁于胸膈,其"虚"指无形之邪,是与有形之实邪比较而言,非正气虚;本证是阴血不足,虚热内扰。两者一虚一实,迥然不同。

【辨治与方药点睛】①本方于寒凉滋润药中,配伍一味川芎,以调补肝虚证。②方中重用酸枣仁,轻取川芎,不可忽略。

【临床应用】本方多用于肝阴不足,心血亏虚,虚热内扰引起的失眠、盗汗、眩晕、惊悸等。主要涉及与失眠、精神障碍相关的疾病,如更年期综合征、脑出血急性期狂躁型精神障碍、心脏β受体亢进症、焦虑性神经症、抑郁症、神经衰弱、神经官能症等疾病,符合上述病机者。

(五)虚劳兼风

【原文】虚劳诸不足,风气[①]百疾,薯蓣丸主之。(16)

薯蓣丸方:

薯蓣三十分　当归　桂枝　麯　乾地黄　豆黄卷各十分　甘草二十八分　人参七分　芎穷　芍药　白术　麦门冬　杏仁各六分　柴胡　桔梗　茯苓各五分　阿胶七分　乾薑三分　白敛二分　防风六分　大枣百

枚爲膏

上二十一味,末之,煉蜜和丸,如彈子大,空腹酒服一丸,一百丸爲劑。

【校注】

①风气:泛指外感病邪。因风为百病之长,入侵人体,能引起多种疾病。

【释义】本条论述虚劳兼风证治。虚劳诸不足,是人体气血阴阳皆不足。由于人体诸虚不足,抗病力弱,易受外邪侵袭而形成虚损兼夹外邪之证。治疗应以扶正为主,兼顾祛邪,方用薯蓣丸。方中薯蓣专理脾胃,人参、白术、茯苓、干姜、豆黄卷、大枣、甘草、曲益气调中,当归、川芎、芍药、地黄、麦冬、阿胶养血滋阴,柴胡、桂枝、防风祛风散邪,杏仁、桔梗、白蔹理气开郁,诸药合用以健脾扶正为主。俾脾胃健运,气血生之化源充足,则诸虚可复。

【辨治与方药点睛】本方配伍具有以下特点:一是气血阴阳俱补,但重在健脾;二是扶正为主,祛风散邪为辅;三是补中兼消,补而不滞。

【临床应用】本方可作为素体气血阴阳俱虚,脾胃尤弱,又易感外邪而引发多种宿疾者的培补方,如用于具备上述病机特点的慢性肺心病、慢性荨麻疹、白细胞减少症、慢性肾炎、心功能减退、慢性疲劳综合征、脑卒中后遗症等。还可防治慢性乙型肝炎患者反复感冒。

 病案分析

李某,女,32岁。1997年3月14日初诊。主诉:全身皮肤泛发风团伴瘙痒反复发作4年。初起为局限性苍白色风团疹,瘙痒难忍,继则迅速蔓延至全身,持续数小时自行消退,每月发作5~7次不等。曾就诊于多家医院,给予抗过敏药、钙剂、激素及中药治疗。虽可暂时缓解,但不能根治。刻诊:全身满布风团样皮疹,颜色苍白,以躯干和上肢屈侧多见,划痕征(+),伴见面色无华,神疲乏力,畏风自汗,口干不欲饮,舌淡苔白,脉细弱。辨证为气血虚弱,卫外不固,风邪蕴于肌肤。将薯蓣、当归、桂枝、神曲、干地黄、大豆黄卷、甘草、人参、川芎、白芍、麦冬、白术、杏仁、柴胡、桔梗、茯苓、阿胶、干姜、白蔹、防风、大枣等药粉碎成末,炼蜜为丸,每丸重10g。用法:每次3丸,每天3次,空腹服用。酌用抗组胺、钙剂等西药缓解症状。治疗期间忌食腥膻发物、辛辣刺激之品。1个月后风团发作次数减少,起疹及瘙痒明显减轻。巩固治疗2个月,病告痊愈。追访1年未复发。[高学清,刘仁斌.薯蓣丸治疗慢性荨麻疹[J].湖北中医杂志,2001,23(11):39]

按:本案虽以皮肤泛发风团伴瘙痒反复发作4年为主症,但气血虚弱之象已明,与《金匮》原文"虚劳诸不足,风气百疾"颇为相合,故用薯蓣丸缓缓补益之。原方重用薯蓣、甘草、大枣,本案变通运用,各药等量,气血阴阳俱补,连服两月,终将四年陈疴治愈。

(六)虚劳干血

【原文】五勞虛極羸瘦,腹滿不能飲食,食傷、憂傷、飲傷、房室傷、饑傷、勞傷、經絡營衛氣傷,內有乾血,肌膚甲錯,兩目黯黑。緩中補虛,大黃䗪蟲丸主之。(18)

大黃䗪蟲丸方:

大黃十分(蒸) 黃芩二兩 甘草三兩 桃仁一升 杏仁一升 芍藥四兩 乾地黃十兩 乾漆一兩 蟅蟲半升 水蛭百枚 蠐螬一升 虻蟲一升

上十二味,末之,煉蜜和丸,小豆大,酒飲服五丸,日三服。

【释义】本条论述虚劳兼干血的证治。五劳有两种解释,一指心劳、肝劳、脾劳、肾劳、肺劳;一指"久视伤血,久卧伤气,久坐伤肉,久立伤骨,久行伤筋"(《素问·宣明五气》)。七伤指食伤、忧伤、饮伤、房室伤、饥伤、劳伤、经络营卫气伤七种劳伤。由于五劳七伤使人体正气不足,脏腑虚损,以致形体消瘦。腹满不能饮食、肌肤甲错、两目黯黑是虚劳夹干血的证候。虚劳日久不愈,经络气血运行受阻,则产生瘀血,瘀血久留体内遂成"干血"。瘀血内停,则两目黯黑;妨碍新血生成,肌肤失养,故粗糙如鳞甲状。本证因瘀血不去,致新血不生,治宜大黄䗪虫丸祛瘀生新,缓中补虚,方中用大黄、䗪虫、桃仁、虻虫、水蛭、蛴螬、干漆活血化瘀;芍药、地黄养血补虚;杏仁理气;黄芩清热;甘草、白蜜益气和中,制成丸剂,意在峻药缓用,使祛瘀不伤正,扶正不留瘀,达到攻补兼施的目的,此即"缓中补虚"之意。

【辨治与方药点睛】针对本证瘀血久留,新血不生的病机特点,仲景创制该方,体现了如下特点:一是妙用虫类药逐瘀;二是破瘀之中兼养血;三是制成丸剂,既可减缓药力,又便于长期服用;四是不忘顾护脾胃。

【临床应用】本方适宜于瘀停日久,或兼血虚的干血证。主症可见腹部胀满,或有肿块,痛处固定,两目黯黑,肌肤甲错,舌边尖有瘀点或瘀斑,脉涩等。可治疗符合上述证机的妇女瘀血经闭、良性肿瘤、肝脾肿大、慢性乙型肝炎、肝硬化、子宫肌瘤、结核性腹膜炎、脂肪肝、高脂血症、前列腺增生症、粘连性肠梗阻、脉管炎等疾病。

(七)附方

1.《千金翼》炙甘草汤

【原文】《千金翼》炙甘草汤一云復脉湯:治虚勞不足,汗出而悶,脉結悸,行動如常,不出百日,危急者,十一日死。

甘草四兩(炙) 桂枝 生薑各三兩 麥門冬半升 麻仁半升 人參 阿膠各二兩 大棗三十枚 生地黃一斤

上九味,以酒七升,水八升,先煮八味,取三升,去滓,内膠消盡,溫服一升,日三服。

【释义】本方即《伤寒论》中的炙甘草汤。虚劳不足,指阴阳气血不足。阳气虚,卫外不固,则汗出;气血两虚,脉道不充,血行不畅,心失所养,则脉结代,胸闷心悸。轻者行动如常人,重者危及生命。炙甘草汤中甘草、人参、大枣补中益气,麦冬、麻仁养阴润燥,地黄、阿胶养血复脉,桂枝、生姜温阳通脉,共奏滋阴养阳,补益气血之效。

【临床应用】本方常用于治疗气血阴阳不足而出现脉象结代,心悸怔忡等主症的心脏病,诸如冠心病、病毒性心肌炎、缓慢性心律失常、阵发性心房颤动、窦性心动过缓、病态窦房结综合征、频发性室性期前收缩等。

2.《肘后》獭肝散

【原文】《肘后》獭肝散:治冷勞①,又主鬼疰②,一門相染。

獭肝一具

炙乾末之,水服方寸匕,日三服。

【校注】

①冷劳:指寒性虚劳。

②鬼疰:"疰"同"注",形容病邪具有传染性,一人方死,另一人复得。其病邪隐蔽难见,似有鬼邪作祟,故名鬼疰,即今之肺痨。

【释义】獭肝,《名医别录》载味甘,主治鬼疰蛊毒,止久嗽。《药性论》谓味咸,微热,"治上气咳嗽,劳损疾,瘦病"。可见,獭肝甘温能补虚,尤能止咳宁嗽,故用治冷劳和鬼疰。

学习小结

1. 学习内容

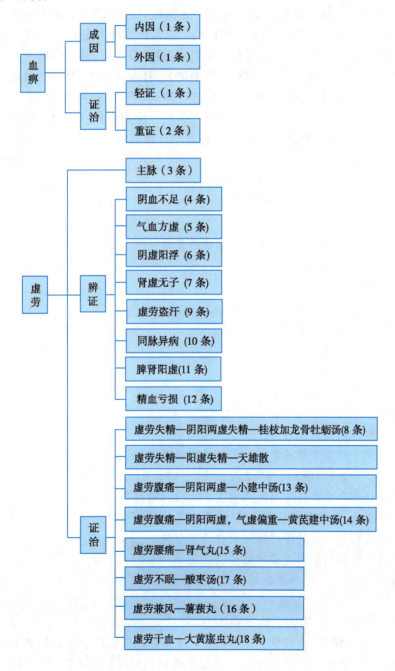

2. 辨病论治特点

本篇论述了血痹和虚劳的辨证论治。血痹是因气血不足,感受风邪,阳气痹阻,血行涩滞引起,以肢体局部麻木为主症,严重者可见肢体轻微疼痛。对于血痹的治疗,主张通阳行痹。轻证可用针刺的方法引导阳气,重证则用甘温之剂温阳行痹。虚劳是以五脏气血阴阳不足为发病机制,可分为阴虚(虚劳不眠)、阳虚(虚劳腰痛)、阴阳两虚(虚劳失精、虚劳腹痛)以及虚中夹实(夹风气、干血)等几大类别,本篇对阴阳两虚论述最多,因为阴阳两虚不仅病情复杂,辨证困难,而且治疗亦不易达到预期的效果。虚劳病变范围很广,篇中论述了五脏气血阴阳不足的各种表现,其中尤以脾肾虚损证候列举为多,因为实践证明,当虚劳病发展到一定阶段,往往以脾肾证候最为多见。

对于虚劳病的治疗,仲景尤其重视脾胃肾,这是因为肾为先天之本,是真阴真阳所寄之处;脾胃为后天之本,是气血营卫生化之源,故补益脾肾,是虚劳的治本之法。在治法上,本篇重视甘温扶阳,善用调补。篇中诸方,补益脾胃多用饴糖、黄芪、薯蓣、白术、甘草、大枣;温养补肾,则用干地黄、山茱萸、薯蓣与附子、桂枝相配;调和阴阳,多以桂枝汤化裁;滋养阴血,多用干地黄、酸枣仁、芍药。除附方外,虚劳病主方共有 8 首,其中有 5 首是以甘温调补脾气为主,可见仲景治疗虚劳病时,补脾重于补肾。

(李俊莲)

复习思考题

A 类题

1. 解释虚劳病的概念及虚劳与血痹病合篇的意义。

2. 虚劳病的证候分型有哪些?

3. 解释"平人"含义。

4. 何谓"缓中补虚"?

5. 血痹与风痹有何区别?

6. 简述薯蓣丸的组方原理。

7. 解释血痹病的概念。

8. 简述血痹病的形成机理。

B 类题

1. 虚劳病应如何辨证论治?

2. 张仲景论述虚劳病特点是什么? 并举方证说明。

3. 简述不寐在《内经》、《伤寒》、《金匮》中的治疗代表方剂。

4. 简述桂枝加龙牡蛎汤与柴胡加龙骨牡蛎汤的异同。

5. 虚劳里急、腹中痛与虚劳腰痛、少腹拘急的区别有何异同?

6. 小建中汤为什么能治疗阴阳两虚的虚劳病?

7. 试述虚劳病阴阳两虚型的证治。

8. 血痹的病因、病机和主症是什么? 如何进行治疗。

读案思考

案一. 某女,22 岁,在校学生,2011 年 6 月就诊。自诉从中学起每遇考试即出现严重失眠,烦躁,纳食不佳,且上述症状持续至考试结束后需酣睡 2~3 天缓解,一如常人。本次又因临近期末考试,出现上述症状。刻诊:入睡困难,甚至整夜难眠,烦躁,难以安心备考,食欲差,舌淡红,苔薄白,两寸脉浮数,关、尺脉浮弱无力。治予小建中汤加减:桂枝 10g,白芍 20g,茯神 15g,炒白术 10g,炙甘草 6g,饴糖 20g,生姜 3 片,大枣 5 枚。3 剂,每天 1 剂,水煎,早晚温服。药进 2 剂后睡眠恢复如常,随访至今无复发。[张晓艳.加味小建中汤治疗考前焦虑症 1 例体会[J].国医论坛,2014,29(3):14]

思考:1. 本案起于何因? 有什么特点?

2. 本案症状表现从脏腑辨证出发,其病位何在?

3. 该案为何用小建中汤而未选酸枣仁汤?

案二. 陈某,女,34 岁,患者长期肢体关节疼痛麻木,下肢凉、怕冷、全身肌肉酸痛 8 年,最近病情加重。8 年前患者生小孩后,因受凉引起全身肌肉酸痛,怕风,关节麻木,下肢凉,诊断为产后风湿病。经多年治疗麻木酸痛有所缓解,一年前因淋雨产后风湿病加重,全身肌肉剧痛,四肢严重麻木,经常头痛、头昏、失眠、盗汗、舌黯红而苔白,脉搏细而弱。化验结果为:ESR(血沉)32mm/h,BP(血压)80/54mmHg,ASO(抗链球菌溶血素"O",128U/ml)及 RF(类风湿因子,4.3U/ml)正常。[镇树清,镇万雄.改良黄芪桂枝五物汤治疗产后风湿病研究[J].湖北师范学院学报(自然科学版),2013,33(3):14-16]

思考:1. 本案症状描述有何特征?

2. 本案的病因病机是什么?

3. 本案治疗原则是什么? 可以考虑的方剂有哪些?

4. 该案当如何辨证立法? 宜选何方?

肺痿肺痈咳嗽上气病脉证治第七

 学习目的

　　领会张仲景有关肺痿、肺痈、咳嗽上气病的辨证论治精神,知晓三病的基本诊治思路,掌握运用本篇经方的思路。

学习要点

　　肺痿、肺胀的概念;虚寒肺痿证治;咳嗽上气病的寒饮郁肺、饮热郁肺、寒饮夹热证治。

　　重点条文:5、6、7、10、13、14

　　本篇论述了肺痿、肺痈、咳嗽上气病。因三者的病变部位均在肺,都可见咳嗽,在病机上存在着相互联系和相互转化的关系,故合为一篇。

　　肺痿为慢性衰弱性疾病,由肺气痿弱不振所致,以多唾浊沫、短气为主症,有虚热与虚寒之分。

　　肺痈即肺生痈脓的疾病,由风邪热毒蕴结肺中所致。以咳嗽、胸痛、吐腥臭脓痰为主症。病变可分为表证期、酿脓期、溃脓期三个阶段。

　　咳嗽上气,即肺气上逆所致的咳嗽、气喘病,有虚实之辨。本篇所论,多为外邪内饮,肺失宣降所致的肺胀证,证候表现为咳嗽气喘,不能平卧,或喉间有痰鸣声等。

肺 痿 病

一、成因、脉症与鉴别

　　【原文】問曰:熱在上焦者,因欬爲肺痿。肺痿之病,何從得之? 師曰:或從汗出,或從嘔吐,或從消渴,小便利數,或從便難,又被快藥①下利,重亡津液,故得之。曰:寸口脈數,其人咳,口中反有濁唾涎沫②者何? 師曰:爲肺痿之病。若口中辟辟燥③,欬即胸中隱隱痛,脈反滑數,此爲肺癰,欬唾膿血。脈數虛者,爲肺痿,數實者,爲肺癰。(1)

　　【校注】

　　①快药:指作用峻猛的攻下药。

　　②浊唾涎沫:浊唾指稠痰,涎沫指稀痰。

　　③辟辟燥:形容口中干燥状。

　　【释义】本条论述了肺痿病的成因及其与肺痈的鉴别诊断。原文有三层含义,

 笔记

从段首到"故得之"为第一层,论述了虚热肺痿的成因;自"寸口脉数"至"咳唾脓血"为第二层,指出肺痿、肺痈的脉证;最后部分为第三层,论述了肺痿、肺痈的脉诊鉴别。

第一层,肺痿之病可分为虚热和虚寒两类。由于热在上焦,熏灼于肺,肺失肃降,气逆而咳,久则肺气痿弱不振,发为肺痿。究其成因,或发汗过多,或呕吐频作,或因消渴、小便频数,或因便难,又使用峻猛攻下药,导致津液严重耗伤,津亏阴虚,虚热灼肺,故成本病。

第二层,"寸口脉数",为热在上焦。虚热灼肺,肺气上逆,则咳。阴虚内热,本应干咳无痰,而反吐浊唾涎沫者,是因肺气痿弱,通调失职,不能敷布脾气上散之津,津被热灼,则为稠痰;若肺气虚冷,气不布津,则为稀痰。如果症见口中干燥不适,咳嗽则胸中隐隐作痛,脉滑数者,为热蕴在肺,结聚成痈。由于热壅气滞,津伤不布,故见上述肺痈脉症。

第三层,虚热肺痿、肺痈病变均在肺,属热,脉数,但肺痿是阴虚内热,为虚证,故脉数而虚;肺痈是热聚成痈,为实证,故脉数而实。两者鉴别比较见表7-1。

表7-1　虚热肺痿与肺痈的鉴别

	虚热肺痿	肺痈
病因	上焦有热,耗伤津液	风邪热毒袭肺,壅滞不去
病机	阴虚内热,热灼肺叶,气烁而痿	热毒壅肺,血败肉腐
症状	咳嗽、多唾浊沫	咳嗽、胸中隐痛、口中干燥、咳唾脓血腥臭
脉象	数虚(虚数无力)	数实(滑数有力)
病性	属虚	属实
治法	益气养阴清热	清热解毒排脓

【辨治与方药点睛】一个"反"字,突出了虚热肺痿肺气痿弱不用,不能布津的病机特点,有别于单纯的阴虚内热证;对同为肺热的虚热肺痿与肺痈,亦从脉症加以比较。可见,仲景注重类证、类病的比较鉴别。

【临床应用】临床鉴别肺痿、肺痈,应抓主症特征,以脉分虚实。

二、证治

(一)肺中虚冷

【原文】肺痿吐涎沫而不欬者,其人不渴,必遗尿,小便數,所以然者,以上虚不能制下故也。此爲肺中冷,必眩,多涎唾,甘草乾薑湯以溫之。若服湯已渴者,屬消渴。(5)

甘草乾薑湯方:

甘草四兩(炙)　乾薑二兩(炮)

上㕮咀,以水三升,煮取一升五合,去滓,分溫再服。

【释义】本条论述虚寒肺痿的证治。肺痿有虚寒虚热之分,本证由"肺中冷"所致,与第1条所论虚热肺痿成因截然不同。上焦阳虚,肺气虚冷,不能敷布津液,故吐涎沫、多涎唾;上焦虚寒,肺气痿弱不振,故不咳不渴;肺冷气弱,"上虚不能制下",故遗尿或小便频数;肺气虚寒,清阳不升,故见头眩。治用甘草干姜汤温肺复气,温阳散寒。方中炙甘草甘温补中益气,炮干姜苦温,守而不走,温复脾肺之阳。"若服汤已渴者,属消渴"九字,文义难明,存疑待考。

【辨治与方药点睛】①仲景论肺痿,成因言虚热,辨治举虚寒,学者当举一反三。②本方补脾温中以暖肺,为"培土生金"之意。

【临床应用】虚寒肺痿的辨证要点为无热恶寒,多唾涎沫,口淡不渴,小便频数或遗尿,舌淡苔白,脉迟,其病机是肺气虚寒,痿弱不用。本方除治疗虚寒肺痿外,还常用于符合上述证机的胃痛、腹痛、呕吐、泄泻、眩晕、咳喘、胸痛、痛经、遗尿、劳淋、过敏性鼻炎等病证。

临床应用甘草干姜汤时需注意,一是甘草应用炙甘草,干姜当取炮姜;二是炙甘草的用量宜大于炮姜。

 病案分析

患儿,男,10岁,学生。患儿于1981年9月中旬发热恶寒,咳嗽气促,曾接受抗生素、解热药及清肺丸治疗,服后热虽退,唯咳嗽不已,咳即遗溺,夜间尿床(1~3次),倦怠欲睡。继服清肺丸近一个月,咳有增无减,于11月6日来诊。患儿面色苍白,咳溺,痰稀量较多,小便频数,饮食尚可,大便正常,舌淡苔白滑,脉沉细无力,右寸脉沉。此乃久咳耗伤肺气,过服苦寒,损伤脾气,肺脾虚寒,膀胱失约而致溲频遗溺,此《金匮要略》上虚不能制之故。治宜温补脾肺,以制下元。拟甘草干姜汤加味:炙甘草10g,炮干姜6g,茯苓4g。服药两剂,咳溺除,舌淡红苔白,脉沉弱较前有力,继用三剂而愈。[胡学曾.仲景甘草干姜汤运用一得[J].天津中医,1986(4):14-15]

按:本案患儿以咳溺,痰稀量较多,小便频数,面色苍白,舌淡苔白滑,脉沉细无力,右寸脉沉为辨证要点,结合病史及治疗史,此为慢性久咳及失治所致肺痿虚寒证。取甘草干姜汤温补脾肺,以制下元。方中重用炙甘草,轻用炮姜,是补重于温,妙在加少许茯苓健脾渗湿,以绝生痰之源,却无导气下走之虞。

(二)附方

1.《外台》炙甘草汤

【原文】《外臺》炙甘草汤:治肺痿涎唾多,心中温温液液①者。方见虚劳中。

【校注】

①温温液液:温温,作蕴蕴解,即郁郁不舒。温温液液,此指郁郁不舒,泛泛欲吐。

【释义】本条为肺痿阴阳俱虚证治。肺痿有虚热、虚寒之分,但总不离肺气萎弱不振。肺气萎弱,气不布津,聚而成涎,上逆外出,故涎唾多;肺胃阴虚,胃气失于和降,则郁郁不舒,泛泛欲吐。既以炙甘草汤主治,提示本证属肺痿阴阳两虚证,故治以滋补阴液,助阳益气。方中重用炙甘草合人参、大枣补中益气,培土生金;炙甘草配桂枝、生姜又可温助阳气,合之以温复肺气;重用生地黄合麦冬、阿胶、麻仁滋养阴液,以补益肺胃之阴津。待肺胃阴足,肺脾气振,则肺痿则愈。

2.《千金》甘草汤

【原文】《千金》甘草汤①:

甘草

上一味,以水三升,煮减半,分温三服。

【校注】

①邓珍本缺主治和药量，《备急千金要方·卷十七·肺痿第六》："治肺痿涎唾多出血，心中温温液液，甘草汤方。《千金翼》名温液汤。甘草二两，呚咀，以水三升，煮取一升半，去滓，分三服。"可参。

【释义】本条为治疗肺痿轻症之方。方中甘草性味甘平，补脾益气，生品微寒可清热，亦寓培土生金意，故可治肺痿轻证。

3.《千金》生姜甘草汤

【原文】《千金》生薑甘草湯：治肺痿，欬唾涎沫不止，咽燥而渴。

生薑五兩　人參三兩　甘草四兩　大棗十五枚①

上四味，以水七升，煮取三升，分温三服。

【校注】

①大枣十五枚：《备急千金要方·卷十七·肺痿第六》大枣作十二枚。

【释义】本条论述肺痿气津两亏的证治。肺气痿弱不振，不能敷布津液，聚而为痰，随肺气上逆，故咳吐涎沫不止；肺之阴津不足，不能上润，故咽燥而渴。治用生姜甘草汤，使肺气复，津液生，则肺痿可愈。

沈明宗云："即炙甘草汤之变方也。甘草、人参、大枣益气扶脾而生津，以生姜辛温宣气行滞化涎沫。俾胃中津液，溉灌于肺，则泽槁回枯，不致肺热叶焦，为治肺痿之良法也。"

4.《千金》桂枝去芍药加皂荚汤

【原文】《千金》桂枝去芍藥加皂莢湯：治肺痿，吐涎沫。

桂枝　生薑各三兩　甘草二兩　大棗十枚　皂莢一枚（去皮子，炙焦）

上五味，以水七升，微微火煮取三升，分温三服。

【释义】本条论述虚寒肺痿的又一治法。《备急千金要方·卷十七·肺痿》所载为："治肺痿吐涎沫不止，桂枝去芍药加皂荚汤方。"方取桂枝汤去芍药，恐其味酸微寒对肺气虚寒、痰涎壅滞不利；加皂荚涤痰利涎通窍；桂枝、生姜辛甘而温以振奋肺阳。诸药合之，共成平喘攻痰之峻剂。

肺 痈 病

一、病因病机、脉症及预后

【原文】問曰：病欬逆，脉之①何以知此爲肺癰？當有膿血，吐之則死，其脉何類？師曰：寸口脉微②而數，微則爲風，數則爲熱；微則汗出，數則惡寒。風中於衛，呼氣不入；熱過③於榮，吸而不出。風傷皮毛，熱傷血肺④。風舍於肺，其人則欬，口乾喘滿，咽燥不渴，時唾濁沫⑤，時時振寒。熱之所過，血爲之凝滯，蓄結癰膿，吐如米粥。始萌可救，膿成則死。（2）

【校注】

①脉之：脉字作动词，"脉之"即诊脉，此作"诊断"解。

②微：作"浮"字理解。《金鉴》："脉微之三'微'字，当是三'浮'字"。

③过：作"至"字解。

④热伤血肺：其中之"肺"字，赵开美本作"脉"。

⑤时唾浊沫："时唾浊沫"之"时"，赵开美本作"多"。浊沫，即浊唾涎沫。

【释义】本条论述肺痈的病因病机、脉症和预后。症见咳嗽气逆，如何知其是肺痈呢？当有咳吐脓血的主症。但肺痈到吐脓血阶段，病情已较危重。肺痈还可见哪些脉症呢？"脉微而数"，即脉浮数；"微则为风，数则为热"，是以脉阐释肺痈的成因为感受风热邪气。"微则汗出，数则恶寒"指出肺痈初期的病机。风热之邪，其性开泄，易致腠理疏松，故汗出发热恶寒。"风中于卫，呼气不入；热过于营，吸而不出"，是邪壅肺卫，肺失宣降，呼吸不利的表现。风伤皮毛，病邪轻浅尚易驱出；热伤血脉，犹言热盛壅滞营血，病邪已经从表入里。

肺痈的病理变化大致可分为三个阶段，即表证期、酿脓期、溃脓期。

表证期，即"风伤皮毛"阶段，为风热袭表，多见恶寒发热、有汗、咽喉干燥、咳嗽、脉浮数等表证。

酿脓期，即"风舍于肺"阶段，由于风热客肺，伤及血脉，肺气不利，气不布津，停而为痰，瘀热成痈，故多见咳嗽，喘满，口干咽燥，胸痛，多唾浊沫，时时振寒，脉象滑数或数实。

溃脓期，即所谓"脓成"期，邪热壅肺，血脉凝滞，血败肉腐成脓，故咳吐脓血，腥臭异常，形如米粥。

肺痈的预后，"始萌可救，脓成则死"，是因肺痈初起，邪盛正未虚，故治疗易获效；痈脓形成后，正已虚而邪未去，故治疗困难。但临床所见并非皆预后不良，故"死"字不可拘泥。意在提示肺痈应早期治疗。

【辨治与方药点睛】①仲景将肺痈发病的演变过程，分为表证期、酿脓期、溃脓期三个不同阶段，为肺痈分期治疗提供了依据。②本条关于肺痈病因病机的论述，为后世温病学卫气营血辨证奠定了理论基础。

【临床应用】肺痈初起，一般多有恶寒发热表证，但在病机上与伤寒太阳表证有所不同，此由风邪热毒犯肺，阻遏营卫所致，只有当病邪外祛，营卫畅行后，这种寒热才能退尽。故肺痈初期服解表药而热不退者，应迅即转予清肺泄热，以免延误病机。

二、证治

（一）邪实气壅

【原文】肺痈，喘不得卧，葶苈大枣泻肺汤主之。（11）

葶苈大枣泻肺汤方：

葶苈（熬令黄色，捣丸如弹丸大）　大枣十二枚

上先以水三升，煮枣，取二升，去枣，内葶苈，煮取一升，顿服。

肺痈，胸满胀，一身面目浮肿，鼻塞清涕出，不闻香臭酸辛，欬逆上气，喘鸣迫塞，葶苈大枣泻肺汤主之。方见上，三日一剂，可至三四剂。此先服小青龙汤一剂，乃进。小青龙方见欬嗽门中。（15）

【释义】以上两条论述肺痈邪实肺气壅滞的证治。邪壅于肺，宣降失司，气逆不降，故喘不得卧、胸中胀满、咳逆上气、喘鸣迫塞；肺窍不利，则鼻塞清涕出、不闻香臭酸辛；肺失通调，水湿内停，泛溢肌肤，故一身面目浮肿。治用葶苈大枣泻肺汤泻肺开闭。

方中葶苈子辛开苦降,泄肺下气,消痰平喘,利水消肿;因其性峻猛,恐伤正气,故佐大枣缓和药性,安中护正,使邪去而正不伤。

【辨治与方药点睛】①以上两条原文,病同证异,病机各有侧重,一为邪实气闭,痰热壅肺;一为痰饮壅盛,肺气壅逆。但均属邪实,导致肺气壅塞,故同用一方治疗,体现了辨证论治的灵活性。②虽为邪实证,却配以大枣十二枚,反映了仲景治疗内伤杂病时时不忘顾护正气的精神。

【临床应用】临床以咳嗽喘息不得卧、胸胁胀满、痰涎壅盛、甚则一身面目浮肿、形证俱实为使用本方的辨证要点,凡病机为肺气壅塞,邪实气闭者,皆可用之。但是,病人若有"鼻塞清涕出"等表证,应先服小青龙汤之类解表化饮,后再转服本方。

本方可用于治疗渗出性胸膜炎、喘息性支气管炎、肺心病心力衰竭、风心病心力衰竭等符合上述证机者。

(二)血腐脓溃

【原文】欬而胸满,振寒脉數,咽乾不渴,時出濁唾腥臭[①],久久吐膿如米粥者,爲肺癰,桔梗湯主之。(12)

桔梗湯方:亦治血痺。

桔梗一兩　甘草二兩

上二味,以水三升,煮取一升,分溫再服,則吐膿血也。

【校注】

①濁唾腥臭:吐出脓痰,气味腥臭。

【释义】本条论述肺痈成脓的证治。风热蕴肺,肺气不利,故咳而胸满;营郁卫阻,正邪相争,故振寒脉数;热在血分,蒸腾营阴,故咽干不渴;热壅毒蓄,血败肉腐,酿成痈脓,故时出浊唾,其味腥臭,状如米粥。文中"久久"二字说明病久正气渐虚,故以桔梗汤排脓解毒为主。方中桔梗宣肺祛痰排脓,甘草清热解毒。

【辨治与方药点睛】对于实证为多见的肺痈,当其脓溃之时,正气受损,便以甘缓轻剂桔梗汤解毒排脓,足见仲景对正气的重视。

【临床应用】本方适用于肺痈脓成已溃阶段,症见咳而胸满、振寒脉数、咽干不渴、时出浊唾腥臭、久久吐脓如米粥等。临床本方除治疗肺脓疡外,还可用于痈脓已溃,脓痰排出不畅的急慢性咽喉炎、扁桃体炎、猩红热、肺炎、放射性食管炎等疾病。可将本方与《备急千金要方》苇茎汤合用;亦可酌加清热解毒排脓的金银花、连翘、蒲公英、紫花地丁、鱼腥草、薏苡仁等。

 病案分析

施某,男,17岁。病史摘要:患者憎寒发热一周,咳嗽胸闷不畅,吐少量白色黏痰。查血:白细胞 24.5×10^9/L,中性粒细胞 0.85。X 线胸透并摄片报告为:左下肺脓疡。经住院治疗 8 天,使用大量抗生素,发热不退。遂邀中医诊治。病属肺痈血腐脓溃证,治宜排脓解毒,方用桔梗汤。桔梗 60g,生甘草 30g。1 剂,水煎服。服 1 剂后,咳嗽剧增,翌晨吐出大量脓痰,夹有腥臭。二诊原方继进 2 剂,排出多量脓痰,发热下降。减桔梗为 20g,生甘草 10g,加南沙参以益其气阴,加金银花、鱼腥草以加强清热解毒排脓之功,加生薏苡仁、栝楼皮以增强化湿祛痰之效,服至 10 余剂,药尽热退,精神佳,饮食增。胸透复查,脓疡已消散吸收,血象正常。[吴传铎. 桔梗汤治

疗肺痈的临床体会[J]. 江苏中医杂志,1981,(3):35]

按:服桔梗汤1剂后,患者出现咳嗽增剧,翌晨吐出大量腥臭脓痰,不是治坏,而是因桔梗汤重在宣肺排脓,患者服药后,肺气得宣,气道得畅,肺中痈脓得以排出,始见肺痈血腐脓溃之典型症状。二诊时,虑其药后咳吐了大量腥臭脓痰,热势已减,但痰热毒邪未尽,气阴渐伤,故前方减量,并加清热解毒、排脓祛痰、兼益气阴之品。

三、附方

1.《千金》苇茎汤

【原文】《千金》葦莖湯:治欬有微熱,煩滿,胸中甲錯,是爲肺癰。

葦莖二升　薏苡仁半升　桃仁五十枚　瓜瓣半升

上四味,以水一斗,先煮葦莖,得五升,去滓,内諸藥,煮取二升,服一升,再服,當吐如膿。

【释义】本条论述肺痈成脓的证治。痰热蕴肺,肺气不利,故咳嗽、胸满;热入营分,内扰心神,故微热、心烦;瘀血内结,新血不生,肌肤失养,故胸中皮肤甲错。治以苇茎汤清肺化痰、活血排脓。方中苇茎清肺泄热;瓜瓣、薏苡仁排脓消痈;桃仁活血化瘀。诸药合用,组成治疗肺痈的常用方剂。

【临床应用】本方治疗肺痈,不论脓成与否,均可服用。若脓未成者,可加鱼腥草、蒲公英、紫花地丁、金银花、连翘等清热解毒之品,促其消散;若脓已成者,可加桔梗、甘草、贝母等以增强化痰排脓之效。

2.《外台》桔梗白散

【原文】《外臺》桔梗白散:治欬而胸滿,振寒脉數,咽乾不渴,時出濁唾腥臭,久久吐膿如米粥者,爲肺癰。

桔梗　貝母各三分　巴豆一分(去皮,熬,研如脂)

上三味,爲散,強人飲服半錢匕,羸者減之。病在膈上者吐膿血,膈下者瀉出,若下多不止,飲冷水一杯則定。

【释义】本条论述肺痈脓成重证正不虚的证治。本条与前桔梗汤条所述证候相同,但分别用两方治疗。病势较轻者,用桔梗汤排脓解毒;病势较重,且形体壮实者,则宜用本方。方中桔梗开提肺气,祛痰排脓;贝母清化热痰;巴豆逐脓下出。药后,若下之太过,可饮冷水以减巴豆峻下之势。

【临床应用】桔梗白散属祛邪峻剂,治疗肺痈脓成重证,宜用于形体壮实正气未虚者。其用量宜因人而异,体壮者只服半钱匕;体弱者,则减其量。

咳嗽上气病

一、辨证与预后

【原文】上氣[1]面浮腫,肩息[2],其脉浮大,不治;又加利尤甚。(3)

上氣喘而躁者,屬肺脹,欲作風水,發汗則愈。(4)

【校注】

①上气:气逆不降之意。《周礼》郑玄注:"逆喘也。"

②肩息:指气喘抬肩呼吸,是呼吸极端困难的表现。亦称"息高"或"息贲"。

【释义】以上两条论述咳嗽上气病的虚实辨证和预后。上气面浮肿、肩息既可见于虚证也可见于实证,第3条言其虚喘者,辨证关键在于"其脉浮大"。此处脉浮大是浮大而无根,为虚阳外越之候;兼喘则是肾气虚衰,不能摄纳,病情危重,往往预后不良,故曰不治;由于元气无根,升而不降,故上气;肾阳衰微,水气上溢,故面浮肿;肾虚不能纳气归元,呼吸极度困难,故肩息;若再见下利,则阳脱于上,阴竭于下,阴阳离决,病情尤为险恶。

第4条言其实喘肺胀者,由外感实邪,内有水饮,兼夹郁热,外内合邪,令肺气胀满,冲逆于上所致。肺失宣降,故喘;水气夹热上冲,故躁;肺气壅闭,不能通调水道,水溢肌表,加之风激水泛,有发风水之势,故曰欲作风水;此时当发汗,使水饮和外邪从汗而解,则肺气宣降复常,诸症自愈。

【辨治与方药点睛】无论是肺痿与肺痈的鉴别,还是咳嗽上气的虚实辨证,皆示人须明辨虚实,分而治之。此为首篇虚实异治原则的具体应用。

【临床应用】临床咳嗽上气的虚实辨证,宜脉症合参:气粗声高,以呼出为快,脉浮大有力者,多为实证;气怯声低,但得长引一息为快,脉浮大无根者,多为虚证。实证应宣肺祛邪、降气平喘,虚证应温肾纳气。实证病程一般较短,容易治愈;虚证病程一般较长,宜慢慢调理。

二、证治

(一)寒饮郁肺

【原文】欬而上氣,喉中水雞聲①,射干麻黃湯主之。(6)

射干麻黃湯方:

射干十三枚—法三兩　麻黃四兩　生薑四兩　細辛　紫菀　款冬花各三兩　五味子半升　大棗七枚　半夏(大者,洗)八枚—法半升

上九味,以水一斗二升,先煮麻黃兩沸,去上沫,内諸藥,煮取三升,分溫三服。

【校注】

①水鸡声:水鸡,即青蛙,俗名田鸡;水鸡声,形容喉中痰声犹如蛙鸣,连绵不绝。

【释义】本条论述寒饮郁肺咳嗽上气的证治。寒饮郁肺,肺失清肃,气逆不降,故咳而上气;寒饮随气上逆,阻塞气道,痰气相击,故喉中水鸡声。治用射干麻黄汤温肺散寒化饮、开结降逆平喘。方中射干消痰开结,利咽喉;麻黄发散风寒,宣肺平喘;生姜、细辛散寒行水,且生姜走而不守,可宣利胸中气机;紫菀、款冬花温肺化痰止咳;半夏降逆化痰;五味子收敛肺气,与麻黄、细辛、生姜、半夏诸辛散之品同用,则散中有收,不致耗散正气;大枣安中和药,使邪祛而不伤正。

【辨治与方药点睛】本方散中兼敛,既有麻黄、生姜、细辛、半夏辛温散寒,化饮降逆,又有五味子酸收温肺止咳。如此配伍,使全方辛散不耗气,温燥不伤津,酸敛不

留邪。

【临床应用】运用本方要紧扣寒饮郁肺的病机,其主症可见喉中痰鸣,胸中满闷,咳喘,痰白质稀,苔白滑或白腻,脉浮紧或浮弦等。符合上述证机的哮喘、久咳、百日咳等病,可用本方。尤其辨属寒饮的哮喘发作期,不论老幼,本方都能较好地缓解症状,但不易根除,不宜长期服用,以免耗伤肺气。

(二)痰浊壅肺

【原文】欬逆上氣,時時唾濁,但坐不得眠,皂莢丸主之。(7)

皂莢丸方:

皂莢八兩(刮去皮,用酥炙①)

上一味,末之,蜜丸梧子大,以棗膏和湯,服三丸,日三夜一服。

【校注】

①酥炙:酥,为用牛或羊奶所制的油。酥炙,即将酥涂于皂荚上,然后用火烘制。

【释义】本条论述痰浊壅肺的咳喘证治。稠痰壅肺,肺失清肃,气逆不降,故咳嗽气喘;肺中稠痰,不断随上逆之气而出,故时时吐出胶稠的浊痰;痰浊壅盛,虽吐而咳逆喘满依然不减,卧则气逆更甚,故但坐不得眠。若不迅速祛除稠痰,则有痰壅气闭的危险,故用涤痰峻剂皂荚丸主治,使稠痰祛除而咳喘自止。方中皂荚辛咸,宣壅导滞,涤痰开窍。方后注:"酥炙,蜜丸",是为了容易研末,并缓其峻猛燥烈有毒之性;以"枣膏和汤服"则是安胃补脾,调理善后之意。服药时间"日三夜一服",体现了昼夜给药的方法,使药力持续,以缓解危重证候。

【辨治与方药点睛】①"时时吐浊,但坐不得眠",为痰浊壅肺、胶固难拔的皂荚丸证的特征;②方后"刮去皮,酥炙,蜜丸梧子大,以枣膏和汤服三丸,日三夜一服",体现了仲景重视药物的炮制、制剂、煎服法及护理方法的思想。

【临床应用】本方适用于痰浊壅肺,症见咳喘痰多,稠黏如胶,但坐不得眠,咳唾不爽,胸满或痛连胸胁,大便难,脉滑苔黏等。诸如中风、痰饮、喉风等病证,属于痰涎壅盛,形气俱实的,也可酌情运用,但须掌握剂量和服法。

(三)饮热郁肺

【原文】欬而上氣,此爲肺脹,其人喘,目如脫狀①,脉浮大者,越婢加半夏湯主之。(13)

越婢加半夏湯方:

麻黄六兩　石膏半斤　生薑三兩　大棗十五枚　甘草二兩　半夏半升

上六味,以水六升,先煮麻黄,去上沫,内諸藥,煮取三升,分温三服。

【校注】

①目如脱状:是形容两目胀突,有如脱出之状。

【释义】本条论述饮热郁肺的咳喘证治。此肺胀是因内有水饮,外感风热,内外合邪,导致肺气胀满。内饮外邪,肺失宣降,则咳而上气;饮热迫肺,气逆不降,故其人喘促,两目胀突有如脱出之状;脉浮主风主表,亦主上;脉大有热,亦主病进,此脉象提示风热夹饮上逆。治宜宣肺泄热,降逆平喘,用越婢加半夏汤。方中麻黄宣肺平喘,与石膏相配,既可辛凉清解,又能发越水气;半夏、生姜散饮降逆;甘草、大枣安中以调和

笔记

诸药。

【辨治与方药点睛】①仲景辨治咳嗽上气病,善于抓住特异性的症状,将辨病和辨证相结合。如"咳而上气,喉中水鸡声",是哮病的特有症状。而"其人喘,目如脱状",又是喘病的典型表现。②本方麻黄与石膏配伍,寒温并用,相反相成,颇具特色。

【临床应用】本方证是由外感风热与内饮相合,饮热郁肺,热重于饮,导致肺气胀满。辨证要点为咳而上气、其人喘、目如脱状、喘重于咳、脉浮大有力。可用于支气管哮喘、支气管炎、肺气肿等病急性发作而见饮热迫肺证候者。

(四)寒饮夹热

1. 寒饮夹热上迫于肺

【原文】欬而脉浮者,厚朴麻黄汤主之。(8)

厚朴麻黄汤方:

厚朴五兩　麻黄四兩　石膏如雞子大　杏仁半升　半夏半升　乾薑二兩　細辛二兩　小麥一升　五味子半升

上九味,以水一斗二升,先煮小麥熟,去滓,内諸藥,煮取三升,溫服一升,日三服。

【释义】本条论述寒饮夹热上迫于肺的咳嗽上气证治。本条原文简略,应从方测证。"咳"为主症,是指咳喘气急。"浮"指脉象,又概括了病机,脉浮主表,亦主病邪在上,此脉反映了病邪上迫于肺之意。故知本证为病近于表而又邪盛于上。方中重用厚朴行气除满,可知本证应有胸满;石膏用如鸡子大,应有烦躁口渴等症,此乃痰饮郁久化热之象;又方中一派化饮降逆之药,则必有咳嗽喘逆、倚息不能平卧等症状。所以治用厚朴麻黄汤宣肺化饮,利气降逆,止咳平喘。方中厚朴、麻黄、杏仁宣肺利气,降逆平喘;细辛、干姜、半夏化饮止咳;石膏清热除烦;五味子收敛肺气,可防诸药辛散耗气伤阴;小麦护胃安中。

【辨治与方药点睛】凭脉辨证是仲景诊病的重要方法。不仅如此,仲景还根据脉象,诊断疾病、推测病因、明确病位、阐述病机、指导治疗、判断预后。本条及下条即是借脉论理的示范。

【临床应用】本证应见咳喘、胸满、烦躁、咽喉不利、痰声辘辘、但头汗出、倚息不能平卧、舌苔滑、脉浮等。其病因病机为寒饮夹热,上迫于肺,邪盛于上而近于表。本方常用于急、慢性气管炎、支气管哮喘、上呼吸道感染等具备上述证机者。

2. 水饮夹热内结胸胁

【原文】脉沉者,澤漆湯主之。(9)

澤漆湯方:

半夏半升　紫參五兩一作紫菀　澤漆三斤(以東流水五斗,煮取一斗五升)　生薑五兩　白前五兩　甘草　黄芩　人參　桂枝各三兩

上九味,㕮咀,内澤漆汁中,煮取五升,溫服五合,至夜盡。

【释义】本条论述寒饮夹热内结胸胁的咳嗽上气证治。"脉沉者"是与前条"脉浮者"相对而言,脉沉主里,亦为有水之征,此脉揭示了水饮内停,咳喘身肿的病机。以方测证,当有水饮夹热,邪实兼正虚的特点。另据《脉经》记载:"寸口脉沉,胸中引胁

痛,胸中有水气,宜服泽漆汤",可知本证除咳嗽、脉沉之外,还应有胸胁引痛,或身肿,或小便不利。水饮内停,肺失宣降则咳喘;水饮结于胸胁,阻滞气机,故咳唾牵引胸胁疼痛;水饮外溢肌肤则身肿;水阻阳气,气化不行,则小便不利。治用泽漆汤逐水通阳,止咳平喘。方中泽漆消痰逐水;紫参,据《神农本草经》记载,能利大小便而逐水;半夏、生姜、桂枝散水通阳降逆;人参、甘草益气健脾以扶正;白前降气祛痰;饮邪内结郁久化热,故用黄芩清泄郁热。诸药共奏逐邪安正之功。

本方与厚朴麻黄汤均治疗寒饮夹热的咳嗽上气,但两方证有根本的区别,其鉴别要点见表7-2。

表7-2　厚朴麻黄汤证与泽漆汤证的鉴别

方证	病机	主要脉症	治法
厚朴麻黄汤证	饮热偏上而近于表	咳喘、胸满、烦躁、咽喉不利、痰声辘辘、但头汗出、倚息不能平卧、舌苔滑、脉浮	宣肺化饮,利气降逆,止咳平喘
泽漆汤证	饮结胸胁而近于里	咳嗽、胸胁引痛、身肿、小便不利、脉沉	逐水通阳,止咳平喘

【辨治与方药点睛】本篇所论咳嗽上气虽以标实急发为主,亦有兼夹正虚的病情。本证邪实兼正虚,故以祛邪为主,兼以扶正。杂病的病因往往具有复杂性,故治疗应综合考虑。

【临床应用】本证属水饮为患,邪结于里而偏于胸胁,以寒饮夹热,邪实兼正虚为主要病机,咳喘为主症。临证选方应抓住咳喘、脉沉、胸中有水气致胸胁引痛,或见身肿、小便不利等要点。泽漆汤可治疗具有上述证机的肺气肿、肺心病、细菌性胸膜炎、结核性胸膜炎、胸腔积液及肺部癌肿等。

3. 表寒里饮夹热

【原文】肺脹,欬而上氣,煩躁而喘,脉浮者,心下有水,小青龍加石膏湯主之。(14)

小青龍加石膏湯方:《千金》證治同,外更加脅下痛引缺盆。

麻黃　芍藥　桂枝　細辛　甘草　乾薑各三兩　五味子　半夏各半升　石膏二兩

上九味,以水一斗,先煮麻黃,去上沫,内諸藥,煮取三升。強人服一升,羸者減之,日三服,小兒服四合。

【释义】本条论述外寒内饮夹热的咳喘证治。素有水饮内伏,复感风寒而诱发肺胀。心下有水,上逆犯肺,肺失宣降,故喘咳上气;饮郁化热,内扰心神,故烦躁;风寒袭表,故脉浮。证由为外寒内饮夹热所致,治用小青龙加石膏汤解表化饮,清热除烦。方中麻黄、桂枝发汗解表,宣肺平喘;半夏、干姜、细辛温化水饮,散寒降逆;芍药、五味子收敛肺气,以防宣散太过;石膏清热除烦,与麻黄相合,又可发越水气;甘草调和诸药。

本方与越婢加半夏汤均治肺胀,但两者相异之处甚显,其鉴别要点见表7-3。

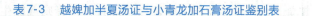

表7-3　越婢加半夏汤证与小青龙加石膏汤证鉴别表

方证	病机	主要脉症	治法
越婢加半夏汤证	饮热互结，热甚于饮	其人喘，目如脱状，喘重于咳	宣肺泄热，降逆平喘
小青龙加石膏汤证	外寒内饮夹热，饮甚于热	咳而上气，烦躁而喘，咳喘并重	解表化饮，清热除烦

【辨治与方药点睛】仲景善用石膏清肺胃之热，尤其水饮夹热，病位偏上或近表者，更是常与麻黄相配，如越婢加半夏汤、厚朴麻黄汤及本方。用量也灵活变化，重者用至半斤，轻者如鸡子大或二两。

【临床应用】运用本方要紧扣外寒里饮、饮郁化热、饮甚于热的病机。辨证要点有咳喘、痰多清稀、烦躁、恶寒发热、无汗、脉浮。本方常用于支气管哮喘，急、慢性支气管炎，肺气肿等符合上述证机者。

 病案分析

> 孙某，女，46岁。时值炎夏，夜开空调，当风取凉，患咳嗽气喘甚剧。西医用进口抗肺炎之药，不见效果，又延中医治疗亦不能止。请刘老会诊：患者咳逆倚息，两眉紧锁，显有心烦之象。舌质红绛，苔则水滑，脉浮弦，按之则大。诊断为外寒里饮蕴肺。处方：麻黄4g，桂枝6g，干姜6g，细辛3g，五味子6g，白芍6g，炙甘草4g，半夏12g，生石膏20g。2剂，水煎服。方证相合，仅服2剂，则喘止人安，能伏枕而眠。[陈明. 刘渡舟临证验案精选[M]. 北京：学苑出版社，1996]
>
> 按：本案病发炎夏当风受凉，症见咳逆倚息，苔水滑、脉浮弦而按之大，故诊断为外寒里饮蕴肺。然对里热的判断，颇有启发。虽见舌质红绛，但苔白滑、脉浮弦按之大，故未从营血分着眼，而是结合"两眉紧锁"，推断有心烦之象，将热定位于气分。此外，本案药物用量也须细看。全方以石膏、半夏量大，余药皆轻，重在化饮降逆、清解郁热。可见，经方之药量不可拘泥，贵在根据病情，结合时令而制宜。因其舌质红绛，又正值炎夏，故温燥辛散之麻黄、桂枝、细辛、干姜等皆轻用，以防助热化燥伤阴。

（五）肺胃阴虚气逆

【原文】大逆[①]上氣，咽喉不利，止逆下氣者，麥門冬湯主之。（10）

麥門冬湯方：

麥門冬七升　半夏一升　人參二兩　甘草二兩　粳米三合　大棗十二枚

上六味，以水一斗二升，煮取六升，溫服一升，日三夜一服。

【校注】

①大逆：徐彬、尤怡、吴谦等注本作"火逆"。

【释义】本条论述虚火咳喘的证治。本证是因肺胃津液耗损、虚火上炎所致。津伤则阴虚，阴虚火旺，虚火上炎，肺胃气逆，故见咳喘；咽喉为肺胃的门户，肺胃津伤，津不上承，故咽喉干燥不利，咳痰不爽。本病虽见于肺，实源于胃，胃阴不足，则肺津不继。治用麦门冬汤清养肺胃，止逆下气。方中重用麦冬，以其甘寒润肺养胃、清虚热为主;辅以人参、甘草、大枣、粳米益气生津,以滋胃阴,胃得养则气能生津,使肺得滋养,此即"培土生金"之意;佐以少量半夏降逆化痰,其性虽辛温,但与大量清润滋阴药同用,故不嫌其燥,且麦冬配半夏,则滋而不腻。诸药合用,使津液复,虚火降,逆气平,则咳喘自愈。

【辨治与方药点睛】本方配伍用药有两处值得体悟,一是大量滋润药配以少量温燥药;二是阴虚火逆证中辅以益气生津药。

【临床应用】本方主治证为"上气",条文亦列于咳嗽上气病中,然多数医家根据《肘后备急方》用本方"治肺痿咳唾涎沫不止,咽喉燥而渴",认为此条属虚热肺痿之证治。清代沈明宗说:"余窃拟为肺痿之主方也。"其实,关键在方证病机相合,故可异病同治也。

本方证病机为肺胃津亏,阴虚内热,肺胃气逆。主症有咳逆上气,咽喉不利,咯痰不爽,口干欲得凉润,手足心热,舌红少苔,脉象虚数等。可用于慢性咽炎、慢性支气管炎、百日咳、肺结核、矽肺等具备上述证机者;此外,与本方证病机相合的妊娠咳逆、糖尿病、慢性胃炎、胃及十二指肠溃疡以及鼻咽癌、肺癌、喉癌、食管癌放射治疗后出现口干、咽干、舌红少津等毒副反应,也可用本方治疗。

学习小结

1. **学习内容**

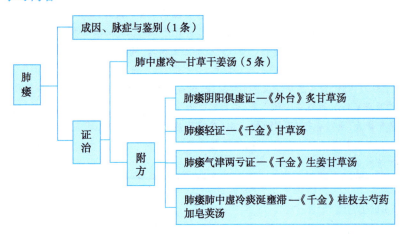

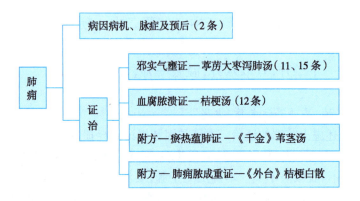

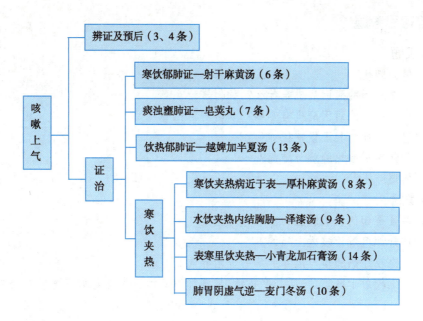

2. 辨病论治特点

肺痿即肺气痿弱不用,故短气,多唾浊沫,为肺之虚劳。分为阴虚和阳虚。阴虚肺热,气烁而痿,则为虚热肺痿,此证临床多见,但篇中未出方治,后世医家主张用麦门冬汤。若虚热肺痿日久迁延不愈,阴损及阳,最终可转化为虚寒肺痿;也可由发病之初,素体阳虚,肺中虚冷,病从寒化所致。总属上焦阳虚,肺中虚冷,气沮而痿。

肺痈为外感风邪热毒引起肺生痈脓。本篇将其病理演变分为三个阶段,即表证期、酿脓期、溃脓期。由此,温病卫气营血辨证雏形可见一斑。初期有表证者,即"风伤皮毛"阶段,以疏风清热解毒为主。表邪不解,"风舍于肺","热伤营血",则结而为痈,此时又当分为酿脓期和溃脓期两个阶段,酿脓期多见实证,治宜清热泻肺;溃脓之后,正气多伤,应排脓解毒,用药不宜峻猛。

咳嗽上气当辨虚实、寒热、表里、上下,伏邪和新感,痰蕴还是饮盛。本篇详论实证而略论虚证,属虚者有肺肾之别,篇中列举了肺胃阴虚气逆与肾不纳气;属实以饮邪所致最多,且常兼外邪,或寒热错杂,亦有实中兼虚。对于实证,本篇重视祛邪,宣降肺气。其祛饮多以辛散温化为主,酌兼酸收。

从本篇来看,仲景治疗肺系疾病用药规律,咳嗽上气阴虚重用麦冬配半夏滋阴降逆,肺痿阳虚用甘草配干姜辛甘升阳;肺痈用桔梗宣肺排脓;治疗肺胀主用麻黄,肺有寒饮多用半夏、干姜、细辛、五味子,饮郁化热烦躁用石膏,痰浊黏稠用皂荚等。仲景尤重药物配伍后的不同作用趋向,而将其应用于不同的病理趋势。如麻黄与桂枝配伍,重在发汗解表;麻黄与石膏配伍,重在平喘,兼清里热;麻黄与射干配伍,重在开痰散结;麻黄与厚朴、杏仁配伍,重在宣肺理气除满;麻黄与细辛、生姜、款冬花、紫菀、半夏等同用,重在宣肺散寒、止咳化痰。

(喻 嵘)

复习思考题

A 类题

1. 何为肺痿?

2. 虚热肺痿的病因病机是什么?如何辨治?

3. 虚寒肺痿的病因病机有哪些?如何辨治?

4. 何谓肺痈?其证候特征如何?

5. 如何鉴别虚热肺痿与肺痈?

6. 何谓肺胀?

B 类题

1. 仲景是如何认识肺胀的?

2. 仲景如何辨治咳嗽上气的?

3. 请比较虚热肺痿与虚寒肺痿的证治异同。

4. 试比较射干麻黄汤、厚朴麻黄汤、越婢加半夏汤和小青龙加石膏汤四个方证的异同。

读案思考

案一. 晏某,女,28 岁,未婚,2001 年 4 月 6 日初诊。有遗尿史 20 年,每晚睡觉必遗尿 1 ~ 2 次,痛苦不堪。虽经多方治疗皆罔效。自感恐惧羞涩,致大龄未能婚嫁,产生轻生念头。在其母的陪同下求治。诊见:形体消瘦,精神萎靡,神志清楚,面白无华,气短乏力,口不渴,虽不咳嗽,但口中时吐涎沫,口淡,纳谷不香,大便溏,小便清长,舌白润无苔,脉细弱。诊为遗尿,治宜温肺健脾固肾,方用甘草干姜汤加味。处方:炙甘草 18g,炮干姜 12g,炙黄芪 24g,桑螵蛸、山药、白术各 15g。每天 1 剂,水煎分 3 次服。服药 3 剂,遗尿大减。3 晚只遗尿 2 次,口吐涎沫减少,大便软已成形,纳香,精神好转。继服原方 5 剂。药尽诸症悉除。随访 2 年余未复发。[李红杰,朱春兰. 甘草干姜汤加味治疗成人遗尿验案 1 则[J]. 新中医,2004,36(2):70]

思考:1. 该案甘草干姜汤为什么可用治遗尿病症?

2. 为什么从肺脾肾三脏同治?为何重用黄芪?

案二. 薛某,男,56 岁,1994 年 10 月 29 日初诊。患者幼年时曾患肺炎,20 年来咳嗽、咳脓痰时作,证情时轻时重,每当咳嗽加剧,咳脓痰量多,经静脉使用抗生素治疗可以好转。10 天前病情再发并加重,在当地医院使用抗生素及祛痰剂未见缓解。诊时患者咳嗽阵作,咳痰稠黄,胸痛隐隐,胸闷气粗,口干且苦,便干难解,查其舌质红,苔黄腻,脉滑数,两下肺可闻及湿啰音,胸部 CT 检查显示两下肺支气管呈柱状扩张,管壁增厚,血常规检查中性粒细胞偏高。诊为脓性支气管扩张。治以清肺泄热、化痰行瘀。方选《千金》苇茎汤合《济生》桔梗汤加减。处方:芦根 30g,桑白皮 10g,黄芩 10g,桔梗 10g,桃仁 10g,全瓜蒌 15g,冬瓜子 15g,生薏苡仁 15g,黛蛤散 15g,金荞麦 15g,败酱草 15g,陈胆星 10g。服药 7 剂,咳嗽、咳痰皆减,痰色黄白相兼,上方加黄芪、当归,又服 7 剂,症情进一步好转,少痰,间咳口干,苔薄黄。原方去黛蛤散、金荞麦,酌情加入沙参、麦冬、百合、枳壳、郁金、山药等,服药近半年,病情稳定,不咳、无痰。复查胸部 CT 亦较前好转。[潘正莲,孙子凯. 曹世宏教授治疗慢性咳嗽的经验[J]. 江苏中医,2000,

21(4):4]

思考: 1. 该案为二十年慢性咳嗽患者,为什么可用《千金》苇茎汤加减治疗?

2. 患者服药7剂症状减轻后为什么加用黄芪?

案三. 谢某,男,年龄8个半月。因感冒咳嗽2周,高热4天,于1961年4月17日住某医院。住院检查摘要:体温39℃,脉搏104次/分,发育营养中等,两肺呼吸音粗糙,有散在中小水泡音。血化验:白细胞总数 11.5×10^9/L,中性0.58,淋巴0.41,单核0.01。尿蛋白(++)。咽拭子培养为金黄色葡萄球菌,凝固酶试验(+),少数绿脓杆菌,药物敏感试验:对各种抗生素均为阴性,咽拭子病毒分离为Ⅲ型腺病毒,补体结合试验效价1:32倍。胸透:右上肺有片状阴影。临床诊断:腺病毒肺炎。

病程与治疗:入院前2周咳嗽痰多,至第10天突然高热持续不退,伴有呕吐夹痰奶等,食纳差,大便黄色黏稠,日1~2次,精神萎靡,时而烦躁,入院后即用中药桑菊饮、葛根芩连汤加味、安宫牛黄散以及竹叶石膏汤等均未效,于4月21日请蒲老会诊:体温38~40℃,无汗,呕吐,下利,每日平均十多次,呼吸不畅,喉间痰阻,喘促膈动,面色苍白,胸腹微满,脉虚,舌红无苔。此属表邪郁闭,痰饮阻肺,正为邪遏之候。治宜辛温开闭,涤痰逐饮。方用射干麻黄汤加减。处方:射干七分,麻黄五分,细辛五分,五味子三十粒,干姜三分,紫菀八分,法半夏一钱,大枣四枚。

进2剂后体温由40℃降至正常,烦躁渐息,微咳不喘,喉间痰减,呼吸较畅,面色渐荣,手足心润,胸腹已不满,下利亦减,脉缓,舌质红,苔少。郁闭已开,肺气未复。宜益气化痰为治,方宗生脉散加味。处方:沙参二钱,麦冬一钱,五味子二十粒,紫菀八分,法半夏一钱,枇杷叶三钱,生姜2片,大枣2枚。进2剂后咳止,一切正常,观察4天痊愈出院。[李立,赵建新,田元祥.熟读医案悟名家心法:博古通今走医道捷径[J].河北中医,2002,24(10):797-798]

思考: 1. 本案为何没有用小青龙汤?已见面色苍白、脉虚、舌红无苔等正虚之象,为何不予攻补兼施,却仅用辛温祛邪之剂?

2. 方中为何没用款冬花?为什么将生姜易以干姜?

奔豚气病脉证治第八

学习目的

领会张仲景有关奔豚气病的辨证论治精神,熟悉奔豚气病的基本诊治思路,掌握该篇常用经方及使用要点。

学习要点

奔豚气病的概念及肝郁气逆奔豚论治。

重点条文:1、2

本篇专论奔豚气病的成因与证治。该病特征明显,是一种发作性的疾病,发作时自觉有气从下向上冲逆,痛苦异常,气复还则如常人。因其发作有气上下游走,如猪惊而奔之状,故得名。

奔豚气病的发生与肝、肾、心、冲脉关系密切,多因情志失调,肝气郁结,化火上逆;或误汗后心阳虚,肾中寒水之气上逆而成。治疗以平肝降逆、温阳降逆为主。本病应注意与肾积奔豚、冲疝相鉴别。

一、成因与主症

【原文】师曰:病有奔豚,有吐脓,有惊怖,有火邪,此四部病皆从惊发得之。师曰:奔豚病,从少腹起,上冲咽喉,发作欲死,复还止,皆从惊恐得之。(1)

【释义】本条论述奔豚气病的病因和主症。条文举出奔豚、吐脓、惊怖、火邪四部病,但只对奔豚进行论述。本病系一种情志病,每与惊恐等情志因素有关。条文所言的惊恐是泛指七情诸类过极的致病因素,惊伤心神,恐伤肾志,故惊恐是诱发本病的重要原因。其病机为惊恐恼怒等情志因素伤及心肝肾,或肝气郁结,化热上逆;或心肾阳虚,下焦寒水之气上逆,循冲脉上冲至心、胸、咽喉部而发生奔豚气病。

奔豚气病的主症为患者自觉有气从少腹上冲咽喉,痛苦难以忍受,随后冲气渐渐平复,一如常人,故云"发作欲死,复还止"。

【辨治与方药点睛】条文"发作欲死,复还止"突出了本病的特点为发作性,且发无定时,气上冲逆则痛苦不堪,气复还则如常人。

【临床应用】本病主因与七情过极有关,故防治本病时,应注意调适情志。

二、证治

（一）肝郁气逆

【原文】奔豚氣上衝胸，腹痛，往來寒熱，奔豚湯主之。(2)

奔豚湯方：

甘草　芎藭　當歸各二兩　半夏四兩　黄芩二兩　生葛五兩　芍藥二兩　生薑四兩　甘李根白皮一升

上九味，以水二斗，煮取五升，温服一升，日三夜一服。

【释义】本条论述肝郁气逆奔豚证治。腹痛、气上冲胸，即指奔豚主症而言。惊恐恼怒伤肝，致肝气郁结，气郁化火，引动冲气上逆而发奔豚，故气上冲胸；肝郁气滞，经脉不畅，故腹痛；往来寒热则因肝郁化火，影响少阳，枢机不利，故此往来寒热是奔豚气发于肝的特征，但非奔豚必具之症。治用奔豚汤调肝清热、平冲降逆。方中甘李根白皮为治奔豚气之专品，善平冲降逆，并清肝热；黄芩清少阳之热，当归、川芎、芍药养血调肝，芍药配甘草还可缓急止痛，葛根升脾阳，半夏、生姜和胃降逆，体现泻肝实脾、肝脾同治之意。诸药合用，使肝脾和调，热清逆降，冲气平复，则诸症自除。

【辨治与方药点睛】本方以甘李根白皮为主药，重在发挥其平冲降逆的独特作用。《外台》载治奔豚方十三首，其中有本品者八首，可知本品为治奔豚气之专药。

【临床应用】本方主治肝郁化热上逆的奔豚气病，尚可治疗符合此病机的神经官能症、慢性肝炎、慢性胆囊炎、心律失常等。若无李根白皮，有以川楝子、桑白皮或赭石代之者。

 病案分析

　　郑某，男，65 岁，离休干部，1991 年初诊。气上冲胸 7 天。数日来，因返故里探亲及处理家务而连日饮酒，7 天前午餐饮高度酒约 400ml，是晚突感有一股气状物自小腹上冲心胸，有时冲抵咽喉，胸腹胀痛难忍，全身冷汗，恶心欲吐，肢体乏力，急倚坐闭目，继之神识朦胧、模糊不清。约 10 分钟后，冲气渐平，症状渐缓解，发作过后感觉如常。后每日发作 2～3 次，其状大致相同，惟有时伴先恶寒，继之身热，口中苦涩，食纳一般，大便干，2～3 日一行。查心电图均大致正常，诊为"冠心病、不稳定型心绞痛"，其因不愿住院而就诊于余。证如上述，舌质红体胖，苔白厚，腹部按诊无积块，脉弦。诊为奔豚气。治则：养血平肝，和胃降逆。拟奔豚汤加减：当归 12g，白芍 15g，川芎 12g，葛根 9g，清半夏 15g，炙甘草 10g，生姜 10g。3 剂，水煎服。11 月 27 日二诊：首剂头煎于晚饭后服下，是夜发作 2 次，症为小腹气胀，欲上冲而未上冲，但胀痛较前显著减轻，无汗出及神识障碍；服次剂首煎后，是夜凌晨 4～5 时许发作一次，症为轻度气胀，有欲上冲之感，2 日未大便，查心电图无变化。原方加大黄 6g，通脐以清热，继服 3 剂。11 月 30 日三诊：夜间偶有欲动未作，昨因饮酒，至夜又出现气冲一次，但症状轻，嘱其戒酒，再取 3 剂。12 月 3 日四诊：近日症未发，大便日一行、稍干，上方去大黄，加火麻仁 15g，再服 3 剂。后告痊愈。[范春光，范景峰. 奔豚气治验 1 则[J]. 河南中医，1997，17(6)：336]

　　按：本案辨为奔豚气要点是突感有一股气状物自小腹上冲心胸，有时冲抵咽喉，胸腹胀痛难忍，全身冷汗，恶心欲吐，肢体乏力，急倚坐闭目，继之神识朦胧、模糊不清。约 10 分钟后，冲气渐平，症状渐缓解，发作过后感觉如常。遣方用药遵仲景原意，初诊时，可能虑及舌体胖、苔白厚，未用黄芩；因药店多无李根白皮，亦未用。二诊时知其大便 2 日未解，脐气不通，则逆气难降，故加大黄；四诊时，因冲气平复，大便也通，故以火麻仁易大黄，既巩固疗效，又免伤阴津。

（二）阳虚寒逆

【原文】發汗後，燒鍼令其汗，鍼處被寒，核起而赤者，必發奔豚，氣從小腹上至心，灸其核上各一壯，與桂枝加桂湯主之。（3）

桂枝加桂湯方：

桂枝五兩　芍藥三兩　甘草二兩（炙）　生薑三兩　大棗十二枚

上五味，以水七升，微火煮取三升，去滓，溫服一升。

【释义】本条论述因误汗后阳虚寒逆奔豚证治。汗后伤阳，又烧针复发其汗，阳气大伤，卫外不固，外寒乘虚从针孔而入，致局部血行瘀滞，故见核起而红。汗损心阳，心火不能下济肾水，阴寒之气上逆，引动冲气，故发奔豚气病。当内外并治，外用灸法以温经散寒，即灸其核上各一壮；内服桂枝加桂汤以助阳散寒、平冲降逆。

【辨治与方药点睛】本方于桂枝汤中加桂至五两，便由调和营卫、调和阴阳之方，变为助阳散寒、平冲降逆之剂，足见仲景组方用药之灵活。

【临床应用】本方适宜于阳虚寒逆、引发冲气上逆的奔豚气病。可用于符合该病机的神经官能症、膈肌痉挛、硬皮病、雷诺病、冻疮以及某些心脏病有奔豚气症状者。

（三）阳虚饮动

【原文】發汗後，臍下悸者，欲作奔豚，茯苓桂枝甘草大棗湯主之。（4）

茯苓桂枝甘草大棗湯方：

茯苓半斤　甘草二兩（炙）　大棗十五枚　桂枝四兩

上四味，以甘爛水一斗，先煮茯苓，減二升，內諸藥，煮取三升，去滓，溫服一升，日三服。甘爛水法：取水二斗，置大盆內，以杓揚之，水上有珠子五六千顆相逐，取用之。

【释义】本条论述误汗后阳虚饮动欲作奔豚证治。病者下焦素有水饮内停，气化不利，复因发汗过多伤及心阳，致水饮内动，遂自觉脐下筑筑跳动，有发生奔豚的趋势，故曰"欲作奔豚"。治以茯苓桂枝甘草大枣汤温阳利水、降逆平冲。方中以茯苓、桂枝为主，通阳化饮，以防冲逆；甘草、大枣培土制水；此外，茯苓桂枝合用还能交通心肾，治疗动悸；甘澜水其性行而不滞，此处用之避免助水饮之邪。

第3条和第4条皆为阳虚寒性奔豚气病，但病机不同，其区别主要在于有无水饮。第4条为汗后阳虚，水饮内动，欲作奔豚，故重用茯苓通利水饮，以防冲逆；第3条是汗后感寒，奔豚已发，故重用桂枝通阳平冲降逆。

【辨治与方药点睛】以上两方证均属奔豚气病阳虚寒证，方中皆有桂枝平冲降逆，可知，桂枝为治寒性奔豚主药。

【临床应用】本方适用于阳虚寒饮内动的奔豚气病，其主症有脐下悸动、小便不利，脉沉或弦，舌淡苔白滑等。本方可用于具有上述证机的胃肠神经官能症、慢性胃炎、胃酸过多、癔症、更年期综合征等。

学习小结

1. 学习内容

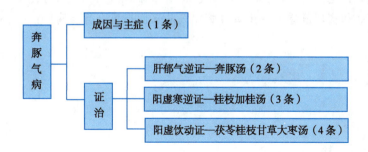

2. 辨病论治特点

本篇论述了奔豚气病的病因病机及证治,其病因与情志关系较为密切,条文以惊恐赅七情,恼怒、悲忧自在其中。此外,阳虚、水饮也可引发。无论何因所致,总与冲脉有关,并涉及肝、肾、心。其主症为气从少腹上冲胸、咽喉,发作欲死,复还止。奔豚气病有属寒、属热之别,临证应予以鉴别。属热者,多为肝郁化热、冲气上逆,宜治肝;属寒者,多因阳虚寒逆或饮动,宜治心肾。

从篇中诸方用药可见,振奋阳气、降逆平冲多取桂枝;缓急止痛多用芍药、甘草;和胃降逆则选半夏、生姜;养血调肝以当归、川芎、芍药相伍;培土制水以甘草、大枣合用。

(袁世清)

复习思考题

A 类题

1. 桂枝加桂汤与茯苓桂枝甘草大枣汤同治奔豚气病,两者有何不同?
2. 简述奔豚汤方证。

B 类题

1. 肝郁气逆型奔豚气病,为何不用疏肝清热之法治疗?
2. 为什么阳虚寒逆证和阳虚饮动证,原文一开始都有"发汗后"?
3. 桂枝加桂汤为什么能够治疗阳虚寒逆的奔豚气病?
4. 茯苓桂枝甘草大枣汤中,培土制水为何不用白术而用大枣?

读 案 思 考

王某,女,82 岁,1999 年 9 月初诊。自述前年曾因思想情绪紧张,自发产生此证,初起感觉一股热气从双侧小腿沿股内侧上行入腹,再沿腹内两侧上冲至胸胁部,此时即感心烦气躁,头晕面赤,口苦咽干,坐卧不宁,夜不能寐。每次发作 20min 至 1h 不等,开始数日发作一次,后经治疗,反而间日发作,并有加重趋势。刻下,发作频繁,一日数次发作。小便甚少,自感尿意频作却每次均有不尽之感。诊其脉象舌象,脉弦沉,舌淡红苔薄黄而水滑。处方茯苓桂枝甘草大枣汤如下:茯苓 30g,大枣 15 枚,炙甘草

6g,桂枝 12g。患者服药两日,即感小便增多,尿意畅达,又两日,患者自觉奔豚渐少,十日后复诊,患者称此病证已不再发作。[杨文潮.苓桂甘枣汤中大枣配伍意义辨析[J].陕西中医,2015,36(10):1426-1427]

思考: 1. 证见热气上冲,并伴心烦气躁,头晕面赤,口苦咽干,为何不用奔豚汤?

2. 如何理解原案中患者自觉冲气从双侧小腿上行至胸胁?

胸痹心痛短气病脉证治第九

学习目的

体悟张仲景对胸痹病的认识,能正确运用本篇常用方剂。

学习要点

胸痹概念;胸痹心痛的病机;胸痹主证、重证、虚实异治、急证证治;心痛重证证治。

重点条文:1、3、4、5、7、9

本篇主要论述胸痹、心痛的病因病机和证治。因两病的病因病机相同,病位邻近,均有疼痛症状,且可相互影响或合并发生,故合为一篇论述。

胸痹是指以胸膺部痞闷窒塞,甚至疼痛为主症的病证。心痛是以心窝部疼痛,甚或贯通胸背为主症的病证。短气是指呼吸迫促,呼吸之气不相接续,为胸痹、心痛病常见的伴随症状。从篇幅来看,本篇重点论胸痹。

一、胸痹、心痛病机

【原文】師曰:夫脉當取太過不及①,陽微陰弦②,即胸痹而痛,所以然者,責其極虚也。今陽虚知在上焦,所以胸痹、心痛者,以其陰弦故也。(1)

【校注】

①太过不及:指脉象改变。盛于正常为太过,弱于正常为不及。

②阳微阴弦:阳微,指关前之寸脉微;阴弦,指关后之尺脉弦。

【释义】本条是以脉论述胸痹、心痛的病因病机。临证诊脉应首辨其太过与不及。太过之脉主邪盛,不及之脉主正虚。"阳微"指寸脉微,寸脉主上焦,故阳微主上焦阳气不足、胸阳不振,为不及之脉。"阴弦"指尺脉弦,尺脉主下焦,故阴弦主下焦阴寒盛、水饮内停,为太过之脉。"阳微阴弦"指明了上焦阳虚,下焦阴寒水饮之邪得以乘虚上居阳位,邪正相搏,胸阳痹阻,不通则痛,故导致胸痹心痛。邪之所凑,其气必虚,阴寒之邪痹阻心胸,是胸中阳气"极虚"的缘故,但极虚非虚衰至极,只是虚弱较甚之意。"今阳虚知在上焦,所以胸痹心痛者,以其阴弦故也"指出了上焦胸阳之虚与下焦阴邪之盛是构成胸痹心痛不可或缺的两个方面,二者共同导致胸痹、心痛。若仅有前者而无后者,或仅有后者而无前者,胸痹、心痛都不会发生。

【辨治与方药点睛】诊脉之太过与不及,可以辨病之虚实。胸痹、心痛属本虚标实、虚实夹杂之病,故首当分清标本虚实。以脉理推测病机是仲景常用之法,本条最具代表性。

【原文】平人無寒熱,短氣不足以息者,實也。(2)

【释义】本条承上条续论胸痹、心痛的病因病机。某些胸痹心痛病者,在邪轻病微未发作时,虽形似常人,但可在不感受外邪、无恶寒发热表证的情况下,突然发生胸膈痞塞、呼吸气短、甚至呼吸困难等症状,这是痰浊、水饮等阴寒邪气壅滞胸中、阻碍气机升降所致,故曰"实也"。

【辨治与方药点睛】本条"实也"属标实,是与第一条"极虚"所指的本虚相对照。二者指明胸痹、心痛既有胸阳不足而正虚的一面,又有阴邪内阻而邪实的一面,临床上可表现偏虚、偏实的不同。

【临床应用】胸痹、心痛属本虚标实、阳虚阴盛之证,在平时未发病时,从缓治本,以扶阳气之虚为主;而发作之后,则从急治标,以祛阴邪之盛为重。

二、胸痹证治

(一)典型证治

【原文】胸痹之病,喘息欬唾,胸背痛,短氣,寸口脉沉而遲,關上小緊數,栝樓薤白白酒①湯主之。(3)

栝樓薤白白酒湯方:

栝樓實一枚(搗) 薤白半升 白酒七升

上三味,同煮,取二升,分溫再服。

【校注】

①白酒:米酒初熟者称为白酒。

【释义】本条论述胸痹病的典型证候和治疗。喘息咳唾、胸背痛、短气是胸痹病的主症。胸阳不振,阴邪上乘,胸阳被阻,胸背之气痹而不通,故胸背痛;邪阻气滞,肺失宣降,故短气、喘息咳唾。寸候上焦,寸口脉沉而迟是主上焦阳虚,胸阳不振;关候中焦,关上小紧主中焦停饮,阴寒内盛。此脉象与第一条"阳微阴弦"同义,皆反映了胸痹病阳虚阴盛、本虚标实的基本病机。治宜通阳散结,豁痰下气,方用栝楼薤白白酒汤,方中栝楼苦寒滑利,豁痰下气,宽畅胸膈;薤白辛温,通阳散结以止痹痛;白酒辛温轻扬,宣散通阳,可助药势。三药合之,使胸阳宣畅,痹阻得通,诸症得解。

【辨治与方药点睛】①胸痹病主症有喘息咳唾、胸背痛、短气,其中胸背痛、短气是辨病关键。本条所论为胸痹主要脉症,故以下条文凡冠以"胸痹"者,多包括本条脉症在内。②栝楼实长于涤痰利气宽胸,但性寒,故配辛温通阳散结的薤白,以去性取用,如此巧妙配伍,构成了宣痹通阳、涤痰宽胸的经典药对。

【临床应用】本方是治疗胸痹的主方,凡属痰饮痹阻胸中,胸阳被遏,以胸闷、胸痛、短气、喘息咳唾为主症的病证,皆可用之。临床常用于治疗符合上述证机的冠心病心绞痛、肋间神经痛、支气管哮喘等。应用时可酌情加入活血、化痰之品。

方中白酒,不必拘泥于米酒,可用高粱酒或绍兴酒等替代,用量因人因证而异。可与水同煎,或以酒兑药服用。

病案分析

　　李某,男,70 岁,退休干部。2002 年 10 月 20 日就诊。诉左胸及背部不适,有室性期前收缩,舌紫黯,苔少略黄,脉弦细略数,时现结脉。平时咳嗽、痰多,小腹发凉。曾服用血府逐瘀汤、六味地黄汤和炙甘草汤治疗,效果不佳。经辨证为胸阳不振,痰瘀交阻所致。治以宣痹通阳、涤痰宽胸,给服栝蒌薤白白酒汤加味:栝蒌 40g,薤白 15g,桂枝 10g,黄酒 100ml。每日 1 剂,水煎,分 3 次温服。服药 1 周,期前收缩减少。服药 2 周后复诊,诸症减除,且先前咳嗽明显减轻,咳痰减少;腹部凉冷感消失。[芦剑峰. 经方应用 4 则[J]. 河北中医杂志,2004,26(2):122]

　　按:本案因发作性左胸及背部不适,咳、痰、下腹冷凉,舌紫黯,脉弦细或现结脉等辨为胸阳不振,阴寒上乘,痰瘀交阻之胸痹。治用栝蒌薤白白酒汤通阳散结,豁痰下气,方中重用栝蒌,以涤痰宽胸开结;并加桂枝温通心阳,增强薤白宣通之力。药后不仅胸痹症除,而且咳痰亦减,腹部冷感消失,足证本方涤痰降气、宣通阳气之效。

（二）痰饮壅盛

【原文】胸痹不得卧,心痛彻背者,栝楼薤白半夏汤主之。（4）

栝楼薤白半夏汤方:

栝楼实一枚(捣)　薤白三两　半夏半斤　白酒一斗

上四味,同煮,取四升,温服一升,日三服。

【释义】本条承上条进一步论述痰饮壅盛胸痹的证治。既冠以"胸痹",可知应具备喘息咳唾、胸背痛、短气等胸痹的主症。但病情较上条为重,由喘息咳唾、短气加重至不得平卧,胸背痛进展至心痛彻背,表明痰饮壅盛,痹阻更甚。心之俞在背,心阳被阻,不能布达,故牵引背部而痛。故在栝楼薤白白酒汤的基础上增加辛温之半夏,加强化痰逐饮降逆的功效。

【辨治与方药点睛】本证较栝楼薤白白酒汤证为重,故添加半夏,并将白酒量增至一斗,服药由日两次改为三次,皆为增强通阳止痛,逐饮散结之目的。可见,证变,不仅药变,服药方法也应调整,方能切合病情。

【临床应用】本方为治胸痹常用方,主治痰饮壅盛,胸阳痹阻,导致胸闷或胸背痛、短气、喘息、咳唾痰涎,甚至不能平卧者。常用于符合上述证机的心绞痛、慢性胃炎、胸膜炎、乳腺增生等。因痰饮壅阻易致气滞血瘀,故本方可适当加入活血化瘀之药。

（三）气结在胸偏虚偏实

【原文】胸痹心中痞[①],留气结在胸,胸满,胁下逆抢心[②],枳实薤白桂枝汤主之;人参汤亦主之。（5）

枳实薤白桂枝汤方:

枳实四枚　厚朴四两　薤白半斤　桂枝一两　栝楼一枚(捣)

上五味,以水五升,先煮枳实、厚朴,取二升,去滓,内诸药,煮数沸,分温三服。

人参汤方:

人参　甘草　乾薑　白术各三两

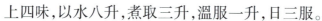

上四味,以水八升,煮取三升,温服一升,日三服。

【校注】

①心中痞:指心胸或胃脘部有痞塞不通感。

②胁下逆抢心:抢(qiāng),撞、冲之意。胁下逆抢心,是指胁下气逆上冲心胸。

【释义】本条论述胸痹气结在胸偏虚、偏实的证治。胸痹为阳虚阴盛的虚实夹杂证,有偏虚、偏实的不同。本条是在前述胸痹主症的基础上,又见心中痞闷、胸满、胁下之气上逆攻冲心胸等,病位从胸膺部扩展到胃脘及两胁,形成了胸胃同病的证候。据方测证,枳实薤白桂枝汤证偏实,属有形之气滞,可见腹胀,大便不畅,舌苔厚腻,脉弦紧或弦滑,此乃胸阳不振,停痰蓄饮上逆,结滞胸中所致。治宜通阳宣痹,泄满降逆。方中栝楼豁痰宽胸开结,薤白、桂枝宣痹通阳,枳实消痞除满,厚朴宽中下气。人参汤证偏虚,属无形之气痞,可兼倦怠乏力,气少懒言,四肢欠温,大便溏泄,舌淡,脉迟弱无力等,此为中阳虚衰,寒凝气滞。治宜温中益气,扶助中阳。方中人参、白术、甘草补中益气,干姜温中扶阳,诸药合用,使阳气振奋,阴霾得散,诸症悉除。体现了"塞因塞用"之意。人参汤与《伤寒论》理中汤的药物组成与用量相同,但理中汤用炙甘草,人参汤用生甘草。

【辨治与方药点睛】本条不仅同病,而且症有相似之处。但毕竟虚实有别,导致胸中气机郁滞的原因不一样,故辨证不同,用方亦异。体现了仲景辨证同中求异,注重比较。

【临床应用】枳实薤白桂枝汤适宜于痰饮痹阻胸阳,并波及胃脘、胁下的胸痹偏实证,其主症有胸闷、胸痛、脘痞、胁腹胀满、苔白厚腻、脉弦滑等。可用于具有上述证机的冠心病心绞痛、渗出性胸膜炎、胃炎、胆囊炎、自主神经功能紊乱、肋间神经痛等。人参汤主治中上焦阳虚,寒凝气滞的胸痹偏虚证,其主症有胸闷、胸痛、脘痞、倦怠乏力、四肢不温、舌淡、脉迟弱无力。可治疗符合上述证机的冠心病、胃及十二指肠溃疡、慢性胃炎、慢性肠炎等。

(四)饮阻气滞

【原文】胸痹,胸中氣塞,短氣,茯苓杏仁甘草湯主之;橘枳薑湯亦主之。(6)

茯苓杏仁甘草湯方:

茯苓三兩　杏仁五十個　甘草一兩

上三味,以水一斗,煮取五升,温服一升,日三服。不差,更服。

橘枳薑湯方:

橘皮一斤　枳實三兩　生薑半斤

上三味,以水五升,煮取二升,分温再服。《肘後》《千金》云:治胸痹,胸中愊愊如满,噎塞习习如痒,喉中涩,唾燥沫。

【释义】本条论述胸痹饮阻气滞轻证的不同证治。条首虽冠以胸痹,后又列出胸中气塞、短气,可见本证未至胸背痛,属于胸痹病轻证。从方药以宣畅气机,化饮降逆为主,未用通阳宣痹的栝楼、薤白,推知其病机为饮阻气滞,但有偏于饮邪和偏于气滞的不同。饮邪偏盛者,除胸中气塞、短气外,应兼咳嗽气逆、吐涎沫、小便不利,为饮邪上乘及肺,肺失宣降所致,治宜宣肺化饮,方用茯苓杏仁甘草汤。方中茯苓利水祛饮,杏仁宣降肺气,甘草健脾和中。气滞偏盛者,则兼心下痞满、呕吐气逆,为气滞饮停,胃失和降所致,治宜行气化饮,和胃降逆,方用橘枳姜汤。方中橘皮理气和胃,枳实泄满下气,生姜化饮降逆。

【辨治与方药点睛】本条两方证病情较轻,用药亦平和,正是药随证转的体现。茯苓杏仁甘草汤中,茯苓配杏仁渗利中有宣散,颇合肺气宣降之性;橘枳姜汤中,重用橘皮、生姜,取其理气降逆,兼以化饮,是仲景治胃的常用药对。

【临床应用】以上两方均主治饮阻气滞的胸痹轻证,皆以胸中气塞、短气为主症,茯苓杏仁甘草汤证以饮阻于肺明显,橘枳姜汤证则偏重于气滞在胃。因饮阻气滞可互为因果,亦可同时并见,故临证时,两方可分可合。

(五)寒湿痹阻

【原文】胸痹缓急①者,薏苡附子散主之。(7)

薏苡附子散方:

薏苡仁十五兩　大附子十枚(炮)

上二味,杵爲散,服方寸匕,日三服。

【校注】

①缓急:偏义复词,其义偏在“急”字,在古文中常用来表述情势急迫、困危之意。

【释义】本条论述胸痹寒湿急证的治疗。本条言胸痹且标示“急”,表明病势急迫、病情较重,除“喘息咳唾,胸背痛,短气”外,还应有胸痛剧烈,或心痛彻背,肢体筋脉拘急,面白,肢冷等,是因胸阳不足,阴寒湿邪上乘,痹阻胸阳引起。应治以温阳散寒,除湿止痛,方用薏苡附子散。方中重用附子温里散寒,通阳行痹;薏苡仁除湿宣痹,缓解筋脉拘挛。该方作散剂且用量小,是取其药力雄厚而起效迅速,亦是为了易于储备和携带,方便病情急骤时使用。

【辨治与方药点睛】本方中薏苡仁、附子皆可除湿开痹,附子之热亦制薏苡仁之凉,合之共奏扶阳逐湿、通痹止痛之效。

【临床应用】本方适用寒湿之邪痹阻胸阳的胸痹急症,以胸痛剧烈、面白唇青、肢冷拘挛为主症者。可用于具备上述证机的心绞痛、心肌梗死、急慢性胃炎、肋间神经痛等。

三、心痛证治

(一)寒饮气逆

【原文】心中痞,諸逆①,心懸痛②,桂枝生薑枳實湯主之。(8)

桂枝生薑枳實湯方:

桂枝　生薑各三兩　枳實五枚

上三味,以水六升,煮取三升,分溫三服。

【校注】

①諸逆:指停留胃脘的寒邪、痰饮向上冲逆。

②心悬痛:形容从心窝部位向上牵引疼痛感。

【释义】本条论述寒饮气逆致心痛的证治。寒饮之邪停聚胃脘而痞闷不舒,故曰“心中痞”,胃气因寒饮闭塞不能通降下行,反与寒邪、痰饮一同向上冲逆,致胸阳不展,遂见心窝部位向上牵引的悬痛症状。治用桂枝生姜枳实汤通阳化饮、降逆消痞。

方中桂枝通阳散寒;生姜散寒化饮,和降胃气;枳实下气开结,消痞除满。诸药配伍,痞开逆降,心痛可止。

本证与枳实薤白桂枝汤证均有心中痞、气逆等症,但彼证属胸痹,兼心中痞,病势由胸膺向下扩展至胃和两胁,故治法上既用桂枝、枳实、厚朴通阳开结下气,也用栝楼、薤白开胸通痹。此属心痛轻证,以心下痞、心悬痛为主,故不用栝楼、薤白,而以桂枝、生姜、枳实化饮降逆。

桂枝生姜枳实汤与橘枳姜汤均有枳实、生姜,但前证为心痛病,故以气逆心悬痛为主,治用桂枝配枳实、生姜,偏于化饮降逆,通阳止痛;后者属胸痹病,故以胸中气塞、短气为主,方用橘皮配枳实、生姜,偏于理气散结、宽胸除满。

【辨治与方药点睛】心痛彻背与心悬痛都是描述心痛症的,但表现特点不同。可见细辨主症,有助于辨证识因。

【临床应用】本方主治中焦阳虚,寒饮上逆,阻遏心阳,以胃脘部满闷不舒、疼痛为主症的心痛病。可用于符合上述证机的慢性胃肠炎、功能性消化不良、心绞痛、肺源性心脏病、肋间神经痛等。

(二)阴寒痼结

【原文】心痛彻背,背痛彻心,乌头赤石脂丸主之。(9)

乌头赤石脂丸方:

蜀椒一两_{一法二分}　乌头一分(炮)　附子半两(炮)_{一法一分}　乾薑一两_{一法一分}　赤石脂一两_{一法二分}

上五味,末之,蜜丸如梧子大,先食服一丸,日三服。不知,稍加服。

【释义】本条论述阴寒痼结心痛的证治。"心痛彻背,背痛彻心"是指心胸部疼痛牵引到肩背部,肩背疼痛又牵引至心胸,形成心背疼痛相互牵引的症状。据方测证,此痛势急剧,甚者可伴四肢厥冷,冷汗出,面色灰黯,脉沉紧或细微欲绝等,为阴寒痼结,寒气攻冲所致。治宜温阳散寒,峻逐阴邪,方用乌头赤石脂丸。方中乌头、附子、蜀椒、干姜大辛大热,协同配伍,逐寒止痛;赤石脂温涩调中,收敛阳气,并防辛热之品温散太过;用为蜜丸既可解乌、附之毒,亦可缓中止痛。

【辨治与方药点睛】①心痛彻背当区别轻重不同,栝楼薤白半夏汤证之心痛彻背为痰浊壅盛,胸阳痹阻所致,病变在胸中,病程较短,疼痛相对较轻,属胸痹病;乌头赤石脂丸证之心痛彻背为阴寒痼结、寒气攻冲所致,病变在心下,病程较长,疼痛急重,属心痛病。②乌头与附子同出一本,但其功用略有不同。乌头偏于治沉寒痼冷,疏散在经之风寒湿邪;附子偏于助阳散寒,温化在脏之寒湿。本证阴寒之邪侵袭心背内外脏腑经络,故乌、附同用,以温振阳气,逐寒散邪,达到迅速止痛目的。

【临床应用】本方适用于阴寒痼结,阳气痹阻之心痛病,主症可见心痛彻背,背痛彻心,痛势剧烈,痛无休止,甚者可伴四肢厥冷,冷汗出,面白唇青,脉沉紧等。临床可用于救治符合上述证机的心绞痛、心肌梗死、急性胃痛腹痛等。

四、附方

【原文】九痛丸:治九种心痛。

附子三两(炮)　生狼牙一两(炙香)　巴豆一两(去皮心,熬,研如脂)

人参　乾薑　吴茱萸各一兩

上六味,末之,煉蜜丸如梧子大,酒下。强人初服三丸,日三服;弱者二丸。兼治卒中惡^①,腹脹痛,口不能言;又治連年積冷,流注心胸痛^②,並冷腫上氣,落馬墜車血疾等,皆主之。忌口如常法。

【校注】

①卒中惡:指因感受外来的邪气而突然发作的疾病。

②流注心胸痛:"流"指移动,"注"指集中、固定;此指心胸部疼痛可表现为时而集中,时而移动。

【释义】本条论述九痛丸的适应证、组成及用法。九种心痛是泛指多种原因,如寒冷、积聚、痰饮、虫注、宿食、血结等引起的心胸及胃脘痛证,《备急千金要方》第十三卷"心痛"中有:"一虫心痛,二注心痛,三风心痛,四悸心痛,五食心痛,六饮心痛,七冷心痛,八热心痛,九去来心痛。"其治疗可以温通散寒,化饮逐阴,活血散结,杀虫,消食等为原则。九痛丸中附子、干姜温散寒邪,吴茱萸开郁,人参补脾扶正,巴豆峻猛攻逐饮、痰、水、食之结聚。方中生狼牙可能为生狼毒之误,狼毒可杀虫破积聚,除寒热、水气。有注家、学者认为此方非仲景方。

【临床应用】全方以辛烈燥热之品为主,适用于阴寒实邪结聚而引起心胸、胃脘部位疼痛的病证。

学习小结

1. 学习内容

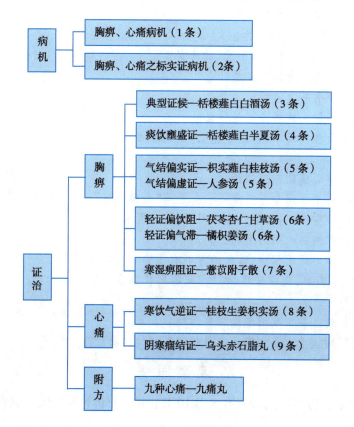

病机 ┬ 胸痹、心痛病机(1条)
　　　└ 胸痹、心痛之标实证病机(2条)

证治 ┬ 胸痹 ┬ 典型证候—栝楼薤白白酒汤(3条)
　　　│　　　├ 痰饮壅盛证—栝楼薤白半夏汤(4条)
　　　│　　　├ 气结偏实证—枳实薤白桂枝汤(5条)
　　　│　　　│ 气结偏虚证—人参汤(5条)
　　　│　　　├ 轻证偏饮阻—茯苓杏仁甘草汤(6条)
　　　│　　　│ 轻证偏气滞—橘枳姜汤(6条)
　　　│　　　└ 寒湿痹阻证—薏苡附子散(7条)
　　　├ 心痛 ┬ 寒饮气逆证—桂枝生姜枳实汤(8条)
　　　│　　　└ 阴寒痼结证—乌头赤石脂丸(9条)
　　　└ 附方 ── 九种心痛—九痛丸

2. 辨病论治特点

本篇讨论胸痹心痛的成因、脉证及治法方药。篇中用"阳微阴弦"据脉论病,将胸痹心痛的发病主要归结为上焦阳气虚衰,中下焦阴寒上乘阳位所致,属本虚标实之病。上焦胸阳之虚与中下焦阴邪之盛是构成胸痹心痛不可或缺的两个方面,二者共同导致胸痹、心痛的发生。

胸痹在症状上以胸背痛,短气,喘息咳唾为主;心痛则以心痛彻背,背痛彻心或心悬痛为主。依据胸痹心痛基本病机和虚实、轻重、缓急的不同变化,治疗以扶正祛邪,急治其标,缓治其本为原则,祛邪以通阳宣痹为主,扶正以温阳益气为要。从篇中整个内容来看,体现了证变治变以及证不同治亦不同的特点和辨证论治精神。

仲景对胸痹病的辨识颇有特点,首先举出胸痹病的典型证候、主治方,在此基础上,证候稍有变化,则守方加味;接着分别对举同样表现出胸中气结的偏虚、偏实两种病情,以及偏于饮阻、偏于气滞的胸痹轻证;最后论及胸痹急证。至于心痛,则列举了轻重不同两证。示人辨胸痹心痛病,当分辨虚实、缓急、轻重。

本篇在药物的运用上,体现了如下精神:栝楼、薤白配伍用以治胸痹,再与枳实、桂枝、生姜等配伍,可以治胸痹与心痛或短气合并证候。以附子、乌头为主组成方剂,用以治阴寒痼冷等是本篇用药特点,具有临床实用价值。

(毛秉豫)

复习思考题

A 类题

1. 胸痹心痛的病因病机是什么?

2. 胸痹的典型脉症是什么?

3. 如何理解"阳微阴弦"的含义?

4. 如何理解"脉当取太过不及"的含义?

5. 栝楼薤白白酒汤的方义是什么?

6. 胸痹心痛的基本治疗原则是什么?

7. 乌头赤石脂丸的适应证是什么?

8. 栝楼薤白桂枝汤中"胁下逆抢心"的病机是什么?

B 类题

1. 简述胸痹心痛的辨证施治。

2. 栝楼薤白半夏汤与乌头赤石脂丸皆治"心痛彻背",二者有何不同?

3. 仲景治疗胸痹之剂,为什么有用酒煎、有用水煎?

4. 本篇治疗胸痹心痛的用药特点是什么?

5. 仲景治胸痹同用栝楼、薤白的方剂有哪些?其异同点是什么?

6. 为什么"胸痹,胸中气塞,短气"既能用茯苓杏仁甘草汤治疗,又能用橘枳姜汤治疗?

7. 试述桂枝生姜枳实汤与橘枳姜汤的异同点。

8. 如何区别桂枝生姜枳实汤证与枳实薤白桂枝汤证?

读 案 思 考

案一. 徐某,男,56 岁,2004 年 8 月 10 日初诊。自诉患颈椎病 3 年余,2 小时前起床时出现眩晕欲吐,胸闷,继而出现心前区持续性疼痛,经热敷胸部和卧床休息渐渐缓解。约1小时前疼痛又作,并逐渐加重为钻心样疼痛,自服速效救心丸和硝酸甘油片等效果不甚明显而就诊。患者双手紧捂胸口,面色苍白,项背肩胛冷痛,自汗出,眩晕,呕吐清涎,转动头颈更盛,左上肢及手指麻木,舌淡苔白,脉沉弦而迟。血压165/95mmHg,心电图未见明显异常。[皮后炎.薏苡仁配附子治疗寒湿性疼痛[J].中医杂志,2011,52(5):432-433]

思考:

1. 该病案的中医、西医诊断及病机是什么?

2. 结合本篇内容,宜选何法、何方为主治疗?

3. 写出具体处方及用药分析。

案二. 赵某,男,52岁,1999年10月诊。近1年来自觉心前区不适反复发作,每因工作劳累、熬夜而诱发。西医诊断为冠心病,平素常服复方丹参片、麝香保心丸、地奥心血康等药,症状时轻时重。现胸部憋闷疼痛,形寒肢冷,唇甲发绀,泛吐痰涎,纳谷尚可,舌黯苔白,脉沉细。心率55次/分、律齐,血压14/10kPa,胆固醇6.10mmol/L,三酸甘油酯1.48mmol/L。心电图示窦性心动过缓,Ⅰ度房室传导阻滞,陈旧性心肌梗死。[陈慧.乌头赤石脂丸治疗痛证临床体会[J].实用中医药杂志,2005,21(11):694-695]

思考:

1. 该案中医诊断及病机是什么?

2. 结合本篇内容,本案宜选用何法、何方治疗?

3. 写出处方及用药分析。

腹满寒疝宿食病脉证治第十

本篇论述腹满、寒疝、宿食病的脉症和治疗。因三者病位均在腹部,病变多涉及脾胃肠,皆有腹胀满或疼痛的症状,三病的方治可以互参,故合篇论述。

腹满是以腹中胀满为主,可出现于多种不同的病变过程中,病机较为复杂。按照"阳道实,阴道虚"的理论,可将本篇腹满概括为两类,即属于实热证的病变多与胃肠有关,或涉及于表;属虚证寒证的,多与脾肾有关,或涉及于肝。

寒疝是由寒邪凝滞引起腹中拘急疼痛为主要症状的病证。在病性上有虚实之分,病位上有里寒和表里俱寒之别,与《内经》所谓七疝有所区别。

宿食,即伤食、食积,是由于脾胃功能失常,或饮食不节,导致饮食积滞胃肠的病证。篇中根据食停部位不同,分别采用吐、下法治疗。

腹 满 病

一、辨证与治则

(一)虚寒性腹满

【原文】趺陽脉微弦,法當腹滿,不滿者,必便難,兩胠^①疼痛,此虚寒從下上也,當以温藥服之。(1)

【校注】

①胠(qū):《广雅》:"胁也";《说文解字》:"亦(腋)下也。"即腋下胁上,是胁肋的总称。

【释义】本条论述虚寒性腹满的病因、辨证与治法。趺阳脉微,为中阳不足,脉弦属肝,主寒主痛。脾胃虚寒,下焦肝寒之气上犯,致中气痞塞,当有腹满。假如腹不满,则当见大便难、两胠部疼痛。这是脾胃虚寒,运化无权,肝寒上逆,气滞胁下所致。上述脉症,总属虚寒,故当用温药治之。

【辨治与方药点睛】本证先有脾气虚寒,又兼肝木乘虚而动,或肾虚寒动于中,属于肝(肾)脾同病的征象,较之脾土本脏自病为重。体现了脏腑发生病变时,可以相互影响的整体观念。故辨治时,应注意脏腑之间的病理联系。

【临床应用】本条证因齐备,治宜疏泄温化,可酌选暖肝煎。

【原文】腹滿時減,復如故,此爲寒,當與溫藥。(3)

【释义】本条论述虚寒性腹满的辨证与治则。脾胃虚寒,运化失司,气机痞塞则为腹满。无形之寒时聚时散,若得阳煦,暂时消散,则腹满减轻;阴寒复聚,又腹满如故。但毕竟中阳不足,所以时减而不愈,这都是虚寒引起,当用温药治疗。

【辨治与方药点睛】本条列举了虚寒性腹满的问诊特点,将问诊用于腹满的寒热虚实辨证中。

【临床应用】临床辨证时,详问腹满的具体部位与范围、持续时间等,有助于辨别腹满的虚实。

(二)实热性腹满

【原文】病者腹滿,按之不痛爲虛,痛者爲實①,可下之。舌黃未下者,下之黃自去。(2)

【校注】

①痛者为实:邓珍本作"实者为实",据赵开美本改。

【释义】本条论述腹满虚实的辨证和实证腹满的治则。虚证腹满由脾阳虚寒凝气聚所致,内无有形实邪积滞,故按之不痛;实证腹满为胃肠有燥屎、宿食等有形实邪积结,腑气不通,故按之疼痛。实证腹满可用攻下法治疗。若苔黄厚干燥者,是实热内结;未经攻下,则正气未虚,攻之后,实热去,病遂愈。言外之意,苔黄已用攻下者,当慎下之,需详审病情,究其未愈之因,以决定是否可下,且如何攻下。

【辨治与方药点睛】①"舌黄未下者,下之黄自去",是辨证关键。提示临证使用攻邪法时,当注意前期治疗经过,以免贻误病情。②临床诊疗疾病应望、问、切(按)相结合,才能全面掌握病情,本条即是望、问、切(按)合参的示范。

(三)辨表里之寒

【原文】寸口脉弦者,即脇下拘急而痛,其人嗇嗇①惡寒也。(5)

【校注】

①嗇嗇:形容瑟缩畏寒的状态。

【释义】本条论述表里俱寒的腹满证。寸口主表,弦脉主寒主痛。寸口脉弦,为寒邪外袭,阻遏卫阳,故嗇嗇恶寒;弦又为肝脉,证见胁下拘急而痛,是阴寒邪气凝滞于肝经之故。

【临床应用】本证多因肝阳不足,兼夹外寒,形成内外皆寒,可酌选柴胡桂枝汤去黄芩增芍药治疗。

【原文】夫中寒家,喜欠。其人清涕出,發熱色和者,善嚏。(6)

中寒,其人下利,以里虛也,欲嚏不能,此人肚中寒。一云痛(7)

【释义】上二条论述阳虚感寒因轻重不同而表现各异。第6条是言阳虚不重,复感外寒的轻证。中寒家指中气素虚之人,阳气不振,故常呵欠;如复感外寒,肺气不宣,营卫失和,则清涕出,发热、面色如常;其阳虚不甚,正气尚欲祛邪外出,故时时喷嚏。

第 7 条是论阳虚严重,复受外寒之证。同样是阳虚之人,感受外寒,很快便出现下利,这是里阳素虚,外寒直中于里所致,下利使阳气再伤,正气无力驱邪外出,故欲嚏不能。

【辨治与方药点睛】上两条说明,同为阳虚感寒,但因阳虚有轻重不同,所以病变进程就不一样。可见,正气的强弱决定了病位的深浅和病情的轻重。第 7 条的病情正是《脏腑经络先后病》篇第二条"经络受邪,入脏腑,为内所因"的具体表现。

(四)寒实可下之脉症治法

【原文】其脉数而紧,乃弦,状如弓弦,按之不移。脉数弦者,当下其寒。脉紧大而遲者,必心下堅;脉大而緊者,陽中有陰,可下之。(20)

【释义】本条论述寒实可下证的脉象与治法。脉数而紧乃弦,是以紧数的脉象形容弦脉,此"数"并非指脉的至数,是喻脉有急迫之象;紧则言脉有力。紧数相合,是形容脉来状如弓弦,按之不移,为阴寒内结之征。数、大之脉皆属阳脉,主邪盛;弦、紧、迟则为阴脉。数弦脉为里有寒实内结,故当下之;脉紧大而迟者,亦为寒实凝滞胃肠,所以心下坚满;脉大而紧,是阴寒实邪阻遏了阳气,所以言"阳中有阴"。上述病证,皆可用温下法治之。

【辨治与方药点睛】本条两处"脉数"皆不是表示至数。该条仍然是以脉象揭示病机、指导治疗的范例。

【临床应用】对本条所述之寒实证,后世医家认为可用大黄附子汤治疗,可参。

二、证治

(一)里实兼表寒

【原文】病腹满,發熱十日,脉浮而數,飲食如故,厚朴七物湯主之。(9)

厚朴七物湯方:

厚朴半斤　甘草　大黃各三兩　大棗十枚　枳實五枚　桂枝二兩
生薑五兩

上七味,以水一斗,煮取四升,溫服八合,日三服。嘔者加半夏五合,下利去大黃,寒多者加生薑至半斤。

【释义】本条论述里实腹满兼表寒的证治。发热十日,仍见脉浮,为表邪未解;"病腹满"置于条首,说明此为主症,是表邪部分化热入里,实热内结肠中所致。因病变重点在肠,未影响脾胃,故饮食如故。证属阳明腑实,兼太阳表邪未解,治宜表里双解,用厚朴七物汤治疗。本方由厚朴三物汤合桂枝汤去芍药组成,方中取桂枝汤解表邪和营卫,因腹满不痛,故去芍药之酸敛;厚朴三物汤行气除满,泻热去实。若呕是胃气上逆,加半夏降逆止呕;下利,为腑气已通,故去大黄;寒多者应在去大黄的基础上,加重生姜量,以温散寒邪。

【辨治与方药点睛】表里同病,有三种治疗原则:一是先解表,后治里;二是先治里,后解表;三是表里同治。决定表里何先何后的原则,就是详辨表里缓急轻重。

【临床应用】本方适宜于里实热兼表寒的腹满病证,主症可见腹满或痛、拒按、大便不通,兼恶寒发热,苔薄黄,脉浮数等。临床可用于符合上述证机的胃肠型感冒、急性肠炎、痢疾初起、不全性肠梗阻等。

(二)里实兼少阳

【原文】按之心下满痛者,此爲實也,當下之,宜大柴胡湯。(12)

大柴胡湯方:

柴胡半斤　黃芩三兩　芍藥三兩　半夏半升(洗)　枳實四枚(炙)
大黃二兩　大棗十二枚　生薑五兩

上八味,以水一斗二升,煮取六升,去滓再煎,溫服一升,日三服。

【释义】本条论述里实腹满兼少阳的证治。心下痞满,且按之作痛,当属里实,实邪当下。心下属胃,此处满痛多连及两胁。结合《伤寒论》中大柴胡汤有关条文,尚可有郁郁微烦,往来寒热,胸胁逆满,舌苔黄,脉弦有力等脉症,证属少阳阳明合病,实热内结胆胃。治宜大柴胡汤以和解少阳,通腑泄热。本方为小柴胡汤去参、草增生姜之量加芍药、大黄、枳实而成。方中以柴胡为主,配黄芩以和解少阳;半夏、生姜、大枣降逆和胃安中;枳实、大黄清泻阳明热结;芍药缓急止痛。

【辨治与方药点睛】按之心下满痛是辨证的关键,它点明了满痛的部位、满痛的性质。

【临床应用】本方广泛应用于消化系统疾患,如胆囊炎、胆石症、急性胰腺炎、病毒性肝炎、胆汁反流性胃炎、粘连性肠梗阻等。其证多见发热或往来寒热,心下硬满疼痛,兼及两胁,或胁下硬痛,或腹痛偏于一侧,心烦喜呕,大便秘结,苔黄,脉弦有力等,病机为胆胃壅阻,少阳阳明合病。

(三)里实胀重于积

【原文】痛而闭者,厚朴三物湯主之。(11)

厚朴三物湯方:

厚朴八兩　大黃四兩　枳實五枚

上三味,以水一斗二升,先煮二味,取五升,內大黃,煮取三升,溫服一升。以利爲度。

【释义】本条论述里实腹满胀重于积的证治。腹部胀满疼痛而大便不通是实热内结,气滞不行,且气滞重于积滞,故用厚朴三物汤治之。方中重用厚朴、枳实,且先煎,取其行气除满,大黄后下以通便泻热,合为行气导滞,通便泻热之方。

【辨治与方药点睛】本方与小承气汤药物组成完全相同,只因药物用量不同,不仅方名相异,功效也有别,所以经方不可忽视药量比例。

【临床应用】本方主治胃肠实热内结,腑气不通导致的腹部胀满疼痛,以胀痛为特点,拒按,大便秘结,苔黄燥,脉滑数有力等症。可用于具备上述证机的肠梗阻、消化道术后腹胀、胃扭转、幽门梗阻等。

(四)里实积胀俱重

【原文】腹滿不減,減不足言,當須下之,宜大承氣湯。(13)

大承氣湯方:

大黃四兩(酒洗)　厚朴半斤(去皮,炙)　枳實五枚(炙)　芒硝三合

上四味,以水一斗,先煮二物,取五升,去滓,內大黃,煮取二升,內芒

硝,更上火微一二沸,分温再服,得下,余勿服。

【释义】本条论述里实腹满积胀并重的证治。"腹满不减"是形容腹部胀满没有减轻的时候,这是由于实热与燥屎内结,腑气不通引起,其积滞与气滞均重。当用下法,方选大承气汤。

【辨治与方药点睛】此条以腹满"不减"概其邪实内结;前第3条则以"腹满时减"言其正虚无形气滞,前呼后应,当合参之。

【临床应用】本方主治阳明腑实证,主症可见腹胀持续不减,绕脐腹痛,按之痛剧,大便秘结,烦躁不安,潮热谵语,舌苔黄燥,甚则焦黑起刺,脉沉滑有力等。常用于治疗符合上述证机的急性单纯性肠梗阻、急性胰腺炎、急性胆囊炎、呼吸窘迫综合征等。

(五)虚寒饮逆

1. 附子粳米汤

【原文】腹中寒氣,雷鳴切痛,胸脇逆滿,嘔吐,附子粳米湯主之。(10)

附子粳米湯方:

附子一枚(炮)　半夏半升　甘草一兩　大棗十枚　粳米半升

上五味,以水八升,煮米熟湯成,去滓,溫服一升,日三服。

【释义】本条论述虚寒饮逆腹满痛的证治。"腹中寒气"概括了本证病机。脾胃阳虚,阴寒水饮内肆上逆,与气相击,故腹中雷鸣切痛;寒气上逆,则胸胁逆满;胃失和降,则呕吐。治当温中散寒,化饮降逆,用附子粳米汤。附子大辛大热温中散寒止痛,半夏降逆化饮止呕,粳米、甘草、大枣补益脾胃以缓急。诸药合用,阳复阴散,寒饮可化,则腹满痛除。

【辨治与方药点睛】附子、半夏同用之方不多,二药相配显非寻常用法。而"雷鸣切痛"则知本证病情较重,所以仲景用药未拘常法。

【临床应用】本方常用于治疗脾胃阳虚,寒饮(或水湿)内扰上逆引起的消化系统疾病,如胃痉挛、肠疝痛、胃溃疡、胰腺炎等。其主症为腹满冷痛,痛势较甚,喜热喜按,腹中雷鸣,胸胁逆满,呕吐清稀水饮,或夹有不消化的食物,四肢不温,舌淡苔白滑、脉沉迟等。

2. 赤丸

【原文】寒氣厥逆,赤丸主之。(16)

赤丸方:

茯苓四兩　烏頭二兩(炮)　半夏四兩(洗)一方用桂　細辛一兩《千金》作人参

上四味,末之,内真朱①爲色,煉蜜丸如麻子大,先食酒飲下三丸,日再夜一服;不知,稍增之,以知爲度。

【校注】

①真朱:即朱砂。

【释义】本条论述寒饮上逆腹痛的证治。原文叙证简略,宜结合方药测证。方中乌头、细辛通阳散寒止痛,茯苓、半夏化饮降逆止呕;朱砂镇逆宁心。可知本证为脾肾阳虚,水饮内盛,寒气夹水饮上逆所致,故有腹痛、腹满、呕吐、心下或脐下悸动、手足逆冷等症。故治以赤丸散寒止痛、逐饮降逆。

【辨治与方药点睛】①方中乌头与半夏同用,取其峻逐阴寒、逐饮降逆,与附子粳米汤中附子配半夏相似,都是针对阳虚寒饮上逆之病机,但这种配伍用药在金匮方中并不常见。可见仲景用药有常有变,皆以切合病情为要。②本证之厥逆,属于沉寒痼冷,水饮久停所致,故用丸剂缓图;四逆汤证、通脉四逆汤证的厥逆,为病入少阴,阳亡迅速,病情危重,故用汤剂,以急驱内寒,回阳救逆。

【临床应用】本方适用于脾肾阳虚,寒气夹饮上逆引起的腹痛厥逆病证,其主症为腹痛剧烈,四肢厥冷,呕吐,心悸,头眩,舌淡苔白滑,脉沉弦或沉滑。具备上述证机的胸痹、哮喘、阴缩等可用本方。但应注意,乌头须炮制方可入药,否则与酒同服,易于中毒。

(六)脾胃虚寒

【原文】心胸中大寒痛,呕不能飲食,腹中寒,上衝皮起,出見有頭足,上下痛而不可觸近,大建中湯主之。(14)

大建中湯方:

蜀椒二合(去汗①) 乾薑四兩 人參二兩

上三味,以水四升,煮取二升,去滓,内膠飴一升,微火煎取一升半,分溫再服。如一炊頃②,可飲粥二升,後更服,當一日食糜③,溫覆之。

【校注】

①去汗:邓珍本原无"去"字,此据赵开美本补。

②一炊顷:约当烧一餐饭的时间。

③食糜:指吃粥。

【释义】本条论述虚寒性腹满痛的证治。本证病因为"腹中寒",主要病机是脾胃阳衰,中焦寒甚。其病变部位广泛,由腹部上至心胸,从脏腑外涉经络。因寒气上下奔迫,充斥内外,故腹部可见有如头足状之包块,移动起伏;虽痛势剧烈而不可触近,但痛处不定,其状似实而非实证;阴寒之邪冲逆犯胃,则呕不能饮食。总属阳虚阴寒内盛,横行腹中,上逆胸胃,故用大建中汤温中散寒,缓急止痛。方中蜀椒、干姜温中散寒,人参、饴糖温补建中,诸药合用,使中阳得运,阴寒自散。

【辨治与方药点睛】本条辨证中运用了望腹部、切按腹部以及问诊的方法。

【临床应用】本方主治脾胃阳虚,中焦寒甚导致的腹满痛,其主症可见腹痛腹满,痛势剧烈,病位较广,腹部可见移动性包块,呕吐等。具备上述证机的胃肠痉挛、消化性溃疡、便秘、慢性胰腺炎急性发作、蛔虫症等可用本方治疗。

(七)寒实内结

【原文】脇下偏痛,發熱,其脉緊弦,此寒也,以溫藥下之,宜大黃附子湯。(15)

大黃附子湯方:

大黃三兩 附子三枚(炮) 細辛二兩

上三味,以水五升,煮取二升,分溫三服;若強人煮取二升半,分溫三服。服後如人行四五里,進一服。

【释义】本条论述寒实内结的腹满痛证治。"胁下",包括两胁及腹部,偏痛为左胁或右胁疼痛;脉紧弦主寒主痛。治"以温药下之",可知本证病机为寒实内结,腑气不行,故胁腹胀满疼痛不减,拒按,脉象紧弦。多因素有沉寒,阳气不运,积滞内停所致。发热一症,是寒实内结,阳气被郁,并非必见之症。从病机方治测之,本证应有大便不通。治用大黄附子汤,温阳祛寒,通便行滞。方中大黄泻下通便,附子、细辛温阳散寒止痛,合之共奏温下寒实之功。

【辨治与方药点睛】本方将苦寒的大黄与辛热的附子、细辛配伍,意在去大黄之寒性,取攻下泻实之用。

【临床应用】本方适用于寒实内结引起的腹满痛病证,以胁腹胀满疼痛,拒按,大便不通,形寒肢冷,苔白黏腻,脉紧弦为主症者。可用于具备上述证机的消化道溃疡、急性胆囊炎、胆石症、胆道蛔虫症、泌尿系结石等。亦可用本方灌肠治疗慢性肾衰。

三、预后

【原文】病者痿黄①,躁而不渴,胸中寒實,而利不止者,死。(4)

【校注】

①痿黄:"痿"同"萎",指肤色枯黄,黯淡无泽。

【释义】本条论述寒实内结,里阳衰竭的危候。胸中寒实,伤及脾阳,脾气衰败,故皮色枯黄无泽。胸中阴盛阳微,故躁而不渴。如果疾病进一步发展,脏气不固,下利不止,为脾肾两败,阴液下脱,是为危候。

【辨治与方药点睛】"躁而不渴"是本条辨证的重点。躁而不烦不渴,显非热所致,而是胸中阴寒凝聚,虚阳上脱之故。

寒 疝 病

一、证治

(一)阳虚寒盛

【原文】腹痛,脉弦而緊,弦則衛氣不行,即惡寒,緊則不欲食,邪正相搏,即爲寒疝。寒疝繞臍痛,若發則白汗出,手足厥冷,其脉沉弦者,大烏頭煎主之。(17)

烏頭煎方:

烏頭大者五枚(熬,去皮,不吹咀)

上以水三升,煮取一升,去滓,内蜜二升,煎令水氣盡,取二升,强人服七合,弱人服五合。不差,明日更服,不可一日再服。

【释义】本条论述寒疝的病机和证治。腹痛而脉弦紧,主寒邪凝结。此处脉弦主里阳虚,卫气不能行于外,故恶寒;紧脉主外寒侵袭,寒邪入里,影响脾胃纳运,则不欲食;阳虚里寒,与外寒相合,凝结三阴经脉所过之脐部,正邪相争,则发为寒疝。可知素体阳虚阴盛是发病的内因,外感寒邪是发病的诱因。寒疝发作时,由于内外皆寒,寒气攻冲,阳气闭阻,故见腹部绕脐剧痛,冷汗出,手足厥冷,脉象由弦紧转为沉紧。证属阴寒内结,寒气极盛,故用大乌头煎破积散寒止痛。方中乌头大辛大热,善驱沉寒痼冷而止痛;用蜜煎,既能制乌头毒性、延长药效,还可缓急止痛。方后云"强人服七合,弱人服五合。不瘥,明日更服,不可一日再服"。提示本方药力峻猛,药量宜因人而异。

【辨治与方药点睛】本方单用一味乌头,不仅药汁加蜜再煎,而且对每服药量、日服药次数均有详细说明,提示使用峻猛有毒之品,煎服药环节不可忽略。

【临床应用】本方适用于阴寒痼结引起的脘腹痛、头痛、肢体关节痛。其主症可见发作性脐腹剧痛(或头痛或关节痛),畏寒,手足厥冷,不欲饮食,甚者冷汗出、唇青面白,脉沉紧或沉伏。具备上述证机的胃肠神经官能症、胃肠痉挛、关节外伤后遗症、风湿性关节炎、类风湿关节炎等可用本方。

(二)血虚寒滞

【原文】寒疝,腹中痛,及胁痛裏急者,当歸生薑羊肉湯主之。(18)

當歸生薑羊肉湯方:

當歸三兩　生薑五兩　羊肉一斤

上三味,以水八升,煮取三升,溫服七合,日三服。若寒多者,加生薑成一斤;痛多而嘔者,加橘皮二兩、白术一兩。加生薑者,亦加水五升,煮取三升二合,服之。

【释义】本条论述血虚寒疝的证治。本条寒疝为腹中痛连及胁肋,并有拘急之象,是由血虚引起。两胁属肝,肝主藏血,血不足则气亦虚,血失濡养,气失温煦,因而胁腹拘急疼痛;病属虚,故痛势较缓,得温得按可减。本条病机为血虚生寒,经脉失养。用当归生姜羊肉汤,养血散寒。方中当归养血,行血中之滞;羊肉乃血肉有情之品,能养血补虚;生姜重用以温散寒邪。

【辨治与方药点睛】本方既有羊肉厚味滋补养血,又有当归、生姜温血散寒,是《素问·阴阳应象大论》"形不足者,温之以气;精不足者,补之以味"治法理论在杂病中的体现。

【临床应用】本方适用于血虚有寒的腹痛病证,其主症为胁腹隐痛且拘急不舒,喜温喜按,面白少华,舌淡苔白润脉细。对于符合上述证机的产后腹痛、虚劳病、白细胞减少症、十二指肠球部溃疡、低血压眩晕等,可用本方治疗。

 病案分析

患者李某,男,35岁,1988年2月12日诊。胃脘疼痛4年,遇寒或空腹加重,得温得食则减,痛甚时口吐清涎,自觉胃脘部发凉,如有一团冷气结聚不散,曾在某医院检查确诊为十二指肠球部溃疡。久服西药及中药理中、建中之剂,进药则缓,停药则发,终未得除。西医曾劝其手术治疗,因其畏惧而未从。舌淡胖嫩,边有齿痕,脉细弱。辨证为中阳不足,气血虚寒。因观温胃散寒之品前医皆用,遂书当归生姜羊肉汤原方:当归10g,生姜60g,羊肉60g。一剂进,患者自觉腹中温暖舒适,服至10剂,胃部冷感基本消除。后改方中生姜为30g,又续服40余剂,诸症得平,停药至今,未见复发。[宋传荣.当归生姜羊肉汤治验[J].实用中医内科杂志,1990,4(3):31]

按:患者胃脘疼痛,并伴一派虚寒之象,然用理中、建中,病根总未拔除。最后着眼其气血虚寒,用温养的当归生姜羊肉汤40余剂,终获全效。可见病机与方药定要丝丝入扣,否则难收佳效。

（三）内外俱寒

【原文】寒疝腹中痛,逆冷,手足不仁,若身疼痛,灸刺諸藥不能治,抵當烏頭桂枝湯主之。(19)

烏頭桂枝湯方:

烏頭①

上一味,以蜜二斤,煎減半,去滓,以桂枝湯五合解之②,令得一升後,初服二合,不知,即服三合;又不知,復加至五合。其知者,如醉狀,得吐者,爲中病。

桂枝湯方:

桂枝三兩(去皮)　芍藥三兩　甘草二兩(炙)　生薑三兩　大棗十二枚

上五味,剉,以水七升,微火煮取三升,去滓。

【校注】

①烏頭:诸本缺枚数。《备急千金要方》作:"秋干乌头,实中者五枚,除去角。"《外台》云"秋乌头实中大者十枚,去皮生用,一方五枚"。《医心方》亦作五枚。可从。

②解之:即稀释之意。

【释义】本条论述寒疝兼有表证的治法。本条寒疝腹痛,为内外俱寒。内之阳气亏虚,阴寒内结,故腹中痛;阳虚寒凝血滞,四末失于温煦濡养,则四肢逆冷、手足不仁;外有寒袭肌表,营卫不和,所以身痛。本证总属阳气虚衰,内外皆寒,表里同病,单用灸法、刺法或一般的药物散里寒或祛外寒,均难获效,唯有用乌头桂枝汤峻逐阴寒,两解表里之邪,方可奏效。本方实为大乌头煎与桂枝汤合方,取大乌头煎峻逐痼结之沉寒以止痛,合用桂枝汤调和营卫,散肌表之寒邪,表里同治。方中乌头有毒,其用量宜由小到大,少量递增,以知为度;并应注意煎服法。

【辨治与方药点睛】本证是里寒复加外寒,且外寒有加重里寒之势,为表里俱急,故须表里两解。

【临床应用】本方适宜于阳虚寒盛,内外俱寒引起的寒疝腹痛,症见腹中痛,手足逆冷且麻木不仁,身体疼痛,舌淡苔白润,脉弦紧。亦可治疗符合上述证机的类风湿关节炎、痛风、坐骨神经痛等骨关节疾病。

二、误治变证

【原文】夫瘦人繞臍痛,必有風冷①,穀氣不行②,而反下之,其氣必衝,不衝者,心下則痞也。(8)

【校注】

①风冷:贪食生冷,感受寒邪。

②谷气不行:指饮食不化,大便不通。

【释义】论述虚寒腹痛误下的变证。此"瘦人"乃中焦虚寒,气血不足。又贪食生冷,寒邪直犯于里,寒凝气滞,故大便不通、绕脐痛。按理此证"当与温药"服之,若医者妄用苦寒攻下,不但风冷不除,且阳气更伤。如果伤及下焦阳气,不能制伏阴寒之邪,必然上冲;伤及中焦阳气,阴寒不化,凝滞心下,故气不上冲而成心下痞。

【辨治与方药点睛】本条提示瘦人便秘,也不可忽视虚寒所致。

【临床应用】本条绕脐痛、大便不通属中焦阳虚,阴寒积滞,治"当以温药服之",可酌选《本事方》温脾汤或《千金》温脾汤,桂枝人参汤亦可,脉沉弱者以后两方为宜。误下后气上冲者,可选用桂枝加桂汤;气不冲心下痞者,可选用半夏泻心汤。

三、附方

(一)《外台》乌头汤

【原文】《外臺》乌頭湯:治寒疝腹中絞痛,賊風入攻五臟,拘急不得轉側,發作有時,使人陰縮,手足厥逆。方见上。

【释义】本条论述寒疝表里寒盛的证治。此方是从《外台》、《千金》而来。方中乌头十五枚,桂心六两,芍药四两,甘草三两,生姜一斤,大枣十枚,可知由仲景乌头桂枝汤化裁而成。主要用于素有里寒,复感风寒之邪,直入五脏,外内合邪,寒凝腹中,致腹中绞痛拘急,不能转侧的寒疝病。由于正气未复,故发作有时;寒凝肝脉,故阴器上缩;阳不能外达于四末,则手足厥冷。可见本证比乌头桂枝汤症状更重。方中用乌头大辛大热以祛沉寒,桂心辛热,治腹中冷痛,两药合用散寒止痛;芍药、甘草合之以缓急止痛;生姜、大枣能和中温脾胃,共奏温中通阳,散寒止痛之功。

(二)《外台》柴胡桂枝汤

【原文】《外臺》柴胡桂枝湯方:治心腹卒中痛者。

柴胡四兩　黄芩　人参　芍藥　桂枝　生薑各一兩半　甘草一兩　半夏二合半　大棗六枚

上九味,以水六升,煮取三升,温服一升,日三服。

【释义】本条论述外寒波及少阳的胸胁腹痛治疗。本方原出于仲景,即《伤寒论》太阳病下篇146条的柴胡桂枝汤,治疗表寒未解,邪结少阳,外有发热恶寒,肢节烦痛,内有微呕,心下支结之证。《外台秘要》用本方治寒疝腹中痛。外有表邪而内寒重的寒疝当用乌头桂枝汤,若外有表邪而里寒不甚的寒疝,或内夹郁热的心腹卒中痛,则须用柴胡桂枝汤治疗。因外感风寒,内传少阳,气血不畅,故心腹猝痛,并当有气郁化热的表现,如寒热往来,心烦喜呕,胸胁疼痛,脉弦等。所以用桂枝汤与柴胡汤各半量组成合方,小柴胡汤和解少阳,桂枝汤调和营卫,散太阳表邪,调中止痛,合而治疗外感性胸腹两胁疼痛之证。

(三)《外台》走马汤

【原文】《外臺》走馬湯①:治中恶,心痛腹脹,大便不通。

巴豆二枚(去皮心,熬)　杏仁二枚

上二味,以綿纏,搥令碎,熱湯二合,捻取白汁飲之,當下。老小量之。

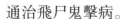

通治飛尸鬼擊病。

【校注】

①走马汤:形容病情及药效急速,捷如奔马,故名。

【释义】本条论述中恶急证的证治。本方治疗中恶,通治飞尸、鬼击病。《诸病源候论》的《中恶候》谓:"将摄失宜,精神衰弱,便中鬼毒之气。其状卒然心腹刺痛,闷乱欲死";《飞尸候》谓:"飞尸者,发无由渐,忽然而至,若飞走之急疾,故谓飞尸。其状心腹刺痛,气息喘急胀满,上冲心胸者是也"。《鬼击候》谓:"鬼击者,谓鬼厉之气击着于人也,得之无渐,卒着如人以刀矛刺状,胸胁腹内绞急切痛,不可抑按,或吐血,或鼻中出血,或下血。"可见此三病,发作急剧,均有剧烈心胸腹部疼痛症状。文中"心痛腹胀,大便不通",为其共同症状,主要因臭秽恶毒之气,从口鼻而入于心肺肠胃,气血不行,脏腑被寒浊秽毒壅塞。此为寒实内结,升降受阻,所以用走马汤,速攻寒实以开闭结,取峻烈温通的巴豆破积攻坚,开通闭塞为主,佐以苦温之杏仁,宣利肺与大肠之气机,使秽毒从下而泄,二药合用,通行闭塞腑气,泻下胃肠沉寒痼结。

宿 食 病

一、宿食脉象

【原文】脉緊如轉索無常者,有宿食也。(25)

【释义】本条论述宿食的脉象。脉紧如转索无常,是形容紧脉兼有滑象,乍紧乍滑,如绳索转动之状。此为宿食停滞,气机壅滞之象。

【临床应用】本条补充宿食在上脘之脉。结合《伤寒论》厥阴篇:"病人手足厥冷,脉乍紧者,邪结在胸中,心下满而烦,饥不能食者,病在胸中,当须吐之,宜瓜蒂散。"

【原文】脉緊,頭痛風寒,腹中有宿食不化也。一云寸口脉緊。(26)

【释义】本条论紧脉有宿食与外感风寒的不同。脉紧、头痛、寒热既可见于外感风寒,又可见于宿食不化,但二者是有区别的。外感风寒之紧脉,是因寒邪收引凝敛,其紧多与浮脉相兼;出现寒热,是风寒直伤营卫,营卫不和,当伴头身疼痛等表证。宿食不化之紧脉,是宿食内停,食积气壅,气机失调,故脉乍紧乍疏;此外,脾胃失调,营卫不和,亦可见寒热之症;食积于中,清阳不升,浊气上乘,可有头痛,但多伴吞酸、嗳腐、食臭及痞满腹痛等症。由于二者症有相似,故并列以别之。

【辨治与方药点睛】本条举脉辨证,重申脉症合参的重要性。

二、宿食在下证治

【原文】問曰:人病有宿食,何以別之? 師曰:寸口脉浮而大,按之反澀,尺中亦微而澀,故知有宿食,大承氣湯主之。(21)

【释义】本条论述宿食的脉因证治。宿食病多因饮食不节,停滞不化所致。由于宿食内结,气塞于上,故在寸口脉呈现浮大有力的脉象。若食滞久郁,糟粕停于大肠,下焦气血不得宣通,则不仅寸口重按可见涩脉,而且尺脉重按亦沉滞有力。以上皆为宿食停积的脉象,应急予攻之,否则食积难除,所以用大承气汤荡涤宿食。

本条寸口脉浮而大与虚劳病"脉大为劳"有相似之处,但实质不同。本条之浮大按之有力,且见反涩,为食阻气滞所致的实证;虚劳之"大而浮",为阴虚不能敛阳,虚阳浮越于外,脉大而按之无力,应当鉴别。

【原文】脉數而滑者,實也,此有宿食,下之愈,宜大承氣湯。(22)

【释义】进一步论述宿食病的脉因证治。脉数为胃肠有热,脉滑为宿食新停,此为宿食初滞,胃肠气机壅滞不甚,可用大承气汤荡涤肠胃积热食滞。

【临床应用】本条为宿食热结之候,应有脐腹胀痛之主症,方可用大承气汤。如热结稍轻者,可用调胃承气汤加山楂、神曲之类,以泄热导滞消食。如舌脉无热象,可用保和丸加减,以消食导滞。

【原文】下利不欲食①者,有宿食也,當下之,宜大承氣湯。(23)

大承气汤方:見前痙病中

【校注】

①不欲食:邓珍本、赵开美本均作"不饮食",据诸本改。

【释义】本条论述宿食下利的证治。宿食病见到下利,本可使食浊积滞从下而去,但仍不欲食,是宿食尚未悉去,故恶食。可用大承气汤因势利导,使积滞从下全部排出。

【临床应用】病下利而用大承气汤,属通因通用,根据《伤寒论》精神,必须具备以下条件:①脐腹四周按之坚硬有块者;②脉沉实或迟而滑,或滑而疾者;③下利纯水而无粪,其气极臭秽不可近者;④有谵语或兴奋症状者。可供参考。

三、宿食在上证治

【原文】宿食在上脘,當吐之,宜瓜蒂散。(24)

瓜蒂散方:

瓜蒂一分(熬黃)　赤小豆一分(煮)

上二味,杵爲散,以香豉七合煮取汁,和散一錢匕,溫服之。不吐者,少加之,以快吐爲度而止。亡血及虛者不可與之。

【释义】本条论述宿食在上脘的治疗。宿食停积于胃上脘,有胸脘痞闷,泛泛欲吐之症,是正气驱邪外出的表现,应当根据《素问·阴阳应象大论》"其高者,因而越之"的精神,因势利导,用瓜蒂散以吐之。瓜蒂味苦,赤小豆味酸,合之能酸苦涌泄,涌吐胸中实邪;佐以香豉汁以开郁结、和胃气。

【临床应用】本方可用于宿食、痰涎壅塞于上引起的胸膈胀满等证,其病势迫于胸咽,有泛泛欲吐之势者。

学习小结

1. 学习内容

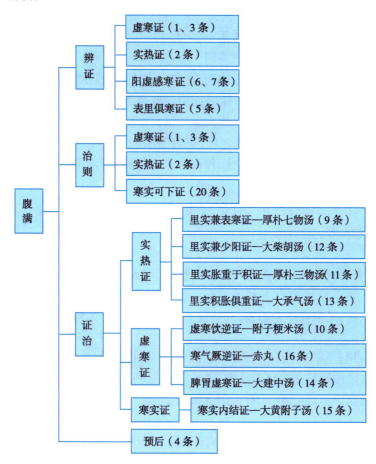

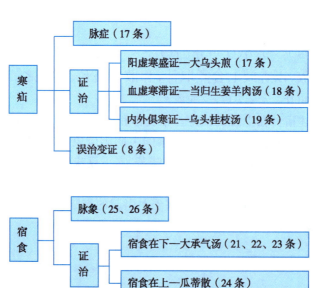

2. 辨病论治特点

腹满是一个常见症状,本篇把它作为一个杂病进行论述。其病因很多,有外寒(中寒)、内寒(中寒家)、肝寒、脾胃虚寒、阳虚阴盛、实热内结等不同,不外乎寒、热、虚、实四大类。所在脏腑,实热性腹满,多与胃肠腑实有关,虚寒性腹满,多与脾、肝、肾虚弱有关。仲景非常重视腹满的虚实辨证,将望、问、切合参,尤其重视腹部的形征、症状以及病者的反映。一般而言,虚证寒证多腹满时减,复如故;按之不痛;篇中虽未言喜温喜按,但根据其发病机理,其意自明。实证腹满多按之痛甚,故应拒按;实热证多腹满不减,减不足言。至于其他寒热兼症无需赘言,故仲景略而未详。

腹满的治疗,虚寒证多用温补,寒实证则用温下。至于实热证,虽然当用寒下,但仲景同中求异,列举了实热兼表寒证,说明辨治里实热腹满证,要注意有无表邪;同样是里实热,却要辨无形之气滞与有形之积滞孰轻孰重;此外,还需注意满痛的部位,有心下、偏于一侧胁下、绕脐等不同。对于虚寒证,不仅阳虚里寒,还列举了水饮阴邪作祟的表现。

寒疝是寒气攻冲所致腹痛,其发病有内外皆寒、血虚有寒、阴寒痼结等不同。其辨证也是紧紧围绕腹痛的程度、部位以及伴随症等展开。

宿食本篇重在论脉,或以脉指导治疗,或以脉论辨证。其治疗重视因势利导,就近祛邪,以避免正气损伤。

篇中用药有如下特点,对于阴寒内盛者,主要用辛热(或辛温)散寒止痛,如乌头、附子、细辛、干姜、蜀椒之类;正虚较甚,则兼以甘温,如蜜、饴糖;血虚不足,则用当归、羊肉温养。对于痛剧或阴盛之重症,用药不拘常法,如乌头配半夏、附子配半夏;荡涤实邪习用大黄,若实热内结,每与厚朴、枳实(或兼芒硝)配伍;寒实内结,则与附子、细辛为伍。

关于腹满的预后,一般实热证易于获效,预后较好;寒实之证,邪实正虚,预后较差。

(徐建虎)

复习思考题

A 类题

1. 腹满、寒疝、宿食三病合篇的意义是什么?

2. 试述腹满病之实热证、虚寒证的鉴别要点。

3. 附子粳米汤与赤丸的配伍中,有何相反组成的药物? 为什么?

4. 寒疝的病机是什么? 如何辨证论治?

5. 《金匮》对宿食病提出什么治法? 为什么?

B 类题

1. 如何理解实热性腹满病"舌黄未下者,下之黄自去"?

2. 厚朴七物汤证属表里同病,为何在治法上不采取先表后里?

3. 厚朴三物汤与小承气汤有何异同?

4. 大黄附子汤证的"发热"机理是什么? 为何种治法?

5. 试比较附子粳米汤与大建中汤两方的证治。

6. 大建中汤证属虚寒,为何"上下痛而不可触近"? 其证候特点是什么?

7. 《金匮》用乌头桂枝汤时,在服药方法上有何特点?如何认识其药后反应?

8. 大建中汤与小建中汤、黄芪建中汤为仲景的何种治法?试比较异同。

读案思考

案一. 喻某,男,37 岁,农民。素有脘腹疼痛顽疾,每次发作必痛势剧烈,难以忍受。来诊时已发病三日,曾服四逆散、金铃子散等疏肝理气止痛之剂无效。诊见:剧烈腹痛,呈持续性,兼阵发性加剧,剧痛时犹如刀割,主要疼痛部位在上脘,下延至脐。伴见腹中雷鸣,辘辘有声,呕吐清涎甚多。面色苍白,舌淡,苔白,脉沉弦。辨证为胃肠虚冷,寒饮凝滞胃脘,攻冲上逆,经用附子粳米汤:生附片 12g,法半夏 12g,甘草 6g,大枣 10g,粳米 30g。原方药味未曾加减,药价仅一角九分。次日复诊,痛势已平息。自述服药过程:一服痛即减,须臾痛复作,又服痛再止,半日内将药煎服四次,痛势逐次递减,至药服完,痛势已趋平息,是夜安宁。仍用前方,减附片为 10g,半夏为 10g,再一剂,病势稳定,然三日未大便,腹中微胀,遂改用温通并用之大黄附子汤,一剂后大便畅通,余症悉除。[张延浒. 临床应用附子粳米汤的体会[J]. 成都中医药大学学报,1984,(3):23]

思考:该案为何辨证为胃肠虚冷,寒饮凝滞胃脘,攻冲上逆?

案二. 袁某,青年农妇,体甚健,经期准,已育子女三四人。一日,少腹大痛,筋脉拘急而未稍安,虽按亦不住,服行经调气药不止,迁延十余日,病益增剧,迎余治之。其脉沉紧,头身痛,肢厥冷,时有汗出,舌润,口不渴,吐清水,不发热而恶寒,脐以下痛,痛剧则冷汗出,常觉有冷气从阴户冲出,痛处喜热敷,此由阴气积于内,寒气搏结而不散,脏腑虚弱,风冷邪气相击,则腹痛里急,而成纯阴无阳之寒疝。窃思该妇经期如常,不属于血凝气滞之证,亦非伤冷食积,从其脉紧肢厥而知为表里俱寒,而有类于《金匮》之寒疝。其谓:"腹痛脉弦而紧,弦则卫气不行,即恶寒;紧则不欲食,邪正相搏,即为寒疝。"又"寒疝腹中痛,逆冷,手足不仁,若身疼痛,灸刺诸药不能治,抵当乌头桂枝汤主之。"本病症状虽与上引《金匮》原文略有出入,而阴寒积痛则属一致。因处以乌头桂枝汤:制乌头四钱,桂枝六钱,芍药四钱,甘草二钱,大枣六枚,生姜三片。水煎,兑蜜服。上药连进二帖,痛减厥回,汗止人安。换方当归四逆加吴茱萸生姜汤:当归五钱,桂枝二钱,细辛一钱,芍药、木通各三钱,甘草、吴茱萸各二钱,生姜三片。以温通经络,清除余寒,病竟愈。[赵守真. 治验回忆录[M]. 北京:人民卫生出版社,2008:89]

思考:1. 该案患者冷汗出的机理是什么?

2. 本案既属表里俱寒,何症为表寒?何症为里寒?

案三. 李某,女,50 岁,平素体丰多痰,某日进食时偶与媳妇口角动怒,食后即觉食停上脘,胸膈满闷,闷甚则厥,昏不知事,四肢冰冷,三五日一发,前医曾用消食、攻下不应,延绵二十余日。诊时述心中欲吐而不得,烦躁,坐卧不安,饮食少进,舌红苔厚垢如积粉,脉两寸滑数。证属气郁化火夹痰食,阻隔上脘。法当涌吐以去实邪。处方:瓜蒂、赤小豆、白矾、郁金各 10g,共研细末,分四包,每服一包,以栀子 10 枚煎汤送服。服 2 包,吐出宿食、痰涎两碗余,秽酸难闻,胸膈顿觉开朗,粥糜调养数日而安。[查正春. 吐法治验急证二则[J]. 江西中医药,1983,(2):6]

思考:1. 本案的成因是什么?

2. 本案患者昏厥、四肢冰冷的机理是什么?

3. 处方中白矾、郁金的作用是什么?

五脏风寒积聚病脉证并治第十一

📄 **学习目的**

了解三焦为病与积、聚、䅽气三者的鉴别,领会张仲景有关五脏风寒积聚病证的辨证论治精神,知晓肝着、脾约、肾着病的基本诊治思路。

学习要点

肝着、肾着的概念及其辨证论治。

重点条文:7、16

本篇论述了五脏风寒和真脏脉象,三焦各部病证及脏腑积聚脉症,体现了以五脏为核心的辨证方法。其中五脏风寒部分脱简较多。五脏病既有中风、中寒等邪伤脏,又有气血阴阳不和的病机。至于五脏的死脉论述,反映了人以胃气为本的思想。篇中还论述了三焦为病与积、聚、䅽气三者的鉴别。

篇中论述三焦竭部的思想,既有上、中、下三焦一部有病,可影响到其他两部,又有调理有病的一部,可解除其他两部病证的思想方法。本篇对肝着、脾约、肾着三种病证的论述较为详尽。

一、五脏病证举例

(一)肺病

1. 肺中风

【原文】肺中風者,口燥而喘,身運而重,冒而腫脹。(1)

【释义】本条论述肺中风的症状。风属阳邪,性燥,风燥伤肺,津液被灼,津亏不行,肺失宣降,故口燥而喘;肺失治节,清肃之令不行,气机不利而卫阳不得外达,故身体运转动摇而沉重;肺气不能通调水道,浊阴不降,清阳不升,水气外溢肌肤,故身体冒而肿胀。

【辨治与方药点睛】原文"中"字应读平声,因杂病以内因为主,与伤寒外邪中人的"中"字不同。有关肺中风的详细证候可参陈言《三因方·卷二》。

2. 肺中寒

【原文】肺中寒,吐濁涕。(2)

【释义】本条论述肺中寒的症状。肺为华盖,中寒则胸阳不布,津液不行,凝聚而变生浊涕,肺开窍于鼻,肺气失宣则鼻窍不利,浊涕难从鼻出而转道于口,故可见口吐浊涕。

3. 肺死脏脉

【原文】肺死臟,浮之虚,按之弱如葱葉,下无根者死。(3)

【释义】本条论述肺死脏的脉象。肺病极重,肺阴已绝,肺脏真气涣散,虚阳浮于上,故浮取脉虚,沉取弱如葱叶,中空而又无根。此为肺之气阴两败,故主死。

【临床应用】临床尚需结合症状判断。如《伤寒论·辨脉法二》载"若汗出发润,喘不休者,此为肺先绝也",《脉经·卷四》亦有"口张但气出而不还"之论。四诊合参,方能不误。

(二)肝病

1. 肝中风

【原文】肝中風者,頭目瞤,兩脇痛,行常傴①,令人嗜甘。(4)

【校注】

①傴(yǔ):驼背。谓行走时常曲背垂肩,腰不能挺直之状。

【释义】本条论述肝中风的症状。肝为风木之脏,其经布胁肋,连目系,上出额至巅顶。肝中风热,风胜则动,风易从火化,风火扰动于肝,故头目瞤动。肝主筋,经脉下膈通脊,风火之邪消灼精血,脊背筋脉失其濡养而挛急不利,肝之经脉郁结不舒,故两胁痛,行常傴。甘入脾,土气冲和,则木气条达。嗜甘者,正如《素问·脏气法时论》云:"肝苦急,急食甘以缓之。"

【临床应用】肝中风的详细症状可参陈言《三因方·卷二》。

2. 肝中寒

【原文】肝中寒者,兩臂不举,舌本①燥,喜太息,胸中痛,不得转侧,食则吐而汗出也。《脈經》、《千金》云:時盗汗,咳,食已吐其汁。(5)

【校注】

①舌本:一指舌根,一指舌体;此处应指舌体而言。

【释义】本条论述肝中寒的症状。肝主筋而司运动,中寒则留滞经脉,阳气不得温煦,故筋脉收引而两臂不举。肝脉循喉咙之后,络于舌本,肝寒不能蒸津上润于舌,故舌本干燥。肝有寒则肝气失条达疏泄,故善太息以舒畅郁滞;肝脉上贯胸膈,寒气闭郁肝,则胸阳不宣,脉络凝塞,故胸中痛,不得转侧。肝病犯胃,胃气不降而上逆,故胃不受食,食则吐;气逆而开,津随之而泄,故吐而汗出。

【临床应用】肝中寒的详细症状可参陈言《三因方·卷二》。

3. 肝死脏脉

【原文】肝死臟,浮之弱,按之如索不來①,或曲如蛇行②者,死。(6)

【校注】

①如索不来:沉取脉如绳索,飘浮游移,劲而不柔。

②曲如蛇行:脉象如蛇行弯曲之状,虽左右奔引,却无畅达柔和之感。

【释义】本条论述肝死脏的脉象。肝之平脉,如《素问·平人气象论》所说:"平肝脉来,耎弱招招,如揭长竿末梢,曰肝平。"这是有胃气之肝脉。肝病极重,阴血大伤,真气将散。阴血少而不能充盈血脉,故浮取弱。阳气少而不能通畅血脉,瘀而不行,故脉如绳索,郁阻坚劲,或委屈不前,弯如蛇行。此为肝之气血两败,多属死症。

【辨治与方药点睛】此条脉如蛇和痉病中脉如蛇预后各不相同,痉病"其脉如蛇"见于腹部暴胀,由脏出腑的证候中,是欲解的脉象。本条"曲如蛇行"见于"浮之弱,按之如索不来"之后,乃病进之脉,实属同形异势,可知仲景脉法是灵活的,临床应结合四诊八纲全面考虑才能作出正确的决定。

4. 肝着证治

【原文】肝着①,其人常欲蹈其胸上②,先未苦时,但欲饮热,旋覆花湯主之。臣億等校諸本旋覆花湯方,皆同。(7)

旋覆花湯③方:

旋覆花三兩　葱十四莖　新絳少許

上三味,以水三升,煮取一升,頓服之。

【校注】

①着(zhuó):留滞附着之义。

②蹈其胸上:蹈,原为足踏之意,蹈其胸上,可理解为用手推揉按压或捶打胸部。

③旋覆花汤:邓珍本此处原缺方名、药物及服法,此据《妇人杂病》篇所载旋覆花汤增补。

【释义】本条论肝着病证治。肝着是肝经气血郁滞,留着而不畅行的病证。肝之经脉布胁肋而贯于胸,寒邪侵犯肝经,致肝经气血郁滞,阳气痹结,加之金不制木,寒邪循肝经反注于肺,故患者感到胸胁部痞闷不舒,甚或胀痛、刺痛,欲以手按揉或捶打胸部,使气血暂得畅通,以减轻痛苦。气血得寒则凝,得热则行。本病初起,气血郁滞尚不明显,病情较轻,故只欲饮热,以助阳散寒,通畅气血。肝着既成,经脉凝滞,阳气不通,气血不畅,虽热饮亦不足以愈病,故治以旋覆花汤,行气活血,通阳散结。方中旋覆花苦辛咸温,善通肝络而散结降气;葱白辛温芳香,通阳散寒,宣泄开闭;新绛少许,活血化瘀。三药合用,使气行血畅,阳通寒散,则肝着自愈。方后谓"顿服之",目的在于使药力集中,以获速效。

【辨治与方药点睛】治疗肝着以"通"为要领。

【临床应用】肝着主症是胸胁胀满,局部喜捶打揉按,欲饮热,脉弦涩。其病机是肝经气血郁滞,着而不行。旋覆花汤之新绛究系何物,《神农本草经》未载,医家认识不一,有认为是用具有活血化瘀作用的茜草汁或藏红花汁、苏木汁等药汁初染的大红色丝织品,而陶弘景则称绛为茜草,新绛为新采收的茜草,以治肝着及妇人半产漏下属于瘀血者,确有疗效。临床可以茜草、红花、苏木等代新绛用。

本方临床可用于治疗具有上述证机特点的梅核气、月经不调、产后漏下、肋间神经痛、肋软骨炎、慢性肝胆疾病、慢性胃炎、冠心病等病。

 病案分析

　　于某,男,36岁,1980年6月23日初诊。病家自诉强力负重后,出现左侧胸胁疼痛如刺,痛处不移,且入夜更甚,夜寐不安,以手按揉稍舒,咽喉略燥,喜热饮,舌质偏黯,脉沉涩。治拟活血祛瘀,疏肝通络。旋覆花(包)18g,茜草根6g,归尾、郁金各9g,青葱5支。服药3剂后,胸胁疼痛大减,夜寐随之亦转安宁。续用原方3剂,巩固治之而愈。[何若萍. 中国百年百名中医临床家丛书·何任[M]. 北京:中国中医药出版社,2001:206]

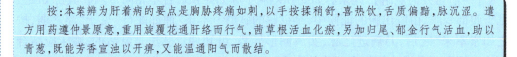

　　按:本案辨为肝着病的要点是胸胁疼痛如刺,以手按揉稍舒,喜热饮,舌质偏黯,脉沉涩。遣方用药遵仲景原意,重用旋覆花通肝络而行气,茜草根活血化瘀,另加归尾、郁金行气活血,助以青葱,既能芳香宣浊以开痹,又能温通阳气而散结。

（三）心病

1. 心中风

【原文】心中風者,翕翕發熱,不能起,心中飢,食即嘔吐。（8）

【释义】本条论述心中风的症状。心主火热属阳脏,心经有热,复中风邪,风热相合,向外发泄,所以翕翕发热;风热内盛,壮火食气,心气被伤,故精神疲困,卧不能起。心热移胃,化燥伤津,胃失和降,故虽觉饥饿,但拒纳食物,食入则助热而气逆呕吐。

【临床应用】心中风的详细症状可参陈言《三因方·卷二》。有关心中风的治法,曹家达认为不宜寒凉息风,只须防风黄芪导之外出,大黄甘草导热下行即可。

2. 心中寒

【原文】心中寒者,其人苦病心如噉蒜狀①,劇者心痛徹背,背痛徹心,譬如蠱注②。其脉浮者,自吐乃愈。（9）

【校注】

①心如噉蒜状:噉(dàn),吃的意思。即心里难受好像吃蒜后嘈杂而辣之感。

②蠱注:形容如虫咬一样痛苦难忍。

【释义】本条论述心中寒的症状。心中阴寒,寒凝脉络,阳气被郁,欲越而不得越,故心中有灼辣而如噉蒜状。如病情进一步加剧,心阳闭阻,胸背气机闭塞不通,则心痛彻背,背痛彻心,如同虫咬一样痛苦难忍。如其人脉浮者,邪有上越外出之机,故吐后乃愈。

【临床应用】心中寒的详细症状可参陈言《三因方·卷二》。临床上确有些心病表现出胃胀胃痛等胃部不适,但宜从心或从胃,仍当四诊合参方能定论。

3. 心伤

【原文】心傷者,其人勞倦,即頭面赤而下重,心中痛而自煩,發熱,當臍跳,其脉弦,此爲心臟傷所致也。（10）

【释义】本条论述心伤的症状。心主血,血生于气,心血不足,气无所附,则症见劳倦疲乏;阳气浮越于上,故头面赤;上盛则下虚,中气不足则腰及下肢沉重无力;心虚失养,热动于中,故心胸疼痛而发热烦躁;心阳浮动于上,肾水动于下,故脐处跳动不宁,有如奔豚欲作之症。脉弦,是心之气阴两伤,不能濡养经脉,且弦脉主阴、主水,故此为心脏伤所致也。

【临床应用】本条治法,高学山认为可与小建中汤加参、芪、归、麦,结合临床可加酸枣仁、柏子仁、茯神以养心安神;曹家达认为若心阳虚而肾水妄动者可用苓桂甘枣汤。

4. 心死脏脉

【原文】心死臟,浮之實如麻豆,按之益躁疾者,死。（11）

【释义】本条论述心死脏的脉象。由于心血枯竭,心阳浮动,血脉失去温润和调之象,所以脉浮取坚硬躁急如弹丸或豆粒样转动,重按则见躁急不宁之象,此为阴气已绝,心气涣散,多属死证。

【临床应用】本条可与心死证合参。如《伤寒论·辨脉法》"阳反独留,形体如烟熏,直视摇头者,此为心绝也。"临床尚可见到肩息、昏瞀、舌短、口开、面黑如鲞等。

5. 心虚邪哭癫狂证

【原文】邪哭①使魂魄不安者,血氣少也,血氣少者屬於心。心氣虛者,其人則畏,合目欲眠,夢遠行,而精神離散,魂魄妄行。陰氣衰者爲癲,陽氣衰者爲狂。(12)

【词解】①邪哭:心脏受邪传肺,而致悲伤哭泣,有如邪鬼作祟,故称邪哭。

【释义】本条论述心脏血气虚少发生邪哭癫狂的症状。心脏受邪传肺而喜悲伤哭泣,心之气血虚少,伤及肝肺,则魂魄不安;心藏神,心虚则神怯,畏惧恐怖。心气不足,肝血虚少,精气不能上注于目,故合目欲眠;心神不敛,精气涣散则魂魄失统,魂不守舍,魄不安宅,故精神魂魄浮荡无依,症见梦远行等精神失常的病变。如果病情进一步发展,阴气虚者可以转变为癫证,阳气虚者可以转变为狂证。

【辨治与方药点睛】《内经》癫狂未分,《难经》始立足实证分癫狂之阴阳,至仲景则立足虚证分癫狂之阴阳。

【临床应用】临床实践证实,癫狂与心脏之气血两虚有着密切的关系,可见仲景所论在《内经》、《难经》的基础上是有所发展的。

(四)脾病

1. 脾中风

【原文】脾中風者,翕翕發熱,形如醉人,腹中煩重①,皮目瞤瞤而短氣。(13)

【校注】

①烦重:心烦而腹重,一解为腹重为甚。

【释义】本条论述脾中风的症状。风为阳邪,脾受风邪,风从热化,故见发热而形如醉人。脾为湿土,为阴中之至阴,脾主大腹,风热干及于脾脏,脾气郁遏,水湿不化,阳气不能宣达,清阳不能上升,故头目眩晕,且身体困重;湿停阳郁不伸,故腹中烦满重胀。眼胞属脾,风胜则动,风胜于脾,故眼胞皮肤瞤动,甚至眼皮浮肿或肢体肌肉瞤瞤而动。脾不运湿,湿阻气机,呼吸不利则短气。

【临床应用】脾中风的详细症状可参陈言《三因方·卷二》。本条治疗,曹家达《金匮发微》认为可与越婢加术汤。

2. 脾死脏脉

【原文】脾死臟,浮之大堅,按之如覆杯潔潔①,狀如搖者,死。臣億等詳五臟各有中風中寒,今脾只載中風,腎中風、中寒俱不載者,以古文簡亂極多。去古既遠,無文可以補綴也。(14)

【校注】

①按之如覆杯洁洁:覆杯,倾倒之杯;洁洁,中空无物。形容脉象中空,如复空杯。

【释义】本条论述脾死脏的脉象。脾脉应从容和缓而有神。若脾气已绝,不能运化水谷,饮食停聚,则气血无以充养血脉,脉气自然失和;浮取大坚乃脾阴虚,虚阳外浮,又与饮食停聚化热外蒸相合;按之中空乃脾阳将绝;脾气微弱,时有而化食,时无而中止,故脉来摇荡不定,乍疏乍数,或左或右。此为脾之阴阳败散之象,故曰死脏脉。

【临床应用】《脉经·诊五脏六腑气绝证候》中的脾绝证候可参。

3. 脾约证治

【原文】趺陽脉浮而濇,浮則胃氣強,濇則小便數,浮濇相搏,大便則堅,其脾爲約,麻子仁丸主之。(15)

麻子仁丸方:

麻子仁二升　芍藥半斤　枳實一斤　大黃一斤　厚朴一尺　杏仁一升

上六味,末之,煉蜜和丸梧子大,飲服十丸,日三,以知爲度。

【释义】本条论脾约病证治。趺阳脉候脾胃之气,其脉浮而涩,浮为胃热气盛;涩是按之滞涩而不流利,乃脾脏津液不足;胃强脾弱,脾被胃所制约,不能为胃行津液,故肠道失润而大便干结,膀胱为胃热所迫则小便频数。治宜麻子仁丸泄热润燥,利气通便。方中芍药、麻子仁滋阴润燥,治脾阴之弱;大黄泄热通便,治胃气之强;枳实、厚朴理脾肺之气,以行津液;杏仁润燥而利肺气,以通幽导便;以蜜为丸,意在甘缓润下。诸药合用,使阳明燥热得泄,太阴津液得滋,则脾约可愈。

【辨治与方药点睛】麻子仁丸攻下之中寓有滋润之意,对后世温病学家启发甚大。如吴鞠通治阴虚便秘的增液汤,实从本方之义而来。

【临床应用】临床上多用本方治疗内有燥热、津液不足所致的习惯性便秘、糖尿病等慢性病所出现的便秘及肛肠术后便秘。

(五)肾病

1. 肾死脏脉

【原文】腎死臟,浮之堅,按之亂如轉丸①,益下入尺中者死。(17)

【校注】

①乱如转丸:形容脉象躁动,犹如弹丸之乱转。

【释义】本条论述肾死脏的脉象。肾脉本当沉实有力,今脉轻取坚而不柔和,重按之乱如转丸,躁动不宁,尺部尤为明显,此乃真气不固而外越,元阴元阳将脱,故主死证。

【辨治与方药点睛】本条精神源自《素问·平人气象论》"死肾脉来,发如夺索,辟辟如弹石曰肾死"。

【临床应用】判断肾死脉还应与证候合参,《脉经·诊五脏六腑气绝证候》中的肾绝证候可参。

2. 肾着证治

【原文】腎著①之病,其人身體重,腰中冷,如坐水中,形如水狀,反不渴,小便自利,飲食如故,病屬下焦,身勞汗出,衣一作表裏冷濕,久久得之。腰以下冷痛,腹重②如帶五千錢,甘薑苓术湯主之。(16)

甘草乾薑茯苓白术湯方:

甘草　白术各二两　乾薑　茯苓各四两

上四味,以水五升,煮取三升,分温三服,腰中即温。

【校注】

①肾着:音义同肝着之"着"。

②腹重:《脉经》《千金》为"腰重"。

【释义】本条论肾着病的成因和证治。肾着,即寒湿痹着于腰部的病证,因腰为肾之外府,故名肾着。"身劳汗出,衣里冷湿,久久得之"论肾着病的成因。过劳伤阳,卫外不固,反复汗出,冷汗变为寒湿,久渍腰部,或寒湿之邪乘虚而入,浸淫腰部经脉,痹着阳气,日久形成肾着病。"身体重,腰中冷"、"腰以下冷痛"论肾着病的主症。湿性重浊,侵犯腰腿部肌肉经脉,故觉身体沉重;寒湿痹阻,阳气不通,故腰及腰以下冷痛。"如坐水中"、"形如水状"、"腰重如带五千钱"为喻笔法,意在形容腰中寒湿之盛。"反不渴,小便自利,饮食如故,病属下焦"是鉴别诊断。如果肾气亏虚,膀胱气化失常,既不能蒸腾津液于上,又不能化气行水于下,则必有口渴、小便不利。今反而口不渴,小便自利,说明病不在肾之本脏。饮食如故,说明中焦胃气尚和。病属下焦,是说本病与脾肾无直接关系,不属水气病,病位在躯体下部,肾之外府腰部肌肉经脉。

本证治法上不必温肾,而应温化肌肉经络间之寒湿。以甘姜苓术汤主治。方中干姜配甘草,辛甘化阳,温中散寒,燠土制水;茯苓配白术,甘淡渗水,健脾利湿。诸药合用,使寒去湿除,阳气温行,"腰中即温",肾着遂愈。

【辨治与方药点睛】本病虽名为肾着,但其病机为腰中寒湿。命名方法体现了仲景以"脏腑辨证"为核心的学术思想。肾着的治疗要领是在健脾化湿药物的基础上,应用辛温散寒的干姜。

【临床应用】临床常用本方治疗呕吐腹泻、老年人小便失禁、阳痿、遗尿、妇女腰冷带下、妊娠下肢浮肿及闭塞性静脉炎、坐骨神经痛等病证,属脾阳不足而有寒湿者。

 病案分析

杜某,男,40岁,温江县委干部,一周前参加劳动,反复出汗,后又淋暴雨,衣服浸湿未换,继续劳动。午后休息,觉腰部重滞,辗转困难。无恶寒发热,饮食二便正常。前医认为是脾虚风湿所致,用五味异功散加羌活、秦艽之类,服3剂,其病若故。于1976年8月16日邀余诊治。证如上述,舌质淡,苔薄津润,脉沉细而缓。此为寒湿凝滞于腰,督脉阳气痹塞之肾着证。拟用温土胜湿、通阳宣痹之甘姜苓术汤加味主治:干姜12g,白术12g,茯苓15g,独活12g,桂枝10g,甘草3g。嘱服2~4剂。于9月2日随访:病人上方服2剂后,证大减,腰重明显减轻,能下床行走,坐立仍觉困难,又服两剂而痊愈。[王廷富.金匮要略指难[M].成都:四川科学技术出版社,1986:233]

按:本案因劳动出汗,汗湿其衣未换,寒湿之邪附着于腰部肌肉,督脉之阳气阻滞所致。辨为肾着病的要点是腰部重滞,辗转困难,饮食二便正常,舌质淡,苔薄津润,脉沉细而缓。拟用甘姜苓术汤温阳行气,散寒除湿,加独活祛风除湿,宣通督脉之阳气,更加桂枝与独活同伍,加强温通督脉阳气之功效。

二、三焦病证举例

（一）三焦竭部

【原文】问曰：三焦竭部[①]，上焦竭，善噫，何谓也？师曰：上焦受中焦氣未和，不能消穀，故能噫耳。下焦竭，即遺溺失便，其氣不和，不能自禁制，不須治，久則愈。（18）

【校注】

①三焦竭部：三焦各部所属脏腑的功能衰退，阴血衰竭。

【释义】本条论述上中下三焦各部脏腑生理功能暂时衰退，互相影响或直接发生的病变。三焦之一部所属的脏腑生理功能衰退，则会影响其他部，出现受影响部的病症。上焦受气于中焦，如中焦脾胃功能衰退，不能运化水谷，胃中浊气上逆则噫气，噫气虽出于上焦，而病机却在中焦脾胃不和。下焦肾、膀胱以及大、小肠功能衰退，不能制约二便，就可出现遗尿或大便失禁的症状。疾病主要是由于上焦心肺功能衰退，荣不能守，卫不能固，其气不和于下而致下焦失其制约，二便失禁。本证不须治疗下焦，须待上焦心肺正气恢复，荣卫之气调和，上焦得治，则下焦自安。

【辨治与方药点睛】本条体现了仲景在辨证、治疗方面的两个特点：一是对病机认识的整体观念，说明三焦在病变上的相互影响；二是求得病变根源而施治的精神。治疗过程中，调和上焦心肺之血气，使五脏元真通畅，既能治疗中焦善噫，又能治疗下焦遗尿失便。

（二）热在三焦及大小肠寒热病变

【原文】师曰：熱在上焦者，因咳爲肺痿；熱在中焦者，則爲堅；熱在下焦者，則尿血，亦令淋秘[①]不通。大腸有寒者，多鶩溏[②]；有熱者，便腸垢。小腸有寒者，其人下重便血，有熱者必痔。（19）

【校注】

①淋秘：淋指小便淋沥涩痛；"秘"指小便癃闭不通。

②鶩溏：鶩即鸭。鶩溏，形容大便水粪杂下，状如鸭粪。

【释义】本条论述热在三焦及大小肠的寒热证。热在上焦，肺失清肃则气逆而咳，久咳津气俱伤，肺叶失润，肺叶痿弱而成肺痿。热在中焦，脾胃津伤，肠道失润，故大便燥结坚硬。热在下焦，肾与膀胱受累，热灼络脉，迫血妄行，故尿血；热结气分，气化不行，故小便淋沥涩痛，或尿闭；内热煎熬津液，则成石淋。

大肠为传导之官，其病则传导失职。临证应分辨其寒热，大肠有寒，水谷不分，则水粪杂下。大肠有热，燥伤肠液，涩滞不行，则为大便黏滞垢腻而不爽。小肠为受盛之官，病则受盛化物功能失常。故小肠有寒，浊阴停滞，阳虚气陷而不能统摄阴血，则见下重便血；小肠有热，热移广肠，蓄于肛门，则为痔疮。

【临床应用】本条论述的三焦和大小肠病证，只是举例而言，临床当举一反三，不必泥于条文。如肺痿、大便坚及尿血、癃闭等证临床也有属寒者，下重便血也有属热者，痔疮亦有寒热之分，故临床当以辨证为主。

三、积聚与荣气鉴别、积病主脉

【原文】问曰：病有積，有聚，有榮氣[①]，何謂也？师曰：積者，臟病也，終不移;聚者,腑病也,發作有時,輾轉痛移,爲可治;榖氣者,脇下痛,按之則愈,復發爲榖氣。諸積^②大法,脉來細而附骨者,乃積也。寸口,積在胸中;微出寸口,積在喉中;關上,積在臍旁;上關上^③,積在心下;微下關^④,積在少腹;尺中,積在氣衝^⑤。脉出左,積在左;脉出右,積在右。脉兩出,積在中央,各以其部處之。(20)

【校注】

①榖气:即谷气,指水谷之气停积留滞之病。

②诸积:包括《难经·五十六难》所称五脏之积,即心积曰伏梁,肝积曰肥气,脾积曰痞气,肺积曰息贲,肾积曰贲豚。其病皆由气、血、食、痰、虫等积滞所引起。

③上关上:关上即关部,上关上,指关脉的上部。

④下关:指关脉的下部。

⑤气冲:即气街,穴名,为脐下五寸,任脉旁开二寸。

【释义】本条论述积、聚、榖气的区别和积病的脉诊。积和聚皆为腹部之肿块,但二者有所区别:积病在脏,病在血分,由于气滞血瘀,阴凝积结所致,所形成的痞块,推之不移,痛有定处。为气血渐积,积块可由小到大,按之硬,病位较深难治;聚病在腑,病在气分,由气郁而滞,感寒而聚,故痛无定处,发作有时,推之能移,时聚时散。聚块大小不定,按之柔,病位较浅易治。榖气即水谷之气停积留滞之病,由于谷气壅塞脾胃,土壅木郁,肝郁不舒,故胁下痛,腹满嗳气或呕恶,若按揉则胸胁气机暂时得以舒展,胁痛可缓,但不久因气滞而复结,胁痛再作。

诊断积病的重要指征为脉来细而附骨。因积病多由气血痰食阴寒凝结所致,气郁血瘀,营卫气血不能上行外达,故脉多沉细而不起,好像附着于骨上。临床上可以根据脉沉细出现的部位,来诊断积病的部位。如寸口脉沉细,积病在胸中,因寸口主胸中疾患;微偏于寸部之上的脉沉细,积病在喉中;关脉沉细,积病在脐旁,微偏于关部之上的脉沉细,积病在心下;微偏于关部之下的脉沉细,积病在少腹;尺部脉沉细,积病在气冲;沉细脉象在左脉出现,积病在身体左侧;沉细脉象在右脉出现,积病在身体右侧;沉细之脉在左右两侧出现,积病在中央。治疗积病的立法处方,要根据不同部位,用不同的方法治疗。

【辨治与方药点睛】本条有关积、聚病的鉴别诊断与《难经·五十五难》的精神是一致的。

【临床应用】积、聚二病在病机和治疗上有一定的联系。聚病日久,气病及血,可转化为积,而积病早期,治疗及时得当,病可由血转气,由脏出腑,由重转轻。根据气血的关系,治血当理气,行气当养血,所以临床上往往积聚并提。至于具体治疗,本书有下瘀血汤、桂枝茯苓丸、大黄䗪虫丸等方剂可参。榖气之病虽有疼痛,但与积聚之疼痛迥异,不可混淆。榖气之治,可参考后世越鞠丸、六郁汤。

学习小结

1. 学习内容

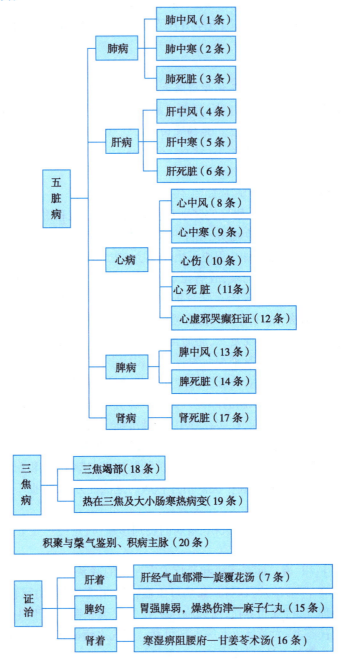

五脏病
- 肺病
  - 肺中风（1条）
  - 肺中寒（2条）
  - 肺死脏（3条）
- 肝病
  - 肝中风（4条）
  - 肝中寒（5条）
  - 肝死脏（6条）
- 心病
  - 心中风（8条）
  - 心中寒（9条）
  - 心伤（10条）
  - 心死脏（11条）
  - 心虚邪哭癫狂证（12条）
- 脾病
  - 脾中风（13条）
  - 脾死脏（14条）
- 肾病
  - 肾死脏（17条）

三焦病
- 三焦竭部（18条）
- 热在三焦及大小肠寒热病变（19条）

积聚与瘕气鉴别、积病主脉（20条）

证治
- 肝着——肝经气血郁滞—旋覆花汤（7条）
- 脾约——胃强脾弱，燥热伤津—麻子仁丸（15条）
- 肾着——寒湿痹阻腰府—甘姜苓术汤(16条)

2. 辨病论治特点

本篇论述了五脏风寒和真脏脉象、三焦各部病证及脏腑积聚脉证。

风与寒两种性质不同的病因直中于五脏中的某一脏,会出现各脏不同的病理变化。五脏之风寒和真脏脉,说明在脏腑病机辨证过程中,一要辨准疾病的部位,二要辨清疾病的性质,三要辨明疾病的轻重程度。可见仲景所论既是五脏证候归类的一种方

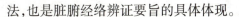

法,也是脏腑经络辨证要旨的具体体现。

本篇对肝着、肾着、脾约三者的理法方药论述较为完整,说明临证实践,不仅要掌握辨证论治的一般规律,而且要掌握辨证论治的特殊规律。肝着为肝经气血郁滞阳气痹结所致,故仲景用行气活血、通阳散结法治疗,后世许多通络逐瘀的治法即源于此。脾约为胃气强,脾阴弱,燥热伤津所致,篇中设润下法治疗,对后世温病学家颇有启发。肾着为阳气不行,寒湿留着于肾之外府所致,故不治肾,通过加强脾阳之温运功能,以除肌肉经脉中的寒湿之邪。以上三方均为目前临床上常用方剂。

由于五脏六腑分属于三焦,因此三焦各部病证,均离不开相关脏腑。而五脏六腑又交相贯通,相生相克,故上中下三焦在生理上相互为用,彼此制约,平衡协调,在病理上则互相影响,相互传变,体现了临床实践要着眼于整体的精神。

本篇指出了积、聚、𥕢气三病的各自特点,以认识难攻难克之病,并论述了积病的主脉及其脉出之处,以定积之部位。均是在《内经》《难经》理论基础上的进一步发展与运用,对临床具有一定的指导意义。

(李云海)

复习思考题

A 类题

1. 肝着的病机、主症、治法与方药是什么?
2. 肾着的病因病机、主症、治法与方药是什么?

B 类题

1. 为什么说肾着方治在脾而非在肾?
2. 如何理解"阴气衰者为癫,阳气衰者为狂"?

读 案 思 考

案一. 崔某,男性,29 岁,已婚,工程师,2012 年 1 月初诊。主诉及病史:胸闷憋气伴头胀多年,自感重物压胸,气不续接,患者两目环黑,时感肩酸背不舒,辗转多方治疗效果不甚理想,遂前来就诊。诊查:舌淡红苔薄白,脉弦涩。

思考: 该案如何诊断? 证型、治法、方药是什么?

案二. 张某,女,74 岁,1988 年 11 月 8 日诊。患者近 2 个多月来,咳嗽胸痛,曾服中西药,收效甚微。症见咳嗽胸痛,痰少带血丝,不易咯出,咽干口燥,形体消瘦,神萎,食欲不振,肚脐部疼痛,按之痛甚,大便八日未解,舌淡红苔薄,脉细软微数。

思考: 该案病变涉及脏腑有哪些? 当如何治疗?

案三. 赖某,男,27 岁,1984 年 4 月 11 日初诊。患者于今晨醒后突感双下肢无力,不能站立与行走,即由家人背来就诊。诊见双下肢欠温,不能随意运动。自感腰部重着,并有胸脘痞闷,纳呆,大便素溏。舌质淡边有齿痕,苔白腻,脉沉迟。

思考: 该案当如何辨证立法? 宜选何方?

痰饮咳嗽病脉证并治第十二

学习目的

领悟张仲景辨治痰饮病精神,掌握篇中经方运用要领。

学习要点

痰饮病治疗原则、痰饮病辨证施治。

重点条文:2、15、16、18、22、24、29、37

本篇专论痰饮病及痰饮所致咳嗽。篇中将痰饮病分为痰饮、悬饮、溢饮、支饮四类。该篇"痰饮"二字有广义与狭义之别,广义"痰饮"为病名,指水饮停积为患的一种杂病;狭义"痰饮"系四饮之一,指饮在肠胃的病变。痰饮为内生病邪,实质就是水饮,故篇中有时又称痰饮为"水",其形成与脾胃纳运失常有关。痰饮形成后,常内扰脏腑,阻遏阳气,壅滞气机,并可妨碍血行,郁而化热。

篇中提出"温药和之"的痰饮病治疗原则,并据虚实缓急之异,兼用利小便、逐饮、发汗、清热、补益诸法。全篇理法方药丰富,为后世痰饮学说的重要组成部分。

一、成因、脉症、分类与预后

(一)成因与脉症

【原文】夫病人飲水多,必暴喘滿;凡食少飲多,水停心下,甚者則悸,微者短氣。

脉雙弦者,寒也,皆大下後善虛;脉偏弦者,飲也。(12)

【释义】本条论述痰饮病成因和脉症。病人饮水过多,脾胃运化不及,可致津聚成饮。若上逆犯肺,肺失宣降,可突发喘满。此与《伤寒论·辨太阳病脉证并治》75条"发汗后,饮水多必喘"相似。凡食少者,必脾胃素虚,运化不健,若"饮多",更妨碍脾胃运化,致水谷不能化生精微,反滞留成饮,停于心下。重则凌心致悸,轻则妨碍呼吸之气而短气。

两手脉俱弦者,主里寒,为峻猛攻下致虚;一手脉弦者,属饮病,由饮邪停积一处所为。

【辨治与方药点睛】此并举"双弦"脉与"偏弦"脉,提示饮病与阳虚里寒证病情有别。

【临床应用】脾虚易致饮停。防治痰饮病,尤须顾护脾胃。

（二）四饮脉症

【原文】問曰：夫飲有四，何謂也？師曰：有痰飲，有懸飲，有溢飲，有支飲。（1）

問曰：四飲何以爲異？師曰：其人素盛今瘦，水走腸間，瀝瀝有聲，謂之痰飲；飲後水流在脇下，咳唾引痛，謂之懸飲；飲水流行，歸於四肢，當汗出而不汗出，身體疼重，謂之溢飲；咳逆倚息，短氣不得臥，其形如腫，謂之支飲。（2）

【释义】此两条论饮病分类及其主症。痰饮病根据饮停部位分为四类：痰饮（狭义）、悬饮、溢饮、支饮。饮停肠胃者属痰饮（狭义）。饮走肠间，与气相击，故沥沥有声；饮停在胃，妨碍饮食化生精微，肌肉失于充养，则形体消瘦。饮积胁下，阻碍肝肺气机升降，见咳唾引胸胁疼痛者，属悬饮。饮流四肢肌肤，影响肺气宣发，致当汗出却无汗，身体疼痛沉重者，属溢饮。饮聚胸膈，致肺失宣降，心阳阻遏，出现咳喘倚息，短气不能平卧，外形如肿者，属支饮。

【辨治与方药点睛】文中论饮停部位运用"走"、"流"、"归于"等字词，反映了饮邪具有流动性的致病特点。

【临床应用】临床辨治痰饮病，需注意饮停部位。

【原文】肺飲不弦，但苦喘短氣。（13）

支飲亦喘而不能臥，加短氣，其脉平也。（14）

脉浮而細滑，傷飲。（19）

【释义】13 条论肺饮脉症。肺饮似应归属支饮，水饮犯肺，气逆不降，故苦于喘促短气，其脉可不弦。

14 条再论支饮脉症。支饮为饮停胸膈，妨碍肺气肃降，故喘促短气，不能平卧，可见脉平不弦。

19 条指出伤饮脉象。"伤饮"寓饮病初期、饮邪轻浅，故脉浮不沉；细滑脉寓示饮邪不甚。

【辨治与方药点睛】此三条列举痰饮病脉不弦、脉平、脉浮而细滑等不同脉象，表明饮停深浅、饮邪轻重、饮病久暂有别，其脉可各异。说明痰饮病并非只见弦脉。

（三）水在五脏

【原文】水在心，心下堅築①，短氣，惡水不欲飲。（3）

水在肺，吐涎沫，欲飲水。（4）

水在脾，少氣身重。（5）

水在肝，脇下支滿，嚏而痛。（6）

水在腎，心下悸②。（7）

【校注】

①心下坚筑：心下，相当于胃脘处；坚，坚实；筑，捣土使坚实。《说文》："筑，捣也"；《释名·释言语》"筑，坚实称也"。心下坚筑，指胃脘处感觉坚实不适。

②心下悸：《金鉴》认为：心下悸之"心"字，当是"脐"字。

【释义】上五条论水饮在五脏的症状。水在某脏，意味饮邪侵扰某脏，其气机受阻,功能失常,故见相应表现。

水饮凌心,阻遏心阳,故心下坚实不适;饮犯心胸,妨碍气机升降,则短气;饮属阴邪,阻遏阳气,所以恶水不欲饮。

水饮射肺,宣降失常,气不布津,则欲饮水;水饮上逆,故吐涎沫。

水饮困脾,运化不健,中气不足,故少气;水饮浸渍肌肉,则身重。

水饮侵肝,郁遏肝气,故胁下支满;饮邪循经扰肺,则嚏引胁下痛。

水饮犯肾,气化失司,饮动于下,故脐下悸。

【辨治与方药点睛】第1、2条将饮病分为四类,似侧重辨饮停部位;此5条言水在五脏,专论饮扰五脏,寓示饮病既需识饮停部位,又要察饮扰何脏,体现了脏腑辨证精神。

【临床应用】水在五脏与四饮宜合看,水在心、水在肾可从痰饮(狭义)辨治;水在肺属支饮;水在脾与痰饮(狭义)、溢饮有关;水在肝可归悬饮。

(四)留饮与伏饮

【原文】夫心下有留飲,其人背寒冷如手大。(8)

留飲者,脇下痛引缺盆,咳嗽則輒已。一作轉甚。(9)

胸中有留飲,其人短氣而渴;四肢歷節痛,脉沉者,有留飲。(10)

【释义】上三条论述留饮证候。留饮,即水饮久留不去者。饮留部位不同,见症各异。饮留心下,阻遏阳气,使之不能通达背部,且饮邪又流注于背俞穴,遂致背冷如手大。

饮留胁下,郁遏气机,肝络失和,则胁下痛引缺盆;咳嗽时振动病所,故痛尤甚。

饮留胸中,妨碍呼吸之气,则短气,气不布津故渴。饮留四肢筋脉骨节,阻滞气血流通,故四肢历节痛,其脉沉。

【辨治与方药点睛】①上述脉症反映了饮邪可流注经络肌肉筋骨的致病特点。②"留饮"之名,揭示了饮病顽固难去的一面。③背冷如手大,启示观察背冷范围有辨证意义。

【临床应用】饮停致背寒冷如手大,应与外感风寒之背恶寒区别。临床治疗该症可酌选苓桂术甘汤。

后世医家根据留饮"四肢历节痛"理论,认为历节、痹证日久,因痰凝关节,瘀滞络脉,可引起肢体麻木、痛剧,甚至骨节变形,故宜酌加化痰散结、活血通络之品。

【原文】膈上病痰,滿喘咳吐,發則寒熱,背痛腰疼,目泣自出,其人振振身瞤劇,必有伏飲。(11)

【释义】本条论述膈上伏饮及其发作时的表现。伏饮,指痰饮伏于胸膈,难以根除者。饮伏膈上胸中,心阳被阻,肺失肃降,素即胸满气喘、咳吐痰涎等。一旦外邪侵袭,辄引发内饮,加重病情。风寒袭表,正邪相争,太阳经脉不利,故恶寒发热,背痛腰疼;外寒里饮,郁闭肺气,气逆不降,则满喘咳吐加剧,并见涕泪自出,甚者因喘甚而身体振动。

【辨治与方药点睛】①"伏"字反映了痰饮潜伏胸膈深痼难除或不易察觉的一面,提示治疗喘咳病,须铲除病根,以免复发。②四饮之外另名留饮与伏饮,意在揭示痰饮致病特点。根据饮邪伏留部位,二者亦可归入四饮之中。

【临床应用】本条病情与哮喘病颇相似,其治疗宜据发作后与未发前分别立法选方。

(五)饮病预后

【原文】脉弦數,有寒飲,冬夏難治。(20)

【释义】本条从脉判断寒饮预后。饮病常见脉弦,若脉弦数,为寒饮夹热,冬夏季节较难治。因冬寒利于热却不利于饮,以温法化饮又恐助热;夏热利于饮却不利于热,予清法除热则虑增饮。

【辨治与方药点睛】本条体现了天人相应的整体观,提示气候会影响疾病,治病当因时制宜。

【临床应用】寒饮夹热,冬夏难治,只是相对单用温药或纯投寒凉而言。若寒温并用,则可兼顾,如木防己汤、苓甘五味加姜辛半杏大黄汤等。

【原文】久咳數歲,其脉弱者可治;實大數者死;其脉虛者,必苦冒。其人本有支飲在胸中故也,治屬飲家。(34)

【释义】本条论支饮久咳的脉症与预后。此久咳是由饮聚胸中,肺气上逆所致,属支饮范畴。久咳数岁,正气必伤,若见脉弱,是正虚邪不盛,故可治;若脉实大数,为正虚邪盛,攻补两难,则预后不良。久咳脉虚之人,由于饮停胸中,清阳不升,浊阴不降,必然苦冒眩,当从饮病辨治。

【辨治与方药点睛】饮病久咳的预后,与邪正盛衰关系密切。故仲景治饮病自始至终都注意顾护脾胃。

二、治则

【原文】病痰飲者,當以溫藥和之。(15)

【释义】本条论痰饮病治疗原则。饮由水聚,其性属阴,易伤阳遏阳,遇寒则凝,得温则行。若脾阳能运、肺气能宣、肾气能化,饮邪遂除。故治痰饮病之本需“温药和之”。“温药”能振奋阳气、开发腠理、通行水道;“和之”寓两层含义:一是不可太过温燥,二是勿专于温补。即用温药时,应视病情恰当配合行、消、开、导、清之品。

【辨治与方药点睛】治痰饮阴邪虽宜温药,但须适度,以免温燥伤阴、温补碍邪。

【临床应用】“温药和之”是痰饮病治本之法,若饮邪壅盛或饮郁化热等标急时,不可拘泥“温药”而畏用寒凉,篇中所用石膏、大黄、木防己、葶苈子、甘遂、大戟等,皆为治痰饮不避寒药的范例。

三、证治

(一)饮停心下、肠间

1. 脾虚心下饮停

【原文】心下有痰飲,胸脅支滿,目眩,苓桂术甘湯主之。(16)

茯苓桂枝白术甘草湯方:

茯苓四兩　桂枝　白术各三兩　甘草二兩

上四味,以水六升,煮取三升,分溫三服,小便則利。

【释义】本条论脾阳虚饮停心下证治。“心下有痰饮”指饮停之处,心下,相当于胃脘部位。饮停胃脘,波及胸胁,妨碍气机通达,故胸胁支满;饮阻中焦,清阳不升,浊阴不降,则头晕目眩。病机为脾胃阳虚,饮停心下。治以苓桂术甘汤温阳蠲饮,健脾利水。方中茯苓配桂枝温阳利水消饮,白术携甘草培土制水。四药合用,振奋脾阳,通畅水道,导饮从小便下出,故方后谓"小便则利"。

【辨治与方药点睛】①饮停心下,还可见短气、背冷如手大、心下悸、心下痞等症,仲景彼详此略。②辨识痰饮病要注意饮停部位,以便选择适宜的祛邪途径。③茯苓配桂枝善于温阳化气利水,是治疗水饮停滞中下焦的常用药对,茯苓用量宜重于桂枝。

【临床应用】凡饮停胃脘或胸胁,脾虚不运,以眩晕、胸胁支满或背冷如手大为主症者,均可选用本方。如梅尼埃病、胸腔积液、慢性充血性心衰、慢性胃炎、胃潴留等病变符合上述证机者,常用本方治疗。该方还可用于一些局部有积液,且符合其病机的病变,如胆囊肿大、盆腔积液。

2. 阳虚微饮短气

【原文】夫短氣,有微飲,當從小便去之,苓桂术甘湯主之;方見上。腎氣丸亦主之。方見腳氣中。(17)

【释义】本条论阳虚微饮证治。微饮,即水饮轻微者,如第 12 条"水停心下。……微则短气"。饮邪虽微,若妨碍呼吸之气,可致短气。治当温阳利水,导饮邪从小便而出。若脾阳不足兼微饮者,用苓桂术甘汤温阳健脾,利水消饮;肾气不足有微饮者,宜肾气丸温肾化气,俾气化水行。

【辨治与方药点睛】苓桂术甘汤健脾消饮、肾气丸补肾消饮,均温而不燥,温中兼消,皆为"温药和之"的代表方。

【临床应用】微饮短气可见于痰饮病初期或治疗后的缓解期。上二方既可用作慢性支气管炎或哮喘病的善后方,也可预防其反复发作。

3. 心下饮泛冒眩

【原文】心下有支飲,其人苦冒眩,澤瀉湯主之。(25)

澤瀉湯方:

澤瀉五兩　白术二兩

上二味,以水二升,煮取一升,分溫再服。

【释义】本条论水饮冒眩证治。心下水饮上泛,蒙蔽清阳,故苦于头昏目眩。治当利水消饮,健脾制水,用泽泻汤。方中重用泽泻淡渗利水,引浊阴下行;轻取白术温补培土,以制水饮。本方与苓桂术甘汤均可治饮病眩晕,都有利水之功,但同中有异(表 12-1)。

表 12-1　泽泻汤证与苓桂术甘汤证比较表

方证	病机	主症	治法	用药特点
泽泻汤证	心下水饮上泛	冒眩严重	利水消饮为主兼以健脾制水	重用甘寒的泽泻,轻取苦温的白术
苓桂术甘汤证	脾胃阳虚饮停心下	胸胁支满,目眩	侧重温阳蠲饮,健脾与利水相当	重用甘淡性平的茯苓,配以性温的桂枝白术、甘平的甘草

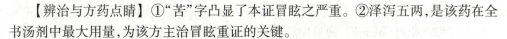

【辨治与方药点睛】①"苦"字凸显了本证冒眩之严重。②泽泻五两,是该药在全书汤剂中最大用量,为该方主治冒眩重证的关键。

【临床应用】本方所治冒眩,多表现为头晕目眩较重,甚者如坐舟车,卧床不起,常伴头目昏沉,精神不振,或恶心呕吐,舌体胖大或边有齿印,苔白滑或白腻,脉弦或滑等。可见于梅尼埃病、高脂血症、脑外伤后遗症、高血压、脑椎-基底动脉供血不足等。此外,耳部疾患如化脓性中耳炎、中耳积液等属水饮上泛者,亦可用之。

4. 心下饮逆呕吐

【原文】呕家本渴,渴者爲欲解,今反不渴,心下有支飲故也,小半夏湯主之。《千金》云小半夏加茯苓湯。(28)

小半夏湯方:

半夏一升　生薑半斤

上二味,以水七升,煮取一升半,分溫再服。

【释义】本条论心下饮逆致呕的预后及治疗。"呕家"指水饮致呕者,若见口渴,是饮邪随呕尽去,胃阳渐复,为病欲解之征;呕后不渴,为心下仍有饮,故以小半夏汤温化寒饮,降逆止呕。方中半夏、生姜温化水饮,降逆止呕;生姜并制半夏之毒。两药"用水七升,煮取一升半",久煎浓取,以减半夏毒并增强药效。

【辨治与方药点睛】观察水饮致呕者口渴与否,有助于判断饮邪是否祛除。

【临床应用】小半夏汤为治呕祖方、专方,主治饮停心下,胃气上逆导致的呕吐,其脉症特点是呕吐痰涎或清水,口淡,不渴,苔白滑或白腻,脉弦或滑。可用于多种疾病过程中出现的呕吐,如肿瘤化疗药物引起的呕吐、胃部手术后功能性排空障碍、急性胃肠炎、急性胆囊炎、梅尼埃病等,其辨证为水饮所致者疗效最好。对辨属其他证型的呕吐,须随证加味。

5. 膈间饮逆呕痞眩

【原文】卒嘔吐,心下痞,膈間有水,眩悸者,小半夏加茯苓湯主之。(30)

小半夏加茯苓湯方:

半夏一升　生薑半斤　茯苓三兩—法四兩

上三味,以水七升,煮取一升五合,分溫再服。

先渴後嘔,爲水停心下,此屬飲家,小半夏茯苓湯主之。方見上。(41)

【释义】条文30论膈间饮停呕吐兼痞眩悸证治。膈间,概指胸膈胃脘等处。膈间停饮,影响胃气和降,可突然呕吐;饮阻气滞,则心下痞塞;上凌心胸,遂心悸;妨碍清阳上达,故眩晕。诸症由膈间饮盛上逆,阻碍气机升降所致。用小半夏加茯苓汤利水蠲饮,降逆止呕。本方在小半夏汤基础上,加一味茯苓淡渗利水,导饮下出。

条文41再论心下饮停呕吐证治。"先渴"系饮停心下,津不上承所致;"后呕"是因渴而饮水,加重饮邪,饮盛上逆。故用小半夏茯苓汤利水蠲饮,降逆止呕。

【辨治与方药点睛】28条言饮病"渴者为欲解",此条指出"先渴后呕,为水停心下",同样是水饮为患,"渴"症产生的机理与反映的病情却不同,当当"谨守病机,各司其属"。

【临床应用】本方适用于饮停心下所致呕吐,伴心下痞满、心悸、眩晕、舌淡苔白腻或白滑、脉弦等征象者。如尿毒症、急慢性胃炎、贲门痉挛、幽门不全梗阻、恶性肿瘤化疗等导致的呕吐;高血压、梅尼埃病、颈椎病、前庭神经元炎等引起的眩晕;病毒性心肌炎出现的心悸等,凡符合上述证机者,可用本方。

6. 下焦饮逆悸吐眩

【原文】假令瘦人脐下有悸,吐涎沫而癫眩,此水也,五苓散主之。(31)

五苓散方:

泽瀉一兩一分① 豬苓三分(去皮) 茯苓三分 白术三分 桂二分(去皮)

上五味,爲末,白飲服方寸匕,日三服,多飲暖水,汗出愈。

【校注】

①泽泻一两一分:《述义》:"按小岛尚质曰:'泽泻一两一分,当作五分,始合古义。此方,《伤寒论》一以铢两称,却是后人所改。'此说确。又按《外台》黄疸,引《伤寒论》,作泽泻五分。益足以征矣。"

【释义】本条论下焦饮逆致悸吐眩证治。不独虚劳、历节可致身体羸瘦,痰饮病因水谷不能化生精微充养形体,也可见形瘦,如前第2条言"其人素盛今瘦"。下焦水饮扰动,故脐下悸;饮泛中焦,乃吐涎沫;饮阻清阳上达,则癫眩,此"癫"宜作"颠"解。皆由下焦水饮作祟,故用五苓散化气利水,导饮下出。方中泽泻、猪苓、茯苓淡渗利水,祛饮于下;白术性温健脾制水,桂枝辛温通阳化气。诸药合用,共奏通阳化气利水之功。药取白饮(即米汤)送服,以充养胃气;多饮暖水,一可补充水津,增益汗源,二可温助胃阳,鼓舞卫气,以助药力。本方与苓桂术甘汤、泽泻汤、小半夏加茯苓汤均可治水饮致眩症,宜加区别(表12-2)。

表12-2　五苓散证、苓桂术甘汤证、泽泻汤证、小半夏加茯苓汤证比较表

方证	病机	主症	治法
五苓散证	饮停下焦,泛于中焦	头眩伴脐下悸,吐涎沫	化气利水 导浊阴下行
苓桂术甘汤证	脾虚饮停胃脘,升降失常	目眩伴胸胁支满,短气	温阳蠲饮 健脾利水
泽泻汤证	心下水饮上泛,蒙蔽清阳	冒眩严重	利水消饮 健脾制水
小半夏加茯苓汤证	膈间停饮,扰及心胃	眩晕必兼呕吐,心下痞,心下悸	利水蠲饮 降逆止呕

【辨治与方药点睛】本证为饮停下焦,波及中焦,故方中也含有苓桂药对温阳化气利水。

【临床应用】本方常用于下焦水饮停蓄,膀胱气化不利所致病证,如急性肾小球肾炎水肿、慢性肾炎、肾病综合征、早期肾功能不全、肾衰竭、化疗性肾衰、血液透析失衡综合征、急性泌尿系感染、尿潴留、小儿神经性尿频、脑积水、婴幼儿秋季腹泻、幼儿轮状病毒肠炎、急性胃肠炎等。其辨证要点为小便不利,脐下悸,眩晕,呕吐清涎,苔白

腻或白滑。

7. 肠间饮结成实

【原文】腹满，口舌乾燥，此腸間有水氣，己椒藶黄丸主之。(29)

防己椒目葶藶大黄丸方：

防己　椒目　葶藶(熬)　大黄各一兩

上四味，末之，蜜丸如梧子大，先食飲服一丸，日三服，稍增，口中有津液。渴者加芒硝半兩。

【释义】本条论肠间饮结成实证治。肠间饮停气滞，故腹满；饮阻气结，津不上承，则口舌干燥；水走肠间，故有沥沥之声。证属肠间饮结成实，气机壅阻，治当涤饮泻实，前后分消，用己椒苈黄丸主治。方中苦寒的防己葶苈合辛温的椒目，利水导饮从小便而去；大黄泻实，涤饮从大便而出；葶苈尚能降泄肺气，以助大肠传导。病在肠腑，宜饭前服药，俾药力直达病所。本方为攻坚决壅之剂，服药量宜渐增。"口中有津液"，是药后饮去气行，津液上达之征；"渴者"为肠间饮结难消，故加芒硝软坚散结，协助大黄荡涤饮邪。

【辨治与方药点睛】方后加芒硝，即遵第一篇16条"诸病在脏，欲攻之，当随其所得而攻之"意。彼渴者与猪苓汤，此渴者加芒硝，皆属审因论治，治其所得。

【临床应用】本方主治痰饮结聚肠腑的实证，以腹胀满、肠间辘辘有声、大便秘结或不畅，苔厚腻，脉沉弦有力为主症。可用于符合上述证机的肝硬化腹水、肺心病心衰、胸腔积液、心包积液、胃肠神经官能症等。但脾虚饮停者不可用。

 病案分析

薛某，女，41岁。1978年6月初诊。患者于1968年盛夏劳动后，一次吃数支冰棍，随后出现胃脘疼痛。继而腹部胀大，身体消瘦，不能坚持正常工作。先后两次以肠功能紊乱收住院治疗，服疏肝健脾方药数百剂，效果不显。延余诊治，证见：腹大如鼓，腹胀，口渴而不欲饮，每日进食200g左右，食后肠鸣，沥沥有声。大便每日2~3次，呈细条状，难以解出。半年经行一次，量少色淡。舌质淡，苔白滑，两脉弦缓。此乃饮邪内结，中阳被遏，饮留肠间，拟己椒苈黄汤，用其苦辛宣降，前后分消。处方：防己、椒目各10g，葶苈子9g，大黄6g。服3剂后，矢气频频，大便通畅而量多，腹胀稍减轻。守原方再进3剂，腹胀大减，未闻腹鸣，饮食渐增，口渴欲饮，病有向愈之势。停药注意饮食，调理月余，病渐愈。[孙德华. 经方治验两则[J]. 辽宁中医杂志，1987，(2)：34]

按语：此案腹胀、形瘦、纳少，颇似脾虚，然服疏肝健脾方药数百剂不效，显然并非只是无形之气滞。其腹大如鼓，食后肠鸣沥沥有声，大便难解，苔白滑，脉弦缓皆为肠间饮停，阻遏脾运之征，紧扣病机施治，故而获效。原方为丸剂，各药等量，本案改作汤剂，且轻用大黄，葶苈子之量也略少于防己、椒目，重在导水饮从小便而去。虑及患者舌质淡、脉弦缓，应尽量避免攻伐太过，伤及正气。

8. 留饮邪实欲去

【原文】病者脈伏，其人欲自利，利反快，雖利，心下續堅滿，此爲留飲欲去故也，甘遂半夏湯主之。(18)

甘遂半夏湯方：

　　甘遂(大者)三枚　半夏十二枚(以水一升,煮取半升,去滓)　芍藥五枚　甘草(如指大)一枚(炙)—本作無。

　　上四味,以水二升,煮取半升,去滓,以蜜半升,和藥汁煎取八合,頓服之。

　　【释义】本条论留饮证治。饮留日久且深,阻遏阳气,妨碍血行,故脉伏。未经攻下而下利,且利后反畅快,为饮邪随下利外出,是留饮有欲去之势。但饮留既久,根深蒂固,终难尽去,加之新饮复积,故心下续坚满。此属留饮邪实,欲去未尽,治宜因势利导,攻逐水饮,方用甘遂半夏汤。方中甘遂攻逐水饮,半夏散结化饮,芍药顾脾阴,甘草与甘遂相反相成,可激荡留饮以尽除之。加蜜同煎,能缓急解毒。本方峻逐饮邪,非平常之剂,"顿服"之,中病即止。甘遂半夏汤与己椒苈黄丸都属攻下逐饮剂,主疗痰饮实证,但同中有别(表12-3)。

表12-3　甘遂半夏汤证与己椒苈黄丸证比较表

方证	病机	主症	治法	用药特点
甘遂半夏汤证	胃肠留饮邪实,欲去未尽	欲自利、心下坚满、脉伏	因势利导,从大便攻逐留饮	甘遂泻下逐饮,半夏散结化饮,芍药顾脾阴,甘草甘遂相反同用
己椒苈黄丸证	饮聚肠间成实,气机壅阻	腹满、口舌干燥、肠间沥沥有声	前后分消,从二便驱逐水饮	防己、椒目、葶苈利水,导饮从小便去,大黄泻实,涤饮从大便出

　　【辨治与方药点睛】①详审下利后的反应,有助于辨下利之虚实;②治留饮顽疾,用药亦不拘常法,故甘遂甘草同用。

　　【临床应用】本方主治饮邪久留,邪实正未虚的顽症,以久泻伴脘腹坚满,泻后反觉畅快,苔白滑或白腻,脉沉伏为主症。所治疾病包括肾积水、尿毒症水肿、肝硬化腹水、肺心病腹水、肝癌、心包积液、脑积液伴癫痫等。

　　应用本方要注意两点:①甘遂与甘草的剂量比:据临床用法,二药均入水煎剂时,甘草应小于甘遂,或者二药等量;若甘草入水煎,甘遂为末冲服,二药可等量,甘草或可大于甘遂。②煎服法:宜遵《千金要方·卷十八·痰饮第六》记载,甘遂与半夏同煮,芍药与甘草同煮,然后将二药汁加蜜合煎;亦可将半夏、甘草、芍药同煎,取其药汁兑入白蜜后再煎,送服甘遂末。

　　(二)饮流胁下

　　【原文】脉沉而弦者,懸飲内痛。(21)

　　病懸飲者,十棗湯主之。(22)

　　十棗湯方:

　　芫花(熬)　甘遂　大戟各等分

　　上三味,搗篩,以水一升五合,先煮肥大棗十枚,取八合,去滓,内藥末。强人服一錢匕,羸人服半錢,平旦温服之;不下者,明日更加半錢。得快下後,糜粥自養。

【釋義】上两条分别论悬饮脉症及悬饮邪实证的治疗。饮流胁下,阻遏气机,故脉沉而弦;胁下饮停,肝络失和,则胁下痛。此属饮积胁下,气机不利之实证,当用十枣汤泻下逐饮。方中三药味苦,其中芫花性温,能破水饮窠囊,消胸中痰水;甘遂、大戟性寒,分别攻逐经隧、脏腑之水饮;另配十枚肥大枣,顾正护中。因该证病位在肝,而平旦乃木旺之时,正气最盛,故要求平旦时服药,以利于驱邪。得快下后,需食粥调养脾胃,避免水饮再积。本方每服药量因体质强弱而异;若未得泻下,次日可稍加量,以防损伤正气。

【辨治与方药点睛】本方功在峻逐水饮,却以十枣名方,足见顾护正气之重要。

【临床应用】此方属攻下逐水峻剂,适宜于水饮邪盛、形气俱实之悬饮。其主症为咳唾牵引胸胁痛,苔白滑或白腻,脉沉弦有力。符合上述症机的胸腔积液、腹水等病证可用之。

(三)饮溢四肢

【原文】病溢飲者,當發其汗,大青龍湯主之;小青龍湯亦主之。(23)

大青龍湯方:

麻黃六兩(去節) 桂枝二兩(去皮) 甘草二兩(炙) 杏仁四十個(去皮尖) 生薑三兩 大棗十二枚 石膏如雞子大(碎)

上七味,以水九升,先煮麻黃,減二升,去上沫,內諸藥,煮取三升,去滓,溫服一升,取微似汗,汗多者,溫粉粉之。

小青龍湯方:

麻黃三兩(去節) 芍藥三兩 五味子半升 乾薑三兩 甘草三兩(炙) 細辛三兩 桂枝三兩(去皮) 半夏半升(湯洗)

上八味,以水一斗,先煮麻黃,減二升,去上沫,內諸藥,煮取三升,去滓,溫服一升。

【釋義】本条论溢饮治法与主方。饮流四肢,卫气郁闭,故身体疼重、当汗出而不汗出。病位近于表,故当发汗,使饮邪随汗出而解。此溢饮一证立二方,其病机主症必然有别。若兼郁热者,必伴发热恶寒,烦躁,脉浮紧,宜大青龙汤发汗散饮,兼清郁热。方中重用麻黄,配伍桂枝、杏仁、生姜,发汗解表,宣肺散饮;石膏清透郁热,炙甘草、大枣和中实脾,以资汗源。溢饮虽当汗,只宜微似汗,否则汗多伤阳,不利饮除。若药后汗多者,可用"温粉粉之"止汗。

若里夹水饮,证见咳嗽喘逆,痰多稀白,恶寒发热,脉弦紧者,宜小青龙汤发汗宣肺,温化寒饮。方中麻黄配桂枝发汗解表,宣肺散饮;干姜合细辛、半夏温化寒饮,降逆止咳;另伍酸敛的芍药、五味子以防辛散太过耗气,酸甘的芍药、炙甘草避免温燥太过伤津。

【辨治与方药点睛】此条体现了同病异治精神。均属溢饮,皆用汗法,但大青龙汤发汗散饮清热,小青龙汤发汗宣肺、温化寒饮。

【临床应用】大青龙汤发散之力峻,适宜于风寒束表,内有郁热所致的恶寒发热、不汗出而烦躁、身体疼重,脉浮紧证候。如符合上述证机的无汗证(包括夏季暑热无汗、杂病无汗、空调使用不当引起的无汗)及感染性疾病。

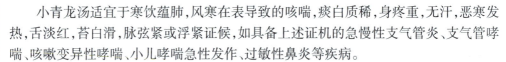

小青龙汤适宜于寒饮蕴肺,风寒在表导致的咳喘,痰白质稀,身疼重,无汗,恶寒发热,舌淡红,苔白滑,脉弦紧或浮紧证候,如具备上述证机的急慢性支气管炎、支气管哮喘、咳嗽变异性哮喘、小儿哮喘急性发作、过敏性鼻炎等疾病。

（四）饮在胸膈

1. 支饮喘满痞坚

【原文】膈间支饮,其人喘满,心下痞坚①,面色黧黑②,其脉沉紧,得之数十日,醫吐下之不愈,木防己湯主之。虚者③即愈,實者④三日復發。復與不愈者,宜木防己湯去石膏加茯苓芒硝湯主之。(24)

木防己湯方：

木防己三兩　石膏十二枚⑤（如雞子大）　桂枝二兩　人參四兩

上四味,以水六升,煮取二升,分溫再服。

木防己去石膏加茯苓芒硝湯方：

木防己　桂枝各二兩　人參四兩　芒硝三合　茯苓四兩

上五味,以水六升,煮取二升,去滓,內芒硝,再微煎,分溫再服,微利則愈。

【校注】

①心下痞坚:胃脘部位有痞塞坚实感。

②黧(lí)黑:黧,黑中带黄的颜色。黧黑,面色黑而晦黄。

③虚者:指心下痞坚变虚软。

④实者:指心下痞坚结实如故。

⑤十二枚:《述义》:"旧本作'十二枚',今从《外台》改(本书编者注:《外台》作'石膏鸡子大,三枚')。又按,'三枚'三字,盖衍文也。"

【释义】本条论述支饮喘满痞坚的证治。饮在胸膈,肺气不降,心阳不展,故喘急胸满;饮阻气滞,则心下痞坚;饮聚胸中,妨碍营卫运行,所以面色黧黑;内有寒饮,脉乃沉紧。得病数十日,邪愈缠绵而正益耗伤,又经吐下法攻邪,故其病难愈。此属水饮夹热,结聚胸膈,正气已虚的支饮重证,当通阳利水、清热补虚,用木防己汤。方中木防己利水,桂枝通阳并通血脉,两药合之,通阳利水消饮,使气血畅行;石膏清热,人参补虚。全方共奏攻补兼施,消饮扶正之功。经木防己汤治疗后,若心下痞坚变虚软,表明饮消气行,其病将愈;若仍觉心下痞坚结实,寓示水饮结聚未消,其病多有反复;再予此方,仍未愈者,说明饮邪痼结难消,当在通阳利水补虚之中,兼以软坚散结,故于木防己汤中加芒硝咸寒软坚散结清热、茯苓淡渗利水,又恐寒凉太过,有碍阳气,故去石膏、木防己减量。经此化裁,俾结聚之饮邪,前后分消,故方后指出"微利则愈"。

本证"心下痞坚"与甘遂半夏汤证"心下续坚满"相似,宜加区别。本证属饮聚胸膈,兼气虚郁热的支饮,必伴喘满、面色黧黑、脉沉紧及正虚征象;甘遂半夏汤证为饮留胃肠,欲去未尽,正气未虚的狭义痰饮,必见脉伏、下利,且利后反觉畅快。

【辨治与方药点睛】①本证病情复杂,迁延不愈,故用药寒温并行,攻补兼施;②本条从心下痞坚改善与否判断预后,提示临床需注意辨主症与次症,因为主症反映了病变的主要矛盾或矛盾的主要方面。③该证因饮邪固结难去而加芒硝,实为首篇第

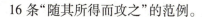

16 条"随其所得而攻之"的范例。

【临床应用】 木防己汤主治胸膈中寒饮郁热兼气虚所致者,其主症有喘促胸满,心下痞坚,面色黧黑,舌淡红,苔滑或腻,脉沉紧,并伴少许热象。若饮盛固结难消者,宜木防己去石膏加茯苓芒硝汤。上两方常用于符合上述症机的慢性充血性心力衰竭,诸如扩张型心肌病、冠心病、高血压性心脏病、肺心病、风湿性心脏病、尿毒症等合并的心衰。

2. 支饮胸满兼腑实

【原文】 支飲胸滿者,厚朴大黃湯主之。(26)

厚朴大黃湯方:

厚朴一尺　大黃六兩　枳實四枚

上三味,以水五升,煮取二升,分溫再服。

【释义】 本条论述支饮胸满兼腑实证治。饮停胸膈,阻滞气机,故胸满。治用涤饮通腑、行气导滞的厚朴大黄汤,表明该证属于饮邪壅肺,腑气不通。推之,尚应见咳喘、痰多、便秘等症。方以厚朴行滞除满、下气平喘,大黄荡实通腑,枳实破结逐饮。

本方与厚朴三物汤组成相同,但药量不同,功效各有侧重,主治亦不同,兹列表比较如下(表12-4):

表12-4　厚朴大黄汤与厚朴三物汤比较表

方名	方证病机	主治	功效	用药
厚朴大黄汤	饮邪壅肺,致腑气不通	痰饮病支饮胸满兼腑实证	涤饮通腑,行气导滞	重用厚朴、大黄,枳实稍轻
厚朴三物汤	实热内结于肠,气滞不行,气滞重于积滞	腹满病胀重于积之里实证	行气除满,泻热通腑	重用厚朴与枳实,大黄略轻

【辨治与方药点睛】 肺壅肠实,致肺气上逆之胸满,虽未用宣肺之品,但腑通气行,肺气自降。

【临床应用】 本方适用于饮邪蕴肺,壅滞肠腑所致实证,主症有胸满,咳喘,痰多,便秘腹满,苔腻,脉弦滑有力。可用于急性支气管炎、慢性支气管炎并感染、胸膜炎、心包炎等疾病。

3. 支饮壅肺不得息

【原文】 支飲不得息,葶藶大棗瀉肺湯主之。方見肺癰中。(27)

【释义】 本条论述支饮壅肺证治。不得息,即呼吸困难,为饮阻胸中,肺气不降所致,此属水饮壅肺的支饮急证,当用葶苈大枣泻肺汤开泄肺气,利水逐饮。

【辨治与方药点睛】 此方既治肺痈,又疗痰饮,皆因痰涎壅肺,邪实气逆,故异病同治。

【临床应用】 本方适宜于水饮邪实壅肺凌心证,其主症有咳喘气急、呼吸困难、胸闷、浊痰或稀痰量多、苔腻或滑、脉弦滑。常用于各种原因引起的胸腔积液(如结核性渗出性胸膜炎、恶性肿瘤所致胸腔积液、术后胸腔积液、反应性胸水等)、心力衰竭、支气管哮喘等。

4. 支饮邪实咳嗽

【原文】咳家其脉弦,爲有水,十棗湯主之。方见上。(32)

夫有支飲家,咳煩,胸中痛者,不卒死,至一百日、一歲,宜十棗湯。方见上。(33)

【释义】32条论述水饮咳嗽实证证治。咳嗽成因多端,本条至35条,皆由水饮致咳。咳嗽脉弦,若属饮盛射肺,气逆上冲,形气俱实者,当以十枣汤峻逐水饮。

33条论述支饮邪实咳烦胸痛证治。支饮饮停胸膈,致肺气上逆,胸中气机郁滞,故咳甚、胸中痛,但未至猝死。此为水饮盘踞胸中的支饮重证,若迁延百日或一年左右,正气未虚者,亦可用十枣汤攻逐水饮。

【辨治与方药点睛】十枣汤既可治悬饮,也可疗支饮,无论其病程长短,关键在于水饮邪实,积结胸胁,形气俱实。

【临床应用】本方适用于水饮射肺,邪盛体实的咳嗽证,临证除咳甚、脉弦有力外,尚应具备饮盛正未衰之征。

5. 支饮兼外寒咳逆

【原文】欬逆倚息不得臥,小青龍湯主之。方见上。(35)

【释义】本条论述支饮兼外寒咳逆的证治。咳逆倚息不得卧为支饮主症,此由饮停胸膈,复感外寒,内外合邪,阻遏肺气,气逆不降所致。故用小青龙汤散寒宣肺,温化里饮。

【辨治与方药点睛】治疗痰饮病,不必拘泥四饮之名,关键要辨病变所涉脏腑经络,紧扣病机施治,所以前有十枣汤兼治悬饮、支饮,此有小青龙汤并疗溢饮、支饮。

【临床应用】该方适宜于外寒里饮蕴阻于肺,正气未虚的支饮证,除咳逆,倚息不得卧外,尚有咯吐清稀白痰,恶寒发热,无汗,舌质淡红,苔滑,脉浮紧或弦紧等脉症。若正气已虚,当化裁使用。

6. 支饮随证辨治举例

【原文】青龍湯下已,多唾,口燥,寸脉沉,尺脉微,手足厥逆,氣從小腹上衝胸咽,手足痹,其面翕熱如醉狀①,因復下流陰股②,小便難,時復冒者,與茯苓桂枝五味甘草湯,治其氣衝。(36)

桂苓五味甘草湯方:

茯苓四兩　桂枝四兩(去皮)　甘草三兩(炙)　五味子半升

上四味,以水八升,煮取三升,去滓,分三,溫服。

【校注】

①面翕熱如醉狀:形容面部微红乍热如酒醉样子。

②阴股:指大腿内侧。

【释义】从本条至以下五条,以案例形式论述支饮体虚者服小青龙汤后的变证及治疗。此承上条论述服小青龙汤后引发冲气上逆的证治。小青龙汤本治正气未虚的支饮咳喘证,若体虚者用之,虽寒饮暂化,但阳耗阴伤,必生变证。服小青龙汤后,上焦停饮未尽,故多唾、寸脉沉;饮阻气滞,津不上承则口燥;肾不足,失于温煦,故尺脉微、手足厥逆;气血耗伤,手足筋脉失养,所以麻木不仁;肾阳已虚,复用辛散,致肾气不能固守下焦,冲气夹虚阳上逆,故气从小腹上冲胸咽、面翕热如醉状;冲气下降,大腿内侧遂有热感;肾阳虚不能化气行水,所以小便难;饮邪阻遏清阳上达,则时眩冒。上述脉症,总由阳虚饮停,冲气上逆所致。宜治标为先,兼顾其本。故用桂苓五味甘草汤敛气平冲为主,方中桂枝平冲降逆,茯苓利水趋下,合之可引逆气下行,甘草配桂枝辛甘化阳,五味子收敛浮阳归肾,皆可助桂枝平冲气。

本证见"气从小腹上冲胸咽",与奔豚气病之气"从少腹起,上冲胸咽"颇为相似,宜加区别。此属阳虚饮停为本,冲气上逆为标,当见多唾口燥、面部翕热如醉状、手足厥逆且麻痹不仁、小便难等;彼以冲气上逆为主,或因肝郁化火、或由下焦水饮、或阴寒邪气诱发,以发作时痛苦异常、气复还则诸症消失为特点。

本方证与苓桂草枣汤证都有汗后伤阳,饮逆气冲的病机及小便不利见症,方中均有桂枝、茯苓、甘草,但茯苓、甘草用量及配伍不同,故其主治、功效有别(表12-5)。

表12-5　桂苓五味甘草汤与茯苓桂枝甘草大枣汤比较表

方名	方证病机	主治病证	功效	用药
桂苓五味甘草汤	寒饮蕴肺,肾阳不足,冲气上逆	痰饮病阳虚饮停兼冲气上逆证	重在平冲降逆,敛气归元	桂枝四两、茯苓四两、炙甘草三两、五味子半升
茯苓桂枝甘草大枣汤	下焦停饮,心阳不足,水饮内动	奔豚气病阳虚饮动证	重在培土制水,通阳降逆	茯苓半斤、桂枝四两、炙甘草二两、大枣十五枚

【辨治与方药点睛】①对病情复杂之证,其治当分先后缓急。阳虚冲气上逆,缓则恐变,故先治;肺中寒饮虽未尽,但肺气未至壅逆,且饮邪难于速化,则后治。②桂枝平冲降逆时,用量稍重。

【临床应用】桂苓五味甘草汤适宜于阳虚夹饮兼冲气上逆所致病证,主症为咳嗽、唾涎,自觉有气从小腹上冲胸咽,面部微热如醉状,手足冷或麻木不仁,小便难,舌质淡苔白滑或白腻,脉沉微。符合上述症机的低血压、自主神经功能紊乱、癔症、慢性支气管炎等可用本方。

【原文】衝氣即低,而反更咳,胸滿者,用桂苓五味甘草湯去桂加乾薑、細辛,以治其咳滿。(37)

苓甘五味姜辛湯方:

茯苓四兩　甘草　乾薑　細辛各三兩　五味子半升

上五味,以水八升,煮取三升,去滓,溫服半升,日三。

【释义】本条承前论述支饮冲气已平而寒饮复动的证治。经桂苓五味甘草汤治疗,冲气虽平,但咳嗽胸满却转剧,此为肺中寒饮复动,肺气上逆,胸阳阻遏所致,当散寒蠲饮止咳,用苓甘五味姜辛汤。因由上证变化而来,所以宗上方化裁。冲气既平,故去平冲降逆的桂枝;肺有寒饮,乃加干姜、细辛温肺化饮止咳,仍用茯苓利水消饮,甘草培土制饮;正气已虚,故以五味子配细辛、干姜,避免辛散耗气、温燥伤津。诸药合用,冀寒饮渐去,咳满自止。

本方与小青龙汤皆能温肺化饮,都有干姜、细辛、五味子、甘草,用量也相等,但配伍不同,主治有别。前者配伍茯苓利水祛饮,培土制水,主治寒饮在肺之体虚者;后者有麻黄、桂枝辛散外寒,半夏温化寒饮,桂枝合芍药调和营卫,主治外寒里饮之体实者。

【辨治与方药点睛】①本方温肺化饮却无麻、桂辛散伤正之虑;②因寒饮在肺,故取干姜、细辛、五味子药组,而未用苓桂药对。

【临床应用】本方适宜于寒饮蕴肺而体质偏虚引起的咳喘证,其主症有咳嗽,胸满,咯清稀白痰,背寒喜暖,苔白滑,脉弦。具备上述症机的慢性阻塞性肺病、哮喘、感冒后顽固性咳嗽、慢性肺心病心力衰竭等可选用该方。

【原文】咳满即止,而更复渴,衝氣復發者,以細辛、乾薑爲熱藥也。服之當遂渴,而渴反止者,爲支飲也。支飲者,法當冒,冒者必嘔,嘔者復內半夏,以去其水。(38)

桂苓五味甘草去桂加乾薑細辛半夏湯方:

茯苓四兩　甘草　細辛　乾薑各二兩　五味子　半夏各半升

上六味,以水八升,煮取三升,去滓,溫服半升,日三。

【释义】本条承前论述服苓甘五味姜辛汤的转归及兼冒呕的治疗。服苓甘五味姜辛汤后,若病未愈,可有两种转归;①肺中寒饮渐化,咳满止,但却见口渴、冲气复发。此由干姜、细辛温燥伤津、辛散耗气,引发冲气上逆。仲景未出方,寓意辨证治之;②口不渴,据此推之,当为支饮未愈。因苓甘五味姜辛汤能温肺化饮,若饮化阳复,理应口渴。饮既未尽,又犯胃作祟,妨碍气机升降,必见冒眩、呕吐,故用苓甘五味姜辛汤化裁治之。方中除加半夏化饮降逆、和胃止呕外,还减少了干姜、细辛、甘草之量,一是防止干姜、细辛温燥伤正,引发冲气;二是避免甘草甘缓滞中,加重呕吐。

【辨治与方药点睛】经方之化裁,包括了药味的增删、药量的加减。

【临床应用】本方适用于寒饮蕴肺扰胃而体虚者,主症为咳嗽,胸满脘痞,咯清稀白痰,眩冒,呕吐,苔白滑或白腻,脉弦滑。慢性支气管炎、哮喘、肺气肿、肺心病心衰等具备上述症机者可用之。

【原文】水去嘔止,其人形腫者,加杏仁主之。其證應內麻黃,以其人遂痹,故不內之。若逆而內之者,必厥。所以然者,以其人血虛,麻黃發其陽故也。(39)

苓甘五味加姜辛半夏杏仁湯方:

茯苓四兩　甘草三兩　五味子半升　乾薑三兩　細辛三兩　半夏半升　杏仁半升(去皮尖)

上七味,以水一斗,煮取三升,去滓,溫服半升,日三。

【释义】本条承前论述体虚支饮兼形肿的治疗。服桂苓五味甘草去桂加干姜细辛半夏汤后,胃中寒饮得化而呕止,但肺中寒饮未尽,可引起通调失职,饮溢肌表,则形肿。遂于前方加杏仁,宣降肺气,俾水道通调,形肿自消。肺卫郁滞,饮泛肌表,本应首选麻黄发汗宣肺散饮,但虑其手足痹,气血已虚,故未用之。若不顾其虚而加之,必致厥逆等变症,因麻黄发散开泄之力峻,更耗阳伤阴。方中除加杏仁外,还将干姜、细辛、甘草之量增至三两,以增强温肺化饮、兼培脾土之功。

【辨治与方药点睛】上条因虑温燥辛散太过、甘缓滞中,减干姜、细辛、甘草药量;本条则恐肺中寒饮不化,反增干姜、细辛、甘草药量,体现了仲景用方之化裁灵活。

笔记

【临床应用】本方适宜于体虚之人寒饮蕴肺,肺失宣降引起的咳嗽证,其主症有咳嗽,胸满,咯稀白痰涎,形体浮肿,舌淡苔白滑,脉弦滑等。间质性肺炎、支气管哮喘、中晚期肺癌、肺纤维化等病变符合上述症机者可用之。

【原文】若面熱如醉,此爲胃熱上衝熏其面,加大黃以利之。(40)

苓甘五味加薑辛半杏大黃湯方:

茯苓四兩　甘草三兩　五味子半升　乾薑三兩　細辛三兩　半夏半升　杏仁半升　大黃三兩

上八味,以水一斗,煮取三升,去滓,溫服半升,日三。

【释义】本条承前论述支饮兼胃肠实热上冲的证治。"若"字承上文而言,仍有咳嗽、胸满、冒眩、呕吐、形肿诸症,又见面热如醉,此为肺中尚有寒饮,兼胃肠实热上冲。故于温肺化饮,宣肺降逆的苓甘五味加姜辛半夏杏仁汤中再加大黄以清泻实热。

本证"面热如醉"与36条"面翕热如醉状"形似而实异。此"面热如醉"为胃肠实热上冲,病性属实,故呈持续面红赤,并伴其他胃肠实热现象,如便秘腹胀、口臭、苔黄;彼"面翕热如醉状"是冲气夹虚阳上逆,病性属虚,其面微红乍热,时有时无,当有冲气夹虚阳时上时下的见症,如气从小腹上冲胸咽,手足厥逆而痹,阴股时有热感,小便难。

【辨治与方药点睛】36条至40条,相当于一个体虚支饮咳逆患者用小青龙汤后证治变化的病历记录。诸条紧扣体虚支饮之本,逐一列举了冲气上逆、胃肠实热上冲以及寒饮复动引发咳满、冒呕、形肿等病情变化及治法方药的相应调整,展现了法随病机变,药随证候转的辨证论治精神。

【临床应用】本方可用于体虚寒饮蕴肺兼胃肠实热的咳嗽证,其主症见咳嗽,胸满,冒眩,呕吐,形肿,面热如醉,便秘腹胀,口臭,苔黄,脉沉弦或弦数等。慢性支气管炎急性发作、过敏性哮喘、过敏性鼻炎、肺气肿等疾病具备上述症机者可用本方。

(五)附方

【原文】《外臺》茯苓飲①:治心胸中有停痰宿水,自吐出水後,心胸間虛,氣滿,不能食,消痰氣,令能食。

茯苓　人參　白术各三兩　枳實二兩　橘皮二兩半　生薑四兩

上六味,水六升,煮取一升八合,分溫三服,如人行八九里進之。

【校注】

①《外臺》茯苓散:此方虽冠以"《外台》",但据《外台秘要·卷第八·淡饮食不消及呕逆不下食方九首》载,名延年茯苓饮。方后注云:"仲景《伤寒论》同"。可见,该方原系仲景方。

【释义】本条论述脾气虚兼痰饮的证治。痰饮停滞胸膈胃脘,妨碍胃气和降遂呕吐,呕后水饮虽减,但脾胃必伤。脾胃气虚,纳运失常,故脘腹胀满,不能食。证属饮滞胸胃,脾胃气虚。治当消饮行滞,益气健脾,用《外台》茯苓饮。方中人参、茯苓、白术益气健脾,以绝痰饮生成之源;橘皮、枳实行气化痰,茯苓与生姜消饮邪,橘皮合生姜降胃气。方后注云:"煮取一升八合,分温三服,如人行八九里进之",似有别于常规用法,一是每服药量偏少,二是服药间隔时间缩短。

本方与苓桂术甘汤、肾气丸均可用于痰饮病饮邪不甚者,宜加区别。本方长于消饮健脾益气,主治胸脘饮停气滞兼脾气弱者;苓桂术甘汤、肾气丸则偏于温阳化饮,故分别适宜于饮停兼脾阳虚、饮停兼肾阳虚之人。

【临床应用】本方适宜于脾胃虚弱,中焦饮阻气滞,邪少虚多的病证,常见胃脘胀满,纳少,乏力,呕吐清稀痰涎,舌淡苔白,脉沉弦或沉缓等主症。该方亦可作为痰饮病脾胃气虚,痰饮未尽的调理方。慢性胃炎、胃下垂、胃弛缓、厌食症等病证只要符合上述症机者都可用本方。

学习小结

1. 学习内容

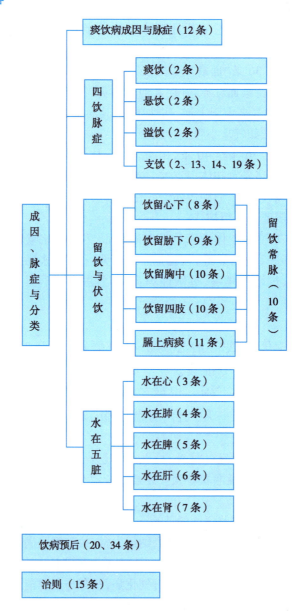

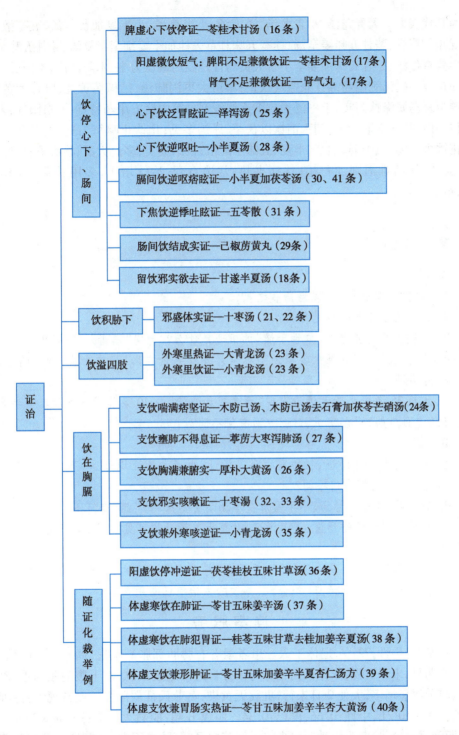

脾虚心下饮停证—苓桂术甘汤（16条）

阳虚微饮短气：脾阳不足兼微饮证—苓桂术甘汤（17条）
　　　　　　　　肾气不足兼微饮证—肾气丸（17条）

心下饮泛冒眩证—泽泻汤（25条）

心下饮逆呕吐—小半夏汤（28条）

膈间饮逆呕痞眩证—小半夏加茯苓汤（30、41条）

下焦饮逆悸吐眩证—五苓散（31条）

肠间饮结成实证—己椒苈黄丸（29条）

留饮邪实欲去证—甘遂半夏汤（18条）

饮停心下、肠间

饮积胁下　邪盛体实证—十枣汤（21、22条）

饮溢四肢　外寒里热证—大青龙汤（23条）
　　　　　外寒里饮证—小青龙汤（23条）

证治

饮在胸膈

支饮喘满痞坚证—木防己汤、木防己汤去石膏加茯苓芒硝汤（24条）

支饮壅肺不得息证—葶苈大枣泻肺汤（27条）

支饮胸满兼腑实—厚朴大黄汤（26条）

支饮邪实咳嗽证—十枣汤（32、33条）

支饮兼外寒咳逆证—小青龙汤（35条）

随证化裁举例

阳虚饮停冲逆证—茯苓桂枝五味甘草汤（36条）

体虚寒饮在肺证—苓甘五味姜辛汤（37条）

体虚寒饮在肺犯胃证—桂苓五味甘草去桂加姜辛夏汤（38条）

体虚支饮兼形肿证—苓甘五味加姜辛半夏杏仁汤方（39条）

体虚支饮兼胃肠实热证—苓甘五味加姜辛半杏大黄汤（40条）

2. 辨病论治特点

本篇首提痰饮病名，并将之分为四饮。篇中辨识痰饮病，不仅着眼于饮停部位（四饮），还观察饮留之久暂（留饮、伏饮）、饮邪之微盛（伤饮、微饮）以及水饮对脏腑的影响（水在五脏）。由于痰饮、支饮较常见而且病情复杂，故列举方证较多；悬饮、溢饮相对较简单，则所举方证不多。"温药和之"乃痰饮病治疗原则，苓桂术甘汤、肾气

笔记

丸为其代表方。大青龙汤、小青龙汤、泽泻汤、小半夏汤、小半夏加茯苓汤、五苓散、桂苓五味甘草汤、苓甘五味姜辛汤、桂苓五味甘草去桂加干姜细辛半夏汤、苓甘五味加姜辛半夏杏仁汤、苓甘五味加姜辛半杏大黄汤皆是温药蠲饮为主；木防己汤、木防己去石膏加茯苓芒硝汤则温药蠲饮兼益气扶正；葶苈大枣泻肺汤、己椒苈黄丸、厚朴大黄汤、甘遂半夏汤属涤饮泻实；十枣汤为攻下逐饮峻剂。篇中诸方用药特点：振奋阳气，多用桂枝；开宣肺气常取麻黄；利水消饮以茯苓、泽泻多见；化饮止呕每半夏、生姜合用；温肺化饮多生姜/或干姜、细辛、半夏、五味子配伍；饮结成实，多选大黄、葶苈子、甘遂、大戟、芫花；饮结难消则加芒硝；饮病夹热，常选石膏；治饮培土，多用甘草、白术、大枣、蜜。

（张 琦）

复习思考题

A 类题

1. 为何"病痰饮者，当以温药和之"？

2. 四饮的主症与病机是什么？

3. 己椒苈黄丸证出现"口舌干燥"的机理是什么？为何"渴者加芒硝"？

4. 小青龙汤与苓甘五味姜辛汤均可治疗支饮寒饮在肺证，二者在病机、治法、用药上有何异同？

5. 本篇35条服小青龙汤后出现"面翕热如醉状"与40条苓甘五味加姜辛半杏大黄汤证的"面热如醉"在病机、辨证方面有何不同？

B 类题

1. 葶苈大枣泻肺汤证、栝楼薤白半夏汤证、小青龙汤证均可见"不得卧"，其所属杂病、产生机理、治疗有何不同？

2. 五苓散、苓桂术甘汤、小半夏加茯苓汤均可治疗"悸"症，有何不同？

3. 桂枝加龙骨牡蛎汤证、泽泻汤证、甘草干姜汤证均可见"眩"，其产生机理、治法有何不同？

4. 怎样理解己椒苈黄丸证的"口舌干燥"与小半夏汤证的"渴者为欲解"？

5. 试比较苓桂术甘汤与《外台》茯苓饮的主治病证与用药。

读案思考

石某某，男性，72岁，退休工人。患者素有右胁肋部胀满不适，偶有撑滞隐痛，因症状不明显，未予重视，未作任何检查与治疗。近因进食油腻，右上腹闷胀加重，疼痛次数较前明显增多，大便2日未行，巩膜无黄染，莫菲氏征弱阳性。血常规：白细胞总数：7.9×10^9/L，中性：0.66，淋巴：0.34。胆囊B超：胆囊大小为：96mm×36mm，壁毛，胆汁透声差，诊断为慢性胆囊炎。舌红苔白厚腻，脉弦不数。[刘斌.己椒苈黄丸合苓桂术甘汤加减治疗胆囊肿大33例[J].江西中医药，2009，40(4)：23-24]

思考：1. 本案究竟当辨属何病？

2. 本案病在何脏何腑？病性属虚属实？请归纳其病机。

3. 本案治宜用何法、何方？请开具处方。

消渴小便不利淋病脉证并治第十三

  本篇论述消渴、小便不利和淋病三种病。由于这三种病都有口渴或小便异常的表现,病变部位主要在肾与膀胱,有的方治可以互相通用,故合为一篇论述,以资鉴别。论述的重点是消渴和小便不利。

  本篇"消渴"二字有两种含义,一指单纯的口渴消水症,一指消渴病,即以口渴多饮、多食易饥、小便频多,久则形体消瘦为主要特征。本篇对消渴病的发生,突出了胃热、肺胃津伤、肾虚三个方面。所创制的方药,亦为后世消渴病的治疗奠定了基础。

  小便不利,指小便短少或尿出不畅,是许多疾病过程中的一个症状。从本篇内容来看,既可见于伤寒太阳、阳明病,也可见于杂病。病变均与肾及膀胱有关。

  淋病是以小便淋沥涩痛为主的病证。本篇所论仅涉及淋病的主症和治疗禁忌。

消 渴 病

一、病机与脉症

(一)厥阴消渴

【原文】厥陰之為病,消渴①,氣上衝心,心中疼熱,飢而不欲食,食即吐,下之不肯止。(1)

【校注】

①消渴:此指渴饮无度的症状。

【释义】本条论述厥阴病的消渴不可使用下法。厥阴肝经,禀风木而寄相火,在五行之中处于水火之间,下连肾水,为乙癸同源;上接心火,成子母相应。得病易寒易热,寒热夹杂,病涉多脏,常成上热下寒之势。肝气有余,肝火旺犯胃,胃火旺消耗胃中阴液,则口渴引饮;肝气横逆,夹胃气上冲心胸,则气上冲心;胃火旺,火气冲逆,气机逆乱,则见胃中或并及胸骨后灼热疼痛;胃中火热则消谷,故易饥。但由于本证又兼脾肾虚寒,脾主大腹,肠也归属于脾。胃热而脾虚肠寒,故饥而不欲食;肠寒得热得食则虫易动,如素有蛔虫者,进食则可能发生吐蛔。若误用下法,必致脾虚寒甚,甚至下利清谷不止。

【辨治与方药点睛】 本条为伤寒厥阴病提纲。因有消渴之症,特置此与杂病中的消渴进行鉴别。

【临床应用】 杂病消渴,消谷善饥,饮一溲一;厥阴消渴,饥而不欲食,食即吐。二者差异迥然,临床不可混淆。

(二)杂病消渴

【原文】 寸口脉浮而迟,浮即爲虛,遲即爲勞,虛則衛氣不足,勞則榮氣竭。趺陽脉浮而數,浮即為氣,數即消穀而大堅[①],一作緊,氣盛則溲數,溲數即堅,堅數相搏,即為消渴。(2)

【校注】

①大坚:《金鉴》、《本义》等注本均作"大便坚"。

【释义】 本条论述消渴分属虚劳和胃热的病机。消渴病虽可见热证实证的一面,但究其成因,乃内伤积渐而病,正气已伤。故这里的浮脉,当浮而无力,为阳虚气浮之征,故曰"浮即为虚"、"虚则卫气不足";迟乃营血不足、血脉不充之象,故曰"迟即为劳","劳则荣气竭"。可见劳伤营血,阴血虚少,阳气浮动,燥热内生,可导致消渴病。

趺阳脉主候胃气盛衰,今见浮数,是胃气亢盛,胃热有余;胃热盛则消谷善饥;热盛津伤,则大便干结;中焦有热,津液转输不利,偏渗膀胱,则小便频数。"坚数相搏,即为消渴"概括了消渴病的形成机理,即胃热亢盛,致肠燥便坚,溲数津亏;而津亏肠燥,阳亢无制,则胃热更炽;二者相互影响,遂形成消渴病。

【辨治与方药点睛】 对于消渴病的病机,仲景主要以脉示之。虚劳者,寸口脉浮而迟;胃热者,趺阳脉浮而数。部位虚实简明易辨。

【临床应用】 仲景将消渴病归属虚劳范畴,揭示了消渴病的本质属性。当今临床实践中,很难遇到典型的"三消"病人。而大多都是没有明显症状表现的血糖尿糖增高的"指标"病人和各种疾病交织的慢性病人。认识消渴病的这一本质,对于其治疗具有重要意义。

【原文】 趺陽脉數,胃中有熱,即消穀引食[①],大便必堅,小便即數。(8)

【校注】

①引食:《论注》、《心典》、《浅注》俱作"引饮"。

【释义】 本条继续论述消渴的病机与脉症。趺阳脉数是胃热之征,故消谷善饥,渴欲饮水。热盛津伤,大肠失其濡润,则大便坚硬。饮水虽多,脾失转输,肾失制约,水液直趋于下,故小便频数。由此阴液愈耗,虚热愈盛,以致消谷引饮更剧。

本条与第2条后半段都是讲胃热气盛,亦即后世所说之中消证,似有重复之感。本条原置第7条"淋之为病"后,《心典》疑为"错简",而五版教材《金匮要略讲义》(李克光主编)则谓:"本条小便频数,茎中不痛,与淋病茎中涩痛者不同,其重见于此者,示人以与淋病鉴别也"。可参。

二、证治

（一）肺胃热盛、津气两伤

【原文】渴欲飲水，口乾舌燥者，白虎加人參湯主之。方见中暍中。（12）

【释义】本条论述肺胃热盛津气两伤消渴证治。胃热盛，耗伤胃阴，肺气热，不能布津，故渴欲饮水；热能伤津，亦能伤气，气虚不能化津，津亏无以上承，形成肺燥，虽饮水也不能润其燥，故口干舌燥。本证病机为肺胃热盛，气津两伤。治宜清热润燥，益气生津。方用白虎加人参汤。方中石膏、知母清肺胃之热，粳米、甘草益胃和中，人参益气生津。诸药合用，共奏清热润燥、益气生津之功。

热盛阴伤，不能布津，故渴欲饮水；气虚不能化津，津亏无以上承，虽饮水也不能润其燥，故口干舌燥。其病机为肺胃热盛，气津两伤。治宜清热润燥，益气生津，方用白虎加人参汤。方中石膏、知母清肺胃之热，粳米、甘草益胃和中，人参益气生津。诸药合用，以疗热盛津气两伤之证。

【辨治与方药点睛】"渴欲飲水，口乾舌燥"为肺胃热盛、津气两伤的重要特征，是辨证的眼目。如见消谷易饥，仍属本方适用范畴。

【临床应用】本方适用于肺胃热盛、津气两伤的消渴病，其主症可见渴饮不解、消谷善饥、小便频数，舌红苔薄乏津，脉数。此外，多种急性发热性疾病、中暑、夏季热、尿崩症、风湿热等符合上述证机者也可选用本方。

（二）肾气亏虚

【原文】男子消渴，小便反多，以飲一斗，小便一斗，腎氣丸主之。方见脚氣中（3）

【释义】条首言"男子"意在强调本证与房劳伤肾，精气亏损有关，非但男子，女子亦然。肾气亏虚，既不能蒸腾津液以上润，又不能化气以摄水，因而饮一斗，小便一斗。故用肾气丸补益肾气之虚，该方滋阴补阳，温化肾气，以恢复其蒸津化气之功，则消渴病解。

【辨治与方药点睛】肾气丸在《血痹虚劳病》篇和《痰饮咳嗽病》篇中均治小便不利，在本篇则治小便过多。虽然表现不同，但本质都是肾气亏虚，主水失职。

【临床应用】本方适宜于肾气不足的消渴病，其主症除多尿、多饮外，常见腰酸足肿、阳痿、羸瘦、渴喜热饮、小便清长，脉沉细无力、尺部尤弱，舌淡苔少乏津等。对肾气不足的排尿困难、淋病、糖尿病、尿崩症后期、老年人小便频数或尿失禁、小儿遗尿诸病证，本方均有良效。

（三）津伤

【原文】渴欲飲水不止者，文蛤散主之。（6）

文蛤散方：

文蛤五兩

上一味，杵为散，以沸湯五合，和服方寸匕。

【释义】本条论述肾阴津耗伤渴饮不止的治法。肾为水脏，藏五脏之阴，为阴之根。肾阴不足，则肺阴不济，故燥热口干、渴欲饮水不止。治当咸寒滋阴补肾，以生阴津。方用文蛤一物,制成散剂,缓缓图之。文蛤味咸性寒,可入肾、清热,取之滋阴润燥,潜敛虚火,于病相益。

【辨治与方药点睛】本条提示,治消渴可酌用咸寒潜降敛火之品。

小便不利病

一、证治

(一)水停气不化津

【原文】脈浮,小便不利,微熱,消渴者,宜利小便,發汗,五苓散主之。方見上。(4)

渴欲飲水,水入則吐者,名曰水逆①,五苓散主之。方見上。(5)

【校注】

①水逆:水液逆行之意,此指饮水即吐。

【释义】此两条论述水停气不化津致小便不利和水逆的证治。以上两证均属膀胱气化不行,小便不利是其主症,第5条未言小便不利是省文。第4条是发汗后,表邪未解,循经入腑,膀胱气化失职。脉浮微热,为有表证;水停于下,津液不得输布,故口渴饮水;膀胱气化失司,故小便不利。第5条为先因膀胱气化失常,水蓄下焦,进而逆犯中焦。气不布津,故渴欲饮水;水停于胃,胃失和降,拒不受纳,故水入则吐,但吐后仍然渴饮。两证发病虽有不同,然下焦蓄水、小便不利则一。故治皆当化气行水,利小便,使水去气行,津液得布。方用五苓散,方中泽泻、茯苓、猪苓淡渗利水,白术健脾利水,桂枝通阳化气,兼能解表。

【辨治与方药点睛】五苓散证以小便不利为主症,消渴为兼症,仲景将其置于消渴病与小便不利之间论述,示人该方既可治消渴,又可治小便不利。

【临床应用】五苓散对急慢性肾炎、胃肠炎、泌尿系感染、外伤性尿潴留、尿崩症、早期肾功能不全等属膀胱气化不利的病证,有较好疗效。

(二)上燥下寒水停

【原文】小便不利者,有水氣,其人若渴①,栝樓瞿麥丸主之。(10)

栝樓瞿麥丸方:

栝樓根二兩　茯苓　薯蕷各三兩　附子一枚(炮)　瞿麥一兩

上五味,末之,煉蜜丸梧子大,飲服三丸,日三服;不知,增至七八丸,以小便利、腹中溫為知。

【校注】

①若渴:"若"《医统正脉》本作"苦",宜从。

【释义】本条论述上燥下寒水停小便不利的证治。肾阳虚,不能化气行水,故小便不利;下焦阳虚,气不化水,津不上承,则出现上焦燥象,故其人苦渴。在上口渴多饮,在下小便不利,必致水液潴留而发生水肿,故云"有水气"。本证病机为肾阳不足,水气内停,下寒上燥。由方后注"腹中温为知"说明肾阳虚、下焦虚寒是本病的关键。治当温阳化气,利水润燥。方用栝楼瞿麦丸,方中栝楼根生津润燥以治其渴;瞿麦、茯苓淡渗行水,以利小便;薯蓣固护脾阴,使利水而不伤脾之阴液;附子温肾化气,使津液上承,则肺之肃降复常,上焦燥热自解。肾阳得温,小便通利,则下寒自除。

本方实为肾气丸之变制。两方虽同有温阳化气之功,但本方重在润燥利水,肾气丸重在滋补肾阴、蒸津摄水,各有所长。

【辨治与方药点睛】本方既有栝楼根之凉润,又有附子之温化,并用瞿麦、茯苓渗利水湿。全方温阳不伤津,润燥不碍阳,淡渗不劫阴,温润利并行不悖,是其配伍特点。

【临床应用】凡属上部燥热口渴,下部肾阳虚,水气不行,小便不利,或伴下肢浮肿者,皆可用栝楼瞿麦丸随症化裁。符合上述证机的癃闭、急慢性尿路感染、尿路结石、前列腺增生、糖尿病、慢性肾功能不全等病可酌选本方。但方中瞿麦、茯苓渗利下行,小便过多之上燥下寒证不宜使用。

 病案分析

余某,72岁,患小便点滴不通,曾用八正、五苓及西药利尿、导尿诸法均不效,患者拒用手术,经友人介绍而延余诊治。诊见:口渴甚苦而不欲饮,以水果自舐之,小便点滴不通,少腹胀急难忍,手足微凉,舌质胖有齿痕,苔黄腻偏干,脉沉细而数。诊为高年癃闭,投栝楼瞿麦丸加车前子、牛膝。天花粉12g,瞿麦10g,茯苓12g,山药12g,牛膝12g,车前子12g(包),熟附子10g。药服1剂,小便渐通,胀急略减,再服3剂,病去若失。[程昭寰.谈《金匮》栝楼瞿麦丸证[J].山东中医杂志,1983(2):8]

按:本案小便点滴不通为水停之征,口渴为上燥之象,手足微凉为下寒之象,完全切合栝楼瞿麦丸证之上燥下寒水停的病机。所不同者,本案更兼口苦、苔黄腻偏干、脉沉细而数的湿热之症,故加牛膝、车前子清利湿热、引邪下行。

(三)湿热夹瘀与脾虚湿盛
【原文】小便不利,蒲灰散主之;滑石白鱼散、茯苓戎盐汤并主之。(11)
蒲灰散方:
蒲灰七分　滑石三分
上二味,杵为散,饮服方寸匕,日三服。
滑石白鱼散方:
滑石二分　乱发二分(烧)　白鱼二分
上三味,杵为散,饮服半钱匕,日三服。
茯苓戎盐汤方:
茯苓半斤　白术二两　戎盐弹丸大一枚
上三味,先将茯苓、白术煎成,入戎盐,再煎,分温三服①。
【校注】
①先将茯苓、白术煎成,入戎盐,再煎,分温三服:邓珍本及赵开美本均无,据《四部备要》本补。
【释义】本条论述小便不利的三种治法。原文仅提出小便不利一症而并列三方,

说明三方都可治小便不利。但本条详方略证,故需以方测之。

蒲灰散由蒲灰、滑石组成,蒲灰即蒲黄粉。方中蒲黄生用,凉血消瘀,滑石清利湿热,合用有清热利湿、化瘀利窍之功。适用于下焦湿热并兼瘀血的小便不利。其症当见小便不利、尿色黄赤、尿道疼痛、小腹拘急等。

滑石白鱼散由滑石、乱发、白鱼组成。白鱼,又名衣鱼、蠹鱼,乃衣帛、书纸中的蠹虫。方中滑石通利小便,清利湿热,乱发(烧炭)止血消瘀,白鱼消瘀行血、疗淋通便,三药合之,具有通利小便、止血散瘀之功。适用于下焦湿热夹瘀,瘀血较重的小便不利。其证候当有小便不利、尿血、小腹拘急、痛引脐中等。茯苓戎盐汤由茯苓、白术、戎盐组成。戎盐即青盐,性味咸寒,此取其走血分、入肾、泄热之功;茯苓、白术健脾利湿,合之具有健脾利湿泄热之功。以方测证,当有小便不利、腹部胀痛,或尿后余沥等症。以上三首方证的鉴别见表13-1。

表13-1 蒲灰散证、滑石白鱼散证与茯苓戎盐汤证鉴别表

方证	病机	主要脉症	治法
蒲灰散证	湿热瘀结膀胱	小便不利、尿色黄赤、尿道疼痛、小腹拘急等	泄热利湿化瘀利窍
滑石白鱼散证	湿热瘀结膀胱,瘀热较重	小便不利、尿血、小腹拘急、痛引脐中等	泄热利窍化瘀止血
茯苓戎盐汤证	脾虚湿停兼肾经虚热	小便不利、腹部胀痛,或尿后余沥等	健脾利湿兼敛虚热

【辨治与方药点睛】本条出一症而并列三方,临床脉症均赖以方而测,辨治依据全在药性功用,此为仲景以方测证的典型范例。

【临床应用】蒲灰散善治热淋,临床可用治符合其病机主症的尿路感染。滑石白鱼散偏治血淋,茯苓戎盐汤主治脾虚、湿重热轻的劳淋或膏淋。临证常随症加味。

(四)水热互结伤阴

【原文】脉浮,發熱,渴欲飲水,小便不利者,豬苓湯主之。(13)

豬苓湯方:

豬苓(去皮) 茯苓 阿膠 滑石 澤瀉各一兩

上五味,以水四升,先煮四味,取二升,去滓,内膠烊消,温服七合,日三服。

【释义】本条论述水热互结、郁热伤阴小便不利的证治。"脉浮发热",非为表证,乃内热郁发;热邪伤阴,兼水气内停,不能蒸化上承,故渴欲饮水;水热互结,气化不行,则小便不利。本证病机为水热互结,郁热伤阴。治宜利水滋阴,兼以清热,方用猪苓汤。方中猪苓、茯苓、泽泻淡渗利水,滑石利水清热,阿胶滋阴润燥。合而用之,使水去则热无所附,津复则口渴自止。

猪苓汤证和五苓散证均可见小便不利,其鉴别见表13-2。

表 13-2　五苓散证与猪苓汤证鉴别表

方证	病机	主要脉症	治法
五苓散证	膀胱气化不行,外兼表邪不解	脉浮、小便不利、微热消渴;渴欲饮水、水入则吐	通阳化气行水兼解表
猪苓汤证	膀胱气化不行,内兼郁热阴伤	脉浮发热、渴欲饮水、小便不利	化气行水滋阴清热

【辨治与方药点睛】本方于大队渗利之品中,配伍一味滋阴润燥药,以达到利水不伤阴,滋阴不恋邪的效果,此为其配伍特点。

【临床应用】凡属水热互结伤阴而见小便不利,灼热涩痛,心烦,舌红苔黄,脉数者,如肾炎、肾结核、肾盂肾炎、泌尿系感染、肾积水、肾结石、尿路结石、乳糜尿等,均可用猪苓汤化裁。

淋　病

一、主症

【原文】淋之為病,小便如粟狀①,小腹弦急②,痛引臍中。(7)
【校注】
①小便如粟状:小便排出粟状之物。
②弦急:即拘急。
【释义】本条论述淋病的症状。淋病是以小便淋沥涩痛为主症的病证。膀胱热盛,煎熬津液,炼结成石,故小便中有结石如粟米之状;粟状物阻滞膀胱或尿道,则小便涩而难出;膀胱居于小腹,因砂石停积,阻滞气机,故小腹拘急疼痛并牵引脐部。

【临床应用】本条未出方药,临证可依病机借用小便不利诸方施治。

二、治禁

【原文】淋家不可發汗,發汗則必便血。(9)
【释义】本条论述淋家治禁。素患淋病者谓之淋家。淋病多因膀胱蓄积有热,久患淋病,必伤阴液。故淋家虽感外邪,亦不可轻易发汗。若误发其汗,则会更伤阴液,令邪热更炽。热伤膀胱血络,就会引起尿血。本条亦见于《伤寒论·太阳病》篇84条,可互参。

【辨治与方药点睛】汗法使用不当,可助热、伤阴、耗气,故凡热盛、阴亏、气虚、血少之证,皆当为禁,非独淋病。

学习小结

1. 学习内容

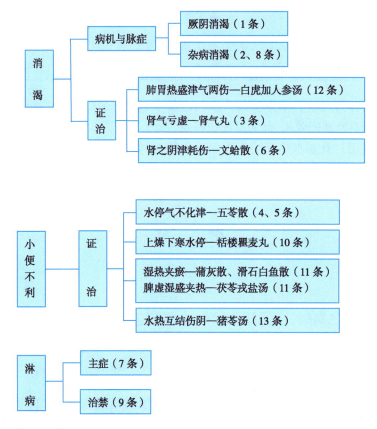

消渴
- 病机与脉症
  - 厥阴消渴（1条）
  - 杂病消渴（2、8条）
- 证治
  - 肺胃热盛津气两伤—白虎加人参汤（12条）
  - 肾气亏虚—肾气丸（3条）
  - 肾之阴津耗伤—文蛤散（6条）

小便不利
- 证治
  - 水停气不化津—五苓散（4、5条）
  - 上燥下寒水停—栝楼瞿麦丸（10条）
  - 湿热夹瘀—蒲灰散、滑石白鱼散（11条）
  - 脾虚湿盛夹热—茯苓戎盐汤（11条）
  - 水热互结伤阴—猪苓汤（13条）

淋病
- 主症（7条）
- 治禁（9条）

2. 辨病论治特点

本篇非常强调消渴、小便不利、淋病三者间尤其前两者间的鉴别。全篇的核心症状不过口渴、小便不利、小便多而已,围绕三个症状的不同组合,借以辨证辨病。仅有口渴的方证有文蛤散、白虎加人参汤;仅有小便不利的方证有蒲灰散、滑石白鱼散、茯苓戎盐汤;口渴、小便不利并见的方证有五苓散、栝楼瞿麦丸、猪苓汤;口渴、小便多并见的方证有肾气丸。由此可见,消渴病以口渴为主,没有小便不利,而是小便反多;小便不利病以小便不利为主,可口渴,也可不口渴;淋病以小便如粟状、痛引脐中为特征。三者区别明显,不应混淆。

有关消渴病的成因,本篇提出了虚劳、胃热之说;并为肺胃热盛、津气两伤与肾气不足立法处方,为后世辨证论治消渴病奠定了基础。

本篇详述了小便不利,实证列举了膀胱气化失司、水停下焦与湿热蕴阻下焦夹瘀证。其中对湿热偏重与瘀血偏重分别施治。虚证则有脾虚、肾虚之异,阳虚、阴虚之分。然小便不利总与水湿阻滞有关,细审之,则有寒水内停、水热互结、湿热蕴阻等不同,仲景皆一一列举,足见其辨证的细致。

本篇淋病论述极简,只作鉴别与禁例之用,其辨治可参小便不利及后世之说。

（郭晓东）

笔记

162

复习思考题

A 类题

1. 消渴病的发生机理是什么？
2. 简述肺胃热盛消渴病的主症主方。
3. 简述肾虚消渴病的主症主方。
4. 简述上燥下寒小便不利的主症方药。
5. 简述猪苓汤所治小便不利的类型与临床表现。

B 类题

1. 消渴病的口渴与其他口渴如何区别？
2. 比较肾气丸证与栝楼瞿麦丸证的异同点。
3. 比较五苓散证与猪苓汤证的异同点。
4. 仲景是如何使用五苓散的？
5. 小便不利与淋病的主要区别是什么？

读案思考

案一. 吴某某,女,35 岁,1987 年 12 月 2 日入院。六个月前出现不明原因的强烈饥饿感,伴周身出汗、心慌、四肢颤抖,进食后症状即消失。初每日发作 3～5 次,后日渐加重,食毕即饥饿,需不断进食。三个月体重由 52kg 增加到 87kg,腹围由 78cm 增加到 126cm。全身无力,行走困难。无烦渴多饮,血压、脉搏、体温、呼吸均正常。作 B 型超声、脑 CT、脑血流图、24 小时尿 17-羟、17-酮类固醇、空腹血糖测定等多项检查均正常。在郑州某医院按"下丘脑综合征"治疗月余,病情反而加重。后转某中医院以"中消"症服"加味玉女煎"、"知柏地黄汤"等百余剂,未见效果。

入我科后,停服以往一切药物。予白虎加人参汤每日 1 剂,分两次煎服。服药 1 剂,次日(入院第二日)强食症状即消失,每日三餐各进食三两已可。6 天后体重下降 5.5kg。第 8 日能下床活动,生活自理。第 12 日痊愈出院。共服药 12 剂。出院后随访半年未复发,体重、腹围恢复如病前,能正常参加田间劳动。[陈定生,刘旗升,陈晓月. 白虎加人参汤治疗严重饥饿症[J]. 中医杂志,1989,(5):24]

思考题:1. 案中未见"渴欲饮水"、"心烦"等白虎汤证依据,为何选用了白虎类方？

    2. 本案胃热之机既已明确,患者为何还会全身无力、体重大增？

    3. 玉女煎中亦含石膏、知母,为何用之无效？

案二. 李某某,女,52 岁,2010 年 4 月 8 日初诊。患低热证 1 年。1 年前绝经后,出现低热证,每天上午 9～11 时之间发热,体温多在 37.5℃。患者每当低热发生时,先感到背部恶寒,体温开始上升。恶寒缓解后,体温恢复正常。患者除低热外,还伴有口渴,五心烦热,失眠多梦,小便不利等症状。经几家医院诊治,均诊断为更年期综合征。服用知柏地黄丸等药治疗,疗效均不满意,患者非常痛苦。查:舌质淡,苔薄白,脉浮缓。辨证为膀胱气化失司,太阳经气不利。治以化气行水。方用五苓散。处方:泽泻18g、白术15g、茯苓15g、猪苓10g、桂枝10g,3 剂水煎服。2010 年 4 月 14 日二诊:患者欣喜而来:告知服 1 剂药后,再也没出现低热,小便不利等症状也随之消除。继续服用上方 2 剂,以善其后。[祝培森.郭成林主任医师应用五苓散治验四则[J].航空航天医药.2010,21(11):2061]

思考题:1. 简述本案使用五苓散的逻辑。

2. 患者伴见"五心烦热,失眠多梦"之症,为何不加滋阴清热、养心安神之品?

3. 说明本案不支持使用知柏地黄丸的依据。

水气病脉证并治第十四

📘 学习目的

　　通过对本篇的学习,领会张仲景有关水气病的辨证论治、遣方用药等方面的核心精神,明了水气病基本治疗原则及诊治思路,能够将各证经方正确地运用于临床实践中。

　　学习要点

　　水气病四水分类及四水概念;水气病的治疗原则;风水、皮水、正水的辨证论治。

　　重点条文:1、18、23、24、25、26、31

　　本篇主要论述水气病的分类、主症、病因、病机、辨证及具体治疗原则、方法。篇中将水气病分为风水、皮水、正水、石水以及黄汗五种,并论述了与水气病密切相关的五脏水、气分、水分、血分等内容。

　　篇中重点阐发了水气病的发病机制主要与感受外邪及肺、脾、肾、三焦功能失调,气化失司相关,也与血行不利有关。

　　在治疗方面,本篇明确提出腰以上肿当发汗,腰以下肿当利小便以及对病水腹大、小便不利者可攻下逐水的治疗大法,对临床实践具有指导意义。

一、分类与辨证

(一)四水与黄汗

【原文】師曰:病有風水、有皮水、有正水、有石水、有黄汗。風水,其脉自浮,外證骨節疼痛,惡風。皮水,其脉亦浮,外證胕腫[1],按之没指,不惡風,其腹如鼓[2],不渴,當發其汗。正水,其脉沉遲,外證自喘。石水,其脉自沉,外證腹滿,不喘。黄汗,其脉沉遲,身發熱,胸滿,四肢頭面腫,久不愈,必致癰膿。(1)

【校注】

　　①胕(fū)腫:胕与肤通,胕肿指肌肤浮肿。如《素问·水热穴论》:"上下溢于皮肤,故曰胕肿。胕肿者,聚水而生病也。"

　　②其腹如鼓:《诸病源候论》作"其腹如故而不满"。

【释义】本条提出了风水、皮水、正水、石水以及黄汗的主要脉证以便鉴别,同时提及相关病证的治法及预后。风水起于外邪袭表犯肺,肺气失宣,通调失司,以致水湿泛溢肌表,故风水初起有明显的脉浮、恶风、骨节疼痛等表证。皮水与肺脾二脏密切相关,为肺失宣肃,脾失运化所致水停肌肤,外证可见肢体肿甚,按之没指。不恶风说明无表证,据此可与风水相鉴别;其腹如故而不满,说明水湿尚未壅聚成盛,发汗可使水从肌表而走,属因势利导之法。正水由于脾肾阳虚,水气内停,并可上逆犯肺,故见腹满、浮肿、气喘、脉沉迟,其病位主要在肾,可波及肺。石水则因肾阳衰微,寒水凝结在下所致,外证可见腹满、少腹硬满如石、不喘、脉沉,病位主在肾。黄汗乃由水湿浸淫肌腠,湿郁化热,湿热熏蒸,营卫失调所致,外证可见汗出色黄沾衣、四肢头面肿、身热、胸满、脉沉迟,病位在肌腠、营卫,与肺脾有关。黄汗若病久不愈,可转化为痈脓。

【辨治与方药点睛】风水与皮水脉均浮,前者恶风后者不恶风;正水与石水脉均沉,前者自喘后者不喘;黄汗以汗出黄如柏汁为特征,但其身目不黄,宜与黄疸别而视之。仲景非常重视病证鉴别,上述脉症并列,寓示当注意区别。

【原文】寸口脉沉滑者,中有水氣,面目腫大,有熱,名曰風水。視人之目窠上微擁①,如蠶②新臥起狀,其頸脈③動,時時咳,按其手足上,陷而不起者,風水。(3)

【校注】

①目窠上微擁:"窠",邓珍本作"裹",赵开美本为"里",《二注》本作"目窠",《论注》《心典》《浅注》诸本同,今据改。目窠,指眼胞。擁,通"壅",义同"肿"。指两眼胞微肿。

②如蚕:《脉经·卷八》无"蚕"字。

③颈脉:指足阳明人迎脉,在喉结两旁。

【释义】本条指出了风水发展到严重阶段的脉证。风水初起,邪在表,人体之正气与风邪相争于肌表,故脉浮;此处脉象沉滑,说明水气已盛,为风水肿势加剧之象。病人面目肿大,此为风与水邪犯于胸颈以上所致;卫气被水湿郁遏而化热,则伴有热。

望之眼胞浮肿如刚睡醒的样子,颈部人迎脉搏动明显,目胞属脾属土,颈部人迎脉跳动明显是因由肺胃所主,风水邪气上凑,土不制水,经络为水气所阻遏;水气射肺,肺气上逆,故时时咳;按其手足肿处凹陷不起,是水气泛溢四肢肌表,而正气不足,无法复聚所致。

【临床应用】本条所述为风水重证,因水气已盛,射肺侮脾,临床虽可见目胞浮肿、人迎脉搏动明显、时时咳、手足皮肤按之不起、发热、恶风或骨节疼痛等证。切不可误诊为皮水。

【原文】太陽病,脈浮而緊,法當骨節疼痛,反不疼,身體反重而痠,其人不渴,汗出即愈,此爲風水。惡寒者,此爲極虚,發汗得之。渴而不惡寒者,此爲皮水。身腫而冷,狀如周痹①。胸中窒,不能食,反聚痛,暮躁不得眠,此爲黄汗,痛在骨節。欬而喘,不渴者,此爲脾脹②,其狀如腫,發汗即愈。然諸病此者,渴而下利,小便數者,皆不可發汗。(4)

【校注】

①周痹:病名,痹之一种,以周身上下游走作痛为特点。

②脾胀:《论注》《心典》《金鉴》等注本均作"肺胀",宜从。

【释义】本条再论水气病的辨证、鉴别、治疗原则和禁忌。可将本条分作五部分加以理解。

第一部分,太阳病表有寒者,本应筋骨疼痛而脉浮紧。如果脉如伤寒而无骨节疼痛,反见肢体酸重、口不渴,说明此非伤寒表实,而是风水,故当发汗,使水湿之邪随汗而出。发汗后恶寒者,为水气病本就阳气不足在先,发汗不得法,再损阳气,致阳气极虚之故。

第二部分,将皮水与第一部分风水相鉴别。此类皮水出现口渴是因水湿困脾,气不化津,津不上承;不恶寒是因病属水湿在里、在脾肺。

第三部分,将黄汗与第二部分皮水相鉴别。全身浮肿而冷,且周身上下游走性疼痛,此为水湿停聚肌表,经脉气血运行不畅所致;阳气郁遏于胸中,故胸中窒塞;湿寒之邪入里损伤脾胃阳气,故不能食,且拘挛疼痛;暮时阴气盛而阳气更衰,诸证加重,故躁不得眠。

第四部分,鉴别风水与肺胀。《肺痿肺痈咳嗽上气病脉证并治》有云:"咳而上气,此为肺胀",肺胀为病,外受寒邪,内停水饮,肺失宣肃,故而咳喘;又因内外皆寒故不渴;肺失通调,故可见身肿。形证与风水相类,治疗可用汗法,使水寒之邪随汗而走。

第五部分,为风水、皮水、肺胀、黄汗等病使用汗法的禁忌证。若有渴而下利、小便频数,表明体内津液已有耗损,均不可发汗。

【辨治与方药点睛】条文以是否恶寒或恶风,测之是否有表证;口渴与否,则反映水湿阻遏气机的轻重程度。风水与肺胀,均可见咳喘,然风水以浮肿为主,肺胀则以咳喘为主,二者在发展过程中可相互转化,在治疗上均可使用汗法。上述内容再次体现了仲景非常重视类似病证的比较鉴别。

【临床应用】临床上对于风水、皮水、黄汗、肺胀病在阳气未损,津液未伤阶段,均可采用汗法治疗,如见口渴下利等症状,当慎用汗法,以防伤及津液。另外,黄汗痛在骨节和历节病黄汗出宜加区别,二者虽均可见黄汗出、疼痛,而黄汗者疼痛较轻且无关节变形;历节病痛甚且关节肿大变形,甚至痿废不用。

(二)五脏水

【原文】心水者,其身重①而少氣,不得臥,煩而躁,其人陰腫。(13)

【校注】

①身重:《千金方》作"身肿"。

【释义】本条阐述心水病证。心阳虚衰,水气内盛,泛溢肌肤,故见身肿;阳虚水湿之邪阻碍气机,故少气;水气凌心,心阳被遏,卧则水气上逆更甚,故躁烦不得卧。前阴为肾脉所过,肾脉出肺而络于心,心阳虚不能下交于肾,肾水失约,溢于前阴,故前阴肿。

【原文】肝水者,其腹大,不能自轉側,脇下腹痛,時時津液微生①,小便續通②。(14)

【校注】

①津液微生:指口中时时微微有津液。

②小便续通:指小便时通时不通。

【释义】本条论述肝水病证。肝失疏泄,乘犯脾土,脾失运化,水湿内停,故见腹大,难以转侧;水阻气机,肝络不和,故胁腹痛;肝失条达,气机不畅,影响三焦水液代谢,故见"时时津液微生,小便续通"。

【原文】肺水者,其身腫,小便難,時時鴨溏。(15)

【释义】本条论述肺水病证。肺为水之上源，若通调水道失司，水液无法下注膀胱，则身肿，小便难；肺气宣降失常，大肠传导失司，故见大便溏，水粪混杂而下。

【原文】脾水者，其腹大，四肢苦重，津液不生，但苦少氣，小便難。（16）

【释义】本条论述脾水病证。脾居腹中，主四肢，脾运失司，水湿泛溢，则可见腹大、四肢重肿；脾虚无法布散津液，气血生化乏源，故见少气、小便难。

【原文】腎水者，其腹大，臍腫腰痛，不得溺，陰下濕如牛鼻上汗，其足逆冷，面反瘦。（17）

【释义】本条论述肾水病证。肾阳虚，不能化气行水，水聚下焦，且反侮脾土，故见腹大、脐肿；腰为肾之府，肾虚水停，膀胱气化不利，故腰痛、不得溺；水气浸淫前阴，故阴下潮湿如牛鼻上汗；肾阳虚衰，不能温煦四肢，故两足逆冷；肾为五脏先天之本，久病肾虚则五脏气血不荣于面，可见面瘦。

【辨治与方药点睛】五脏病皆可导致水肿，故应审证求因，随证治之。现将五脏水的病机及辨证要点总结如表14-1。

表14-1　五脏水的病机及辨证要点

五脏水	病机	辨证要点
心水	心阳不足，水气凌心	不得卧，烦而悸
肝水	肝失疏泄，水湿内停	胁下腹痛，小便续通
脾水	脾失健运，水湿泛溢	腹大，四肢苦重
肺水	肺失通调，水湿内盛	小便难，时时鸭溏
肾水	肾虚不化，水湿内聚	腹大，脐肿，腰痛

【临床应用】五脏水，是病及五脏而出现水气内停的各种证候，虽与五脏各自的位置及生理功能相关，但并非水气直接入侵五脏。临床上，病及五脏而患水气者，一般表现较重。从病位来看，心肺属阳、位于上，心肺病水，均有身肿重、烦不得卧等证；肝脾肾皆属阴，位于下，且偏里，此三脏病水气均有腹大。同时也应注意其与风水、皮水的不同。另外，肾水重证亦可见面部及周身浮肿而不显瘦，故不可拘泥于条文。

二、脉症与病因病机

（一）风气相搏

【原文】脉浮而洪，浮則爲風，洪則爲氣，風氣相搏，風強則爲隱疹，身體爲癢，癢爲泄風[1]，久爲痂癩[2]，氣強則爲水，難以俛仰。風氣相擊，身體洪腫，汗出乃愈。惡風則虚，此爲風水。不惡風者，小便通利，上焦有寒，其口多涎，此爲黃汗。（2）

【校注】
[1]泄风：有风邪外泄而致隐疹身痒，故名。
[2]痂癩：化脓结痂，如有癩疾。

【释义】本条阐述了风水的形成机理及风水与黄汗的鉴别。风水的形成是由于风邪与水气相结合同卫气相争于肌表所致。其转归有二：一为风邪胜于水气，风邪湿热侵入营血,则发为隐疹,身体皮肤发痒,因风邪有外泄之势,故称"泄风"。瘙痒日久,搔破结痂,便形成"痂癞"。二为水气胜于风邪,风为水缚,水为风激而泛溢肌肤为肿,甚则肿满喘促,难以俯仰。此为风水,发汗乃愈。风水与黄汗同是水气为病,然风水有明显的恶风表现,其恶风可因风邪外袭,表卫被遏,亦可是卫气亏虚,表卫不固,故曰"恶风而虚"。而黄汗则不恶风,小便通利,是因水湿郁遏肌腠营卫,偏于上焦,津停而液聚,故其口多涎。

【辨治与方药点睛】本条列举同为风邪水湿相兼为患,但有风偏盛与水偏盛的不同,发病亦有别,可见仲景审因之细。而皆有四肢头面浮肿的黄汗与风水,症状相似,故本条亦鉴别之,体现了审证时须详辨异同的精神。

(二)脾虚不运、水热互结

【原文】趺陽脉当伏,今反紧,本自有寒,疝瘕,腹中痛,醫反下之,下之即胸满短氣。(6)

趺陽脉当伏,今反數,本自有熱,消穀,小便數,今反不利,此欲作水。(7)

【释义】上述两条通过趺阳脉的变化,论述了水气病的产生机理。趺阳脉主候脾胃,一般当伏。反紧,说明素有寒疝、瘕积、腹中痛等。寒者温之,而医者未能遵法,反以苦寒下之,重伤阳气,中阳虚衰,水寒不化,上逆导致肺气不宣故见胸满、气短。反数,则胃中有热,故消谷善饥;此脉本应见小便数,然今却不利,此为水热互结不行所致,水化不利,有溢于肌表之势,故称"此欲作水"。

【临床应用】临床上一定要详查各种脉证的变化,以免失治误治。条文中"医反下之"这种误治的情况应引以为戒。此外,水气病的寒热之偏亦与患者的体质有关,辨证治疗时,当因人制宜,随证治之。

【原文】寸口脉浮而遲,浮脉则熱,遲脉则潛,熱潛相搏,名曰沉。趺陽脉浮而數,浮脉即熱,數脉即止,熱止相搏,名曰伏。沉伏相搏,名曰水。沉則絡脉虛,伏則小便難,虛難相搏,水走皮膚,即爲水矣。(8)

【释义】本条通过脉象来阐释水气病的形成机理。寸口为阳,脉浮亦属阳,热为阳邪,故浮脉即热;迟脉属阴,阴主潜藏,故迟脉则潜。此二者相搏结,则热内郁而不得外达,故称其沉。趺阳脉为胃脉,今见浮而数,是由于热伏止于内而不能行于外,故曰"热止相搏,名曰伏"。热留于内,影响气化,因而小便难,终至水液不循常道而泛溢于皮肤肌肉之间,则形成水气病。

【临床应用】临床对于水热互结之水气病,要把握气机不行这个病机关键,若见身肿、内有胃热、小便不利等临床表现者,可酌选疏凿饮子以开郁散结,行气逐水。

(三)肺失通调、肾虚水泛

【原文】寸口脉弦而緊,弦則衛氣不行,即惡寒,水不沾流[①],走于腸間。少陰脉緊而沉,緊則爲痛,沉則爲水,小便即難。(9)

【校注】

①水不沾流:津液不能流通输布,不循常道运行。

【释义】本条以脉象论病,强调肺肾两脏与水气病的关系。寸口脉主肺,寒气外束,卫阳被遏,故恶寒、脉弦而紧。肺为水之上源,肺气不宣,通调失司,水液不能下输

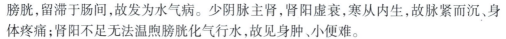

膀胱,留滞于肠间,故发为水气病。少阴脉主肾,肾阳虚衰,寒从内生,故脉紧而沉、身体疼痛;肾阳不足无法温煦膀胱化气行水,故见身肿、小便难。

【临床应用】本条从寸口和少阴之脉辨水病发生的原因。如外感而病水,当固护肺卫,可选用防己黄芪汤加减;若因内伤而病水,当温肾阳以化气利水,可用八味肾气丸加减。

(四)脾肾阳虚

【原文】問曰:病下利後,渴飲水,小便不利,腹滿因腫①者,何也? 答曰:此法當病水,若小便自利及出汗者,自當愈。(12)

【校注】

①因肿:《脉经》作"阴肿"。

【释义】本条论述下利后所致水肿及自愈的机理。由于下利日久,脾肾阳气虚损,气化失司,故见渴欲饮水、小便不利、腹满、阴肿,此时可致水气病发生。但若小便通利且有汗出,此为阳气未衰,脾肾气化功能尚存,水湿邪气外有出路,故可自愈。

【辨治与方药点睛】辨别脾肾阳虚水气为病的关键在于阳气虚损是否已影响气化。如果气化尚可者,则邪有出路,此可自愈;否则,邪无外出之机,可致水气病的发生。可见,小便与汗出是排出水湿的常见途径,故利小便、发汗是治疗水肿病的重要方法。

(五)肺脾肾三焦功能失常

【原文】師曰:寸口脉沉而遲,沉則爲水,遲則爲寒,寒水相搏。趺陽脉伏,水穀不化,脾氣衰則鶩溏,胃氣衰則身腫。少陽①脉卑②,少陰脉細,男子則小便不利,婦人則經水不通。經爲血,血不利則爲水,名曰血分。(19)

【校注】

①少阳:指和髎部位之脉,在上耳角根之前,鬓发之后,即耳门稍前方处。

②脉卑:指脉按之沉而弱,说明营血不足。

【释义】本条以脉论病,分别从寸口、趺阳、少阳、少阴脉的变化阐释了肺脾肾三焦与水气为病的关系以及由血而病水的机理。沉主水,迟主寒,寸口脉沉迟并见,为水寒相合之象,肺失宣肃,通调失职,故发为水肿。趺阳脉主胃,此脉伏而不起为脾胃衰弱之象,水谷运化失职,故见大便稀溏如鸭便;土不制水,故水湿泛溢为肿。少阳脉主三焦,脉见沉弱无力,说明三焦气化失常,决渎失司,水液不循常道故为肿。少阴脉主肾与胞宫,脉细说明肾虚血少,故在男子则见小便不利,水气内阻而发为肿;在女子则见经水不通,阻碍水气运行,最终因血凝致水停。因此肿发于经闭之后,与血关系密切,故称为血分。

【辨治与方药点睛】本条"血不利则为水"说明血与水、气不能截然分开,许多情况下常相互影响,因而应当重视瘀血内阻造成的水肿。

【临床应用】临床上,据"血不利则为水"这一理论,以活血化瘀利水为法,可治疗因血行不畅或血瘀所致水湿停聚之疾患。

(六)水分、血分

【原文】問曰:病有血分水分,何也? 師曰:經水前斷,後病水,名曰血分,此病難治;先病水,後經水斷,名曰水分,此病易治。何以故? 去水,其

經自下[1]。(20)

【校注】

①邓珍本原无此条,此据《脉经》补入。

【释义】本条论述病水血分与水分的区别,并将其预后加以比较。先有经闭而后有水肿的,称为血分,此由经血阻闭不通,影响水液之运行,病在血分,病位较深,故为难治;先有水肿而后经闭者,称为水分,此由水液内停,进而影响血液运行,病位较轻浅,故去其水则经血自通。

【临床应用】临床上,对于因经闭所致水肿者,可用《证治要诀》中的调经散(琥珀、没药、当归、桂心、白芍、细辛、麝香为末,黄酒、姜汁调服)。若为实证,可随证选用本书下瘀血汤、抵当汤等方剂。另外,本条所述血分与水分,临床实践中并不局限于妇人。

(七)气分

【原文】師曰:寸口脈遲而濇,遲則爲寒,濇爲血不足。趺陽脈微而遲,微則爲氣,遲則爲寒,寒氣不足[1],則手足逆冷;手足逆冷,則榮衛不利;榮衛不利,則腹滿脇鳴[2]相逐,氣轉膀胱,榮衛俱勞。陽氣不通即身冷,陰氣不通即骨疼。陽前通[3]則惡寒;陰前通則痹不仁。陰陽相得,其氣乃行,大氣[4]一轉,其氣乃散。實則失氣,虛則遺尿,名曰氣分。(30)

【校注】

①寒气不足:指有寒气而又存在气血不足。

②胁鸣:《直解》、《本义》及《金鉴》均为"肠鸣",宜从。

③前通:前,《说文解字注》:"前,齐断也……古假借作剪。"前通,此处是指不通。

④大气:指膻中之宗气。

【释义】本条阐释了气分的脉证、病机以及治疗原则。寸口脉迟而涩说明阳虚而血不足;趺阳脉微而迟,说明中焦阳气不足;气血俱虚而阴寒内盛,故有手足逆冷,腹满肠鸣;阳气不通,失于温煦,则恶寒身冷;营阴不足,血脉不通利,无以濡养关节、肌肤则骨节疼痛、肌肤麻木不仁。上述均为阴阳不调所致,若阴阳相得,相互协调,气机运行就会通畅,胸中宗气振奋,血脉畅通,则水寒之气自消,气分病自愈。

【辨治与方药点睛】气分病是阳气衰弱,阴阳相失,大气不转所致,与水气的形成,同出一源,故"大气一转,其气乃散"实为阴寒内盛,阳气不通,引起诸多病证的治疗大法。

【临床应用】临床上运用"大气一转,其气乃散"的原理,指导心肺病、血崩、全身麻木、痿证、痢疾等病症的治疗,均可获得良好效果。

三、治法

(一)利小便、发汗

【原文】師曰:諸有水者,腰以下腫,當利小便;腰以上腫,當發汗乃愈。(18)

【释义】本条论述了水气病发汗和小便的治疗方法。一般的水气病患者,如果腰部以下肿,说明水湿之邪在下在里,当用利小便之法,使水湿从尿液而出;如果腰部以

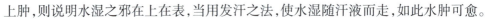

上肿,则说明水湿之邪在上在表,当用发汗之法,使水湿随汗液而走,如此水肿可愈。

【辨治与方药点睛】从本条可知,辨治水气病当注意因势利导。

【临床应用】临床上应分清水气病的虚实寒热,上下分利之法只可用于阳证实证,不可单独用于阴证虚证。如心脾俱虚,或虚中夹瘀之证,虽肿势在下,而不可单纯利水,每用补益心脾,佐以化瘀;又如肾阳虚,肿势在上者,可用温阳化气法。此外,在两法的应用过程中,当注意应用的先后次序,两法亦可配合使用,以提高疗效。

(二)攻下逐水

【原文】夫人病水,目下有卧蚕,面目鲜泽,脉伏,其人消渴。病水腹大,小便不利,其脉沉絶者,有水,可下之。(11)

【释义】本条论述了水气病可用攻下逐水法的适应脉证。如果水气病患者,目胞、面部浮肿,鲜泽光亮,提示水盛而困脾土,脾失健运,水湿泛溢肌肤;脉伏说明水气盛遏阻脉道较重;水盛气阻,气不化津,津不上承,故见口渴引饮;随着水湿的积聚,气化不利进一步加重,故见腹部胀大有水、小便不利、脉沉绝,对此水势甚重者,可用攻下逐水之法。

【临床应用】临床常将气化功能正常与否作为水气病形成和自愈的关键。例如肺脾肾三脏气化功能紊乱,渴饮而水无出路故而病水,且不渴饮亦可病水;只要气化功能正常,即便一时渴饮也不会病水,即便暂时病水,亦可自愈。

(三)误治证救治原则

【原文】问曰:病者苦水,面目身體四肢皆腫,小便不利,脉之,不言水,反言胸中痛,氣上衝咽,狀如炙肉,當微欬喘,審如師言,其脉何類?

師曰:寸口脉沉而緊,沉爲水,緊爲寒,沉緊相搏,結在關元①。始時尚微,年盛不覺,陽衰之候,榮衛相干②,陽損陰盛,結寒微動,腎氣上衝,咽喉塞噎,脇下急痛。醫以爲留飲而大下之,氣擊不去,其病不除。後重吐之,胃家虛煩,咽燥欲飲水,小便不利,水穀不化,面目手足浮腫。又與葶藶丸下水,當時如小差,食飲過度,腫復如前,胸脇苦痛,象若奔豚,其水揚溢,則浮欬喘逆。當先攻擊衝氣,令止,乃治咳;咳止,其喘自差。先治新病,病當在後。(21)

【校注】

①关元:任脉穴,脐下三寸,此处指下焦。

②营卫相干:营卫相互触犯,营卫不合之意。干,触犯。

【释义】本条论述了水气病由于误治而引起的变证,并阐明了相应的治疗原则。条文以问答的方式展开,可分为三个部分加以理解。

第一部分,从"问曰"到"其脉何类?"。从一个水气病并发冲气的病例讲起,患者面目四肢浮肿明显,小便不利,然诊其脉后,师不言水肿为主病,反着眼于胸中痛、气自少腹上冲咽喉、喉中如有炙肉梗塞以及轻微的咳喘,果真如师所说,那么脉象又如何呢?

第二部分,从"师曰"到"浮咳喘逆"。从其脉象、病史等方面分析了形成水气病的过程及误治引起的变证。师曰:患者寸口脉沉紧,沉主水,紧主寒,沉紧并见,提示水寒之气相结于下焦。开始的时候病情较轻微,再加上壮年体健而不易察觉,到中老年之后,阳气渐衰,营卫不和,阳亏阴盛,结于下焦的水寒之气就会因阳虚不能潜伏而夹胃气上冲,故见咽喉如有异物、胸胁疼痛剧烈等症。医者未能诊出其为寒水之气内结、阴盛阳虚、冲气上逆之病机,误将其诊为饮邪潜伏、留而不去之留饮,用"大下"水饮之法攻逐,法不对证,故气冲不平,病自难除。后又误用吐法,导致冲气未平而胃之气阴两伤,故见虚烦、咽干口燥、渴欲饮水等症。误用吐下使本就虚衰的下焦阳气损伤更为严重,肾之气化功能失常引起小便不利;中阳受损脾胃两伤,健运失司,水谷不化,土不制水而水气泛溢可见面目、手足皆发生浮肿。此时医者仍未辨明其证,再以葶苈丸下之,有部分水邪随小便而出,故水肿暂消,但根本问题并未得到解决。此时若患者饮食稍不注意,则旧水不除,新水又生,不但肿势急重,而且气冲更甚,故见"胸胁苦痛,象若奔豚"。与此同时,水邪随冲气上溢于肺,肺失宣降,通调水道功能亦失常,故见咳喘、浮肿。

第三部分,从"当先攻击冲气"到条文末,指明了水气病误治之后的救治原则及方法。对于如此复杂的病情,医者应首先分清主次缓急,然后再辨证施治。结合前文可知,寒水互结为病之根本,冲气与咳喘皆为继发症,而又以冲气较急。按照仲景的治病理念,此种情况应先治冲气,待其平复之后,再以温阳化水之法治其咳喘,水逆为咳喘之因,水逆除而咳喘自平。故而"先治新病",此处即先治冲气、喘咳等新病急病;"病当在后",是指寒水互结之水气痼疾陈疴应当后治。

【临床应用】临床上,对于水肿病治疗一定要分清缓急先后,辨证施治。若冲气较咳喘更急的病患,当先攻其冲气,可选茯苓桂枝五味甘草汤,温肾化气以平冲;当冲气已平,仍有咳喘者,可选苓甘五味姜辛汤加减,温肺止咳平喘;气冲、咳喘得到控制后,着重治疗水气本病,可选肾气丸之类加减,温阳化气以行水。

四、证治

(一)风水

1. 风水表虚

【原文】風水,脉浮,身重,汗出惡風者,防己黄耆湯主之。腹痛者加芍藥。(22)

　　防己黄耆湯方①:方見濕病中。

【校注】

①邓珍本原载药物及煮服法,除白术三分及无加减法外,余同痉湿暍病篇中的防己黄芪汤。

【释义】本条提出了风水表虚的证治及临证药物加减。风水起于风邪袭表,证见脉浮;水泛肌表见身重;因表虚不固而有汗出恶风。所以治疗以防己黄芪汤益气固表,利水除湿。如有腹痛,可加芍药。

【临床应用】本方适用于卫表气虚不固,风水相搏引起的水气病,其主症有头面、四肢浮肿,身重、汗出恶风、脉浮等。符合上述证机的急、慢性肾炎,病后、产后水肿等病可用本方治疗。

2. 风水夹热

【原文】風水惡風,一身悉腫,脉浮不渴①,續自汗出,無大熱,越婢湯主

之。(23)

越婢汤方:

麻黄六兩　石膏半斤　生薑三兩　大棗十五枚　甘草二兩

上五味,以水六升,先煮麻黄,去上沫,內諸藥,煮取三升,分溫三服。恶風者加附子一枚(炮);風水,加朮四兩。《古今錄驗》。

【校注】

①不渴:《心典》作"而渴",宜从。

【释义】本条提出了风水夹热的证治。风水为病,因风而起,初病在表,故可见恶风、脉浮等症;水为风所激而泛溢周身,故见周身浮肿;口渴提示已有化热趋势;续自汗出而不大热,说明风性开泄且表郁有热,热迫津泄,故见汗出,而热亦随汗出,故无表大热,然内之郁热并未尽去。方用越婢汤发越水气,清热散邪。方中重用麻黄,配以生姜发越宣散,石膏清解郁热,大枣、甘草和中调药。"恶风者加附子",此处恶风是指因发散太过,损伤卫阳,致恶风加重或不解,故以附子温经助阳;"加术"是指风水,水湿过盛者,宜加白术健脾除湿,与麻黄相配,并行表里之湿,可增强利水消肿的效果。

风水表虚与风水夹热两证均可见脉浮、汗出、恶风等症,但二者在病机、治法及用药上迥异,应仔细鉴别之(表14-2)。

表14-2　风水表虚与风水夹热鉴别表

鉴别点	越婢汤证	防己黄芪汤证
主症	一身悉肿、汗出、口渴	脉浮身重、汗出恶风
机理	热逼汗液外泄	表虚腠理不固
病机	风水夹郁热	风水兼表虚
治法	发汗利水,兼清郁热	益气固表,利水祛湿
药物	麻黄、石膏、姜、枣、草	防己、黄芪、白术、姜、枣、草

【辨治与方药点睛】①本方重用辛凉的石膏,配以辛温的麻黄,意在发越水气,兼清郁热。②本条方后注的随症加药,实寓治未病之意。

【临床应用】越婢汤适用于风水相搏、内有郁热导致的风水,其主症为恶风、一身悉肿、口渴、续自汗出、表无大热,舌苔薄白或黄白相间而润,脉浮数或弦滑等。可用于急性肾小球肾炎、肾病综合征等符合上述证机者。

(二)皮水

1. 皮水夹热

【原文】裹水①者,一身面目黄腫,其脉沉,小便不利,故令病水。假如小便自利,此亡津液,故令渴也,越婢加朮湯主之。方见下。(5)

【校注】

①里水:应作"皮水",《脉经》注"一云皮水",可知里水为皮水。"黄肿",《脉经》作"洪肿"。

【释义】本条论述了皮水夹热的脉证及治疗。皮水之为病,与肺失通调,脾失健运密切相关,肺气不宣,水道不通;脾失健运水湿,故见面目周身肿甚,脉沉,小便不利。

病属水湿内停,郁而化热。故治以越婢加术汤发汗利水,兼清里热。"假如小便自利,此亡津液,故令渴也。"是强调如果小便自利而渴,此时津液已伤,不宜再发汗利水。

【临床应用】越婢加术汤主治水气内停,郁而化热导致的水气病,其主症可见周身面目肿甚,小便不利,自汗出,口渴,舌边尖红,脉沉等。可用于具备上述证机的急性肾小球肾炎、慢性肾炎急性发作、风湿性关节炎、类风湿关节炎、蔬菜日光性皮炎等。

 病案分析

陈某,女性,16 岁,学生。月经来潮时受湿,经后周身浮肿。人民医院门诊诊断为急性肾小球肾炎,治疗无效,就诊于余。患者头面及四肢肿大如水泡,周身皮肤光泽,按之凹陷,询其小便短涩,大便不畅,一身沉重,精神萎靡,嗜睡,气促,纳差,舌质润苔薄白,其脉浮数。病属皮水夹热兼脾虚湿盛证。治应发汗散水,兼清郁热。方用越婢加术汤原方。麻黄,石膏,白术,甘草,生姜,大枣。3 剂,水煎服。服完 2 剂,身微汗、小便略畅;服完 3 剂,微微汗出、小便畅通、浮肿全消、思食。复诊:面苍白、精神略差、脉缓,处以六君子汤加当归、黄芪,调理脾胃,和其营血,康复如常。[湖南省中医药研究所. 湖南老中医医案选(第一辑)[M]. 长沙:湖南科学技术出版社,1980:37]

按:此例正是水湿内停郁而化热所致,故治用越婢加术汤原方发汗行水、清解除郁热,方证相符,疗效较好。病后体虚,再以六君子汤加归、芪调脾胃、和营血,体现了中医急则治标,缓则治本的基本原则。

2. 皮水表实

【原文】裹水,越婢加术汤主之;甘草麻黄汤亦主之。(25)

越婢加术汤:见上。於内加白术四两,又见脚气中。

甘草麻黄汤方:

甘草二两　麻黄四两

上二味,以水五升,先煮麻黄,去上沫,内甘草,煮取三升,温服一升,重覆汗出,不汗,再服。慎风寒。

【释义】本条论述了皮水表实证的治疗。皮水夹热者,方用越婢加术汤,详见条文五。皮水如果里热不明显,而表实无汗者,方用甘草麻黄汤发汗,使水随汗而走。方中麻黄宣肺,发汗,利水;甘草健脾和中调药。

【临床应用】甘草麻黄汤适用于内无郁热、脾失健运、肺失通调之皮水表实证,常以身肿无汗、无内热、咳喘、小便不利作为选方指征。越婢加术汤适用于汗出夹热之皮水表实证,应予以区分。

3. 皮水阳郁

【原文】皮水为病,四肢腫,水氣在皮膚中,四肢聶聶動者,防己茯苓湯主之。(24)

防己茯苓湯方:

防己三兩　黄耆三兩　桂枝三兩　茯苓六兩　甘草二兩

上五味,以水六升,煮取二升,分温三服。

【释义】本条论述皮水气虚阳郁的证治。皮水与脾的关系密切,脾主四肢,脾虚

笔记

失运,水湿停于皮下,故见四肢浮肿;卫阳被郁于四肢而不得通行,故肿处肌肤有轻微颤动。此属水气过盛而郁阳于内,治以防己茯苓汤通阳化气,分消水湿。方中防己除湿,桂枝通阳,黄芪益气,甘草调中,防己与黄芪相配,气行于表而祛湿,桂枝与茯苓相配,通阳化气利水。诸药合用,使水湿由表里分消。

【辨治与方药点睛】本方中有三组对药,对后世颇有启发,一是防己配黄芪,利水补虚;二是茯苓配桂枝,通阳利水;三是黄芪配桂枝,温助卫阳。

【临床应用】本方主治脾肺气虚、水湿内停、阳郁于内导致的水气病,其主症为四肢浮肿,可伴肿处局部轻微颤动,小便不利,或兼乏力等。可用本方治疗具备上述证机的急、慢性肾炎,肾病综合征,特发性水肿,营养不良性水肿等病,另外,方中防己之名未冠"木",故以汉防己为宜。

4. 皮水湿热内壅

【原文】厥而皮水者,蒲灰散主治。方见消渴中。(27)

【释义】本条论述了皮水湿热内壅的证治。皮水见手足厥冷,此为水气外盛而湿热壅内,阳气受阻不能达于四肢之故。治以蒲灰散利湿清热,通利小便。使水湿去阳气通,厥冷自除。方中以蒲黄清热利水活血,滑石清利湿热。此即后世叶天士"通阳不在温,而在利小便"之范例也。

【辨治与方药点睛】本方中蒲黄既可消瘀,又能利小便,与滑石相合,能水血同治。

【临床应用】临床上常以蒲灰散治疗水湿外盛、湿热内壅、阳气郁阻之皮水。四肢厥冷、身肿、小便赤涩不通等皆为用方要点。另外,若见四肢厥冷,而小便清长者,则以金匮肾气丸之类温肾化气以通阳。

(三)正水与风水比较

【原文】水之爲病,其脉沉小,屬少陰;浮者爲風。無水虛脹者,爲氣。水,發其汗即已。脉沉者宜麻黄附子湯;浮者宜杏子湯。(26)

麻黄附子湯方:

麻黄三兩　甘草二兩　附子一枚(炮)

上三味,以水七升,先煮麻黄,去上沫,内諸藥,煮取二升半,溫服八分,日三服。

杏子湯方:未見,恐是麻黄杏仁甘草石膏湯。

【释义】本条论述了风水与正水证治及水气病和虚胀的鉴别。水气病如果脉见沉小,属少阴,为正水;若脉象浮,则与肺相关,为风水。此二者均可见水气在表之证候,故都可使用发汗之法。具体来说,脉沉小而喘之正水者,方选麻黄附子汤;脉浮之风水者,宜用杏子汤。此外,因阳虚寒凝气滞而胀满者,此非水肿,切不可以汗法治之。麻黄附子汤具有温肾发汗,祛水平喘之功。方中麻黄宣肺发汗,祛水平喘;附子温阳化水,甘草和中调药。

【辨治与方药点睛】本条原文体现了仲景重视鉴别诊断的精神,正水与风水皆可影响肺,都可用汗法,故比较之;正水与虚胀皆见腹满,一属气滞,一为水停,亦须比较。另,本条再次反映了治疗水气病,祛除水气当因势利导的思想。

【临床应用】本方适宜于肾阳不足,水气内停,上犯射肺引起的水气病,其主症有全身浮肿,腹满而喘,畏寒怯冷等。可用于慢性肾小球肾炎、肾病综合征等符合上述证机者。

条文中的杏子汤未见方,后世多认为系麻杏甘石汤或甘草麻黄汤加杏仁。前方适用于风水兼肺有郁热,后方适用于风水而肺无郁热。可参。

(四)黄汗

1. 卫郁营热,表虚湿遏

【原文】問曰:黄汗之為病,身體腫,一作重。發熱汗出而渴,狀如風水,汗沾衣,色正黄如蘗汁,脉自沉,何從得之? 師曰:以汗出入水中浴,水從汗孔入,得之,宜耆芍桂酒湯主之。(28)

黄耆芍藥桂枝苦酒湯方:

黄耆五兩　芍藥三兩　桂枝三兩

上三味,以苦酒一升,水七升,相和,煮取三升,溫服一升,當心煩,服至六七日,乃解。若心煩不止者,以苦酒阻故也。一方用美酒醯代苦酒。

【释义】本条论述黄汗的病机与证治。黄汗为病,身体浮肿,发热汗出而渴,其症状与风水相类。但是黄汗的特征是:其汗液沾湿内衣,颜色正黄,像黄柏汁,且脉象沉。其形成原因是汗出入水中,水湿之邪从汗孔浸淫肌腠,水湿内蕴,阻遏阳气,导致营卫不畅,卫郁不能行水,水湿滞留于肌腠间,则身体肿;营郁化热,湿热交蒸而成黄汗。治宜用黄芪芍药桂枝苦酒汤固表祛湿,调和营卫,兼泄营热。方中重用黄芪益气实卫,走表祛湿,桂枝、芍药调和营卫,苦酒(即米醋)泄营中郁热。须注意的是该方药性偏于酸敛,初服药时,邪气暂无出路,病人可能感觉心烦;待服药六七天后,营卫调和,营热外泄,则心烦自解。

黄汗与风水均可见身肿,汗出,骨节疼痛等症,但此二者在病因、病机、证候、治法均有差别,应鉴别之(表14-3)。

表14-3　黄汗与风水鉴别表

鉴别点	黄汗	风水
病因	汗出入水浴,水从汗孔入	风邪袭表
病机	卫郁营热,表虚湿遏	外邪犯表,肺失通调
证候	汗出色黄沾衣,身肿,发热,骨节疼痛,不恶风,脉沉迟	脉浮,恶风,骨节疼痛,头面浮肿,迅及全身,四肢肿而凹陷不起
治法	调和营卫,固表祛湿,兼泄营热	发汗宣肺散水

【辨治与方药点睛】本方黄汗与历节病的成因有相似之处:即汗出入水中,提示汗出之际,应避免接触水湿。

【临床应用】本方主治表虚湿遏,卫郁营热导致的黄汗病,其主症为汗出色黄沾衣,发热,口渴,身肿,脉沉。可用于符合上述证机的慢性肾小球肾炎、甲状腺功能亢进、内分泌紊乱等不明原因的浮肿以及急性黄疸型肝炎见黄汗者。

2. 气虚湿盛阳郁

【原文】黄汗之病,兩脛自冷;假令發熱,此屬歷節,食已汗出,又身常暮盗汗出者,此勞氣也。若汗出已,反發熱者,久久其身必甲錯;發熱不止者,必生惡瘡。若身重,汗出已輒輕者,久久必身瞤,瞤即胸中痛,又從腰以上必汗出,下無汗,腰髖弛痛,如有物在皮中狀,劇者不能食,身疼重,煩躁,小便不利,此爲黃汗,桂枝加黃耆湯主之。(29)

桂枝加黃耆湯方:

桂枝　芍藥各三兩　甘草二兩　生薑三兩　大棗十二枚　黃耆二兩

上六味,以水八升,煮取三升,溫服一升,須臾飲熱稀粥一升餘,以助藥力。溫服取微汗;若不汗,更服。

【释义】本条论述了黄汗病与历节病、劳气病的鉴别,以及黄汗气虚湿盛阳郁证的证治。本条可分为三个部分理解。

第一部分,"黄汗之病"到"此属历节",将黄汗和历节加以鉴别。既曰:"黄汗为病",则应见汗出色黄沾衣、身热、身体肿重等,并见两小腿冷,这是水湿之邪流于下,阻遏阳气所致;假如两小腿发热的,此为历节病,乃因湿热下注关节所致。

第二部分,"食已汗出"到"必生恶疮",论述了劳气汗出与黄汗的不同。劳气,属虚劳,其汗出特点是食后汗出或寐时盗汗,此为荣气内虚,卫气不足,每于食后水谷之气不能内守,故汗出,夜寐时,卫入营出遂发盗汗。汗后如果发热,日久营卫枯燥,皮肤则会出现甲错;如果虚热长期不退,熏蒸肌肤日久则会发为恶疮。

第三部分,"若身重"至"桂枝加黄芪汤主之",论述了黄汗重症的证治。水湿内阻导致身重,若湿随汗出,则身体会感觉轻快,但是汗出耗气,日久阳气亦虚,故可见肌肉瞤动;胸阳不足则胸中作痛;又因上焦阳虚,卫表不固,下焦水湿邪盛,故而腰以上多汗,腰以下汗出不多,并觉腰髖部肌肉弛缓无力疼痛;湿郁皮肤与卫气相搏,故"如有物在皮中"。若病情加重,内伤脾胃,湿困肌肉,则身体疼重,不欲饮食;水湿郁遏,阳气不宣则烦躁,影响膀胱气化则小便不利。上述皆为黄汗日久出现的变证,主要由营卫失调、气虚湿盛阳郁引起,故用桂枝加黄芪汤调和营卫、通阳散湿。方中取桂枝汤解肌调和营卫,黄芪益气走表祛湿,以助桂枝汤益气和营卫,使阳郁得解。方后有云"饮热稀粥",旨在助药力以取微汗,使水湿之邪随汗而出。

【临床应用】本方适宜于营卫失调、气虚湿盛阳郁所致的黄汗,其主症为汗出色黄染衣、两胫冷、身疼重、腰以上汗出、腰以下少汗或无汗、腰髖弛痛、不能食、烦躁、小便不利等。可用于符合上述证机的黄疸病、自主神经功能失调、白细胞减少症等。

(五)气分病

1. 阳虚阴凝

【原文】氣分,心下堅,大如盤,邊如旋杯[①],水飲所作,桂枝去芍藥加麻辛附子湯主之。(31)

桂枝去芍藥加麻黃細辛附子湯方:

桂枝　生薑各三兩　甘草二兩　大棗十二枚　麻黃　細辛各二兩　附子一枚(炮)

上七味,以水七升,煮麻黃,去上沫,内諸藥,煮取二升,分溫三服,當汗出,如蟲行皮中,即愈。

【校注】

①旋杯:《灵枢·邪气脏腑并行》《难经·五十六难》和本书《五脏风寒积聚病脉证并治》都作"覆杯",谓心下坚大如盘,形状中高边低,按之虽外坚而内如无物,故曰覆杯。

【释义】本条论述气分病阳虚阴凝的证治。由于阳虚阴凝,大气不转,水饮停聚,导致气分病,症见心下痞结而坚,以手触之,状如盘大,中高边低,外坚而内空。治以桂枝去芍药加麻黄细辛附子汤温通阳气,散寒化饮。本方即桂枝汤去酸寒阴柔之芍药,加辛散温通的麻黄、细辛、附子所组成。方中桂枝、甘草温振心阳;附子、细辛温肾散陈寒;麻黄、细辛、生姜辛散温通化饮;大枣、甘草补脾益气,诸药共奏温阳散寒,宣通气机,温化水饮之功。服药后阳气通行,推动阴凝之邪,故可见"如虫行皮中"状。

【辨治与方药点睛】本方辛甘化阳行气,使阳气振奋,周行于身,阴凝得散而病愈。此乃"阴阳相得,其气乃行,大气一转,其气乃散"治则的具体运用。

【临床应用】本方主治阳虚阴凝,水饮内结引起的气分病,其主症为心下坚满、按之有形、如盘如杯、手足逆冷、腹满肠鸣、骨节疼痛或四肢不仁、恶寒身冷等。可用于符合上述证机的慢性气管炎、肝硬化腹水、肝肾综合征、充血性心衰等病。

2. 脾虚气滞

【原文】心下坚大如盤,邊如旋盤,水飲所作,枳朮湯主之。(32)

枳朮湯方:

枳實七枚　白朮二兩

上二味,以水五升,煮取三升,分溫三服,腹中軟,即當散也。

【释义】本条论述了气分脾虚气滞的证治。此处未见"气分"二字,属省文笔法。由于脾虚气滞,转输失职,以致水饮内聚,痞结于心下,故见心下坚,边如圆盘,并有痞胀脘痛等。治以枳术汤行气散结,健脾化饮。方中枳实行气散结消痞,白术健脾燥湿化饮。

桂枝去芍药加麻辛附子汤与枳术汤都用以治疗气分病心下痞硬,而其病机各异,应鉴别之(表14-4)。

表14-4　桂枝去芍药加麻辛附子汤与枳术汤鉴别表

鉴别点	桂枝去芍药加麻辛附子汤	枳术汤
主症	心下坚,大如盘,边如旋杯	心下坚,大如盘,边如旋盘
兼症	手足逆冷,腹满肠鸣,恶寒身冷,骨节疼痛	脘腹痞满而胀
病机	阳气虚衰,阴寒内盛,水寒凝结于心下	脾虚气滞,水饮痞结于心下
治法	温阳散寒,行气利水	行气散寒,健脾化饮

【临床应用】本方适用于脾虚气滞、水饮痞结于心下导致的气分病,其主症为心下坚满或硬,大如盘,边如旋盘,脘腹部痞满而胀,或伴纳呆、便溏等。可用于具备上述证机的胃溃疡、慢性胃炎、胃下垂、消化不良、脱肛等疾病。

(六)附方

【原文】《外臺》防己黃耆湯:治風水,脈浮爲在表,其人或頭汗出,表無他病,病者但下重,從腰以上為和,腰以下當腫及陰,難以屈伸[①]。方見風濕中。

【校注】

①《外台秘要》卷二十风水门,载有深师木防己汤,主治与此相同,其方药味与本书前《痉湿暍病》篇所载防己黄芪汤相同,唯分量稍异,作"生姜三两,大枣十二枚擘,白术四两,木防己四两,甘草二两炙,黄芪五两";方后细注云:"此本仲景《伤寒论》方"。

【释义】本条论述风水表虚,水湿偏盛的证治。风水为风邪犯肺,通调失职,水泛肌肤。证见脉浮,为水溢肌表所致;风为阳邪,其性轻扬而行于上,故其人头汗出;水为阴邪,其性下趋,故腰以下重或肿,甚者波及外阴部;下肢肿盛,故难以屈伸。因水湿盛于风邪,故曰"表无他病"。本证实属表虚,水湿甚于风邪,故治以防己黄芪汤益气固表,除湿行水,使水湿不仅从肌腠而去,还能从下而走。

五、预后

【原文】脉得諸沉,當責有水,身體腫重。水病脉出[①]者死。(10)

【校注】

①脉出:此指水气病之沉脉暴出而无根,上有而下绝无。

【释义】本条论述水气病的脉证及预后。水气为病,脉以沉为主,这是由于水气停滞,阳气受阻不能外达。然而阴寒内盛亦多沉脉,当以"身体肿重"区别之。脉出则说明虽浮而躁盛,按之无根,轻取有脉,重按则散,此为阴盛格阳,真气涣散于外。水气病患者一般脉沉,若水肿未消,突然脉浮而无根,脉与证悖,提示预后不良。

【临床应用】临床上若水气病患者肿未消而出现脉浮无根,与证不符的情况,应提高警惕。

学习小结

1. 学习内容

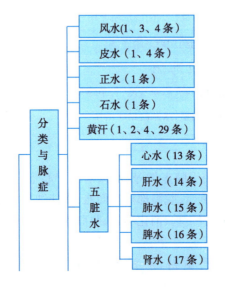

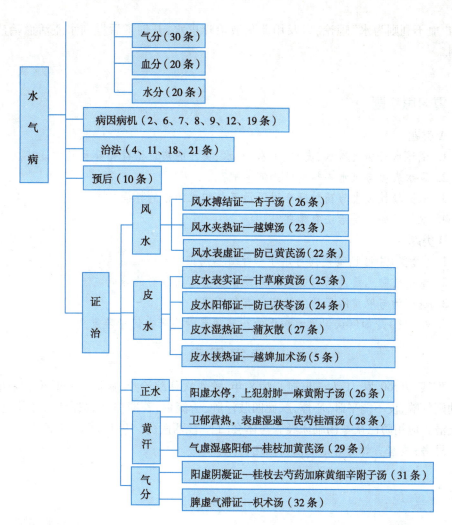

2. 辨病论治特点

水气病是由于人体脏腑气化功能失调，导致津液运行障碍，以致水湿泛溢肌肤，或留聚腹中，出现水肿或腹部胀大的一种疾病。本篇根据水湿之邪停聚体内有表里深浅的不同，提出了风水、皮水、正水、石水和黄汗的概念；并根据水气病形成的内脏根源以及水湿之邪对脏腑功能的影响，提出了五脏水之名。此外，根据气血水之间密切相关、相互影响的关系，首创气分、水分、血分的概念，体现了多层次、多角度辨识水气病的精神。

在论述水气病的病因病机时，本篇指出肺脾肾三焦功能失调，是导致水气病的重要环节。在对水气病的辨证时，仲景非常注意鉴别诊断，如四水之间、风水与黄汗、风水与肺胀、风水与太阳伤寒的比较均有所涉及。

关于水气病的治疗，本篇重视"因势利导"驱除水湿病邪，提出了"腰以下肿，当利小便"、"腰以上肿，当发汗"和"可下之"的三大原则，对于临床实践具有重要的指导价值。尤其是篇中提出的"大气一转，其气乃散"理论，对后世医家治疗阴寒水湿病邪停留或阳虚气滞所致诸多病变均有启迪。

从篇中所载主诸方看，对于水湿在外在上的病变，多取麻黄、杏仁；兼有阳虚，则配附子；水湿在下在里者，多用茯苓；水湿偏于表兼气虚者，则用防己配黄芪。篇中所提

181

出的"血不利则为水"理论,以及用蒲灰散治疗皮水,开创了后世利水兼活血治法的先例。

(柴可夫)

复习思考题

A 类题

1. 试述水气病之风水、皮水、正水、石水、黄汗的辨证治疗差异及其脉证特点。

2. 风水表虚与风水夹热两证如何鉴别?

3. 试比较桂枝去芍药加麻辛附子汤证与枳术汤证的异同。

4. 水气病的主要治法有哪些?

B 类题

1.《金匮》中防己黄芪汤可用于治疗哪些病证?

2. 试比较防己黄芪汤与防己茯苓汤在证治用药方面的异同。

3. 越婢汤与麻黄附子汤主治病证有何不同?

4.《金匮》是如何认识风水病因的?其观点对临床有何指导意义?

读 案 思 考

陈某,男,60 岁,工人。患冠心病 8 年,曾 4 次住院治疗,病情时轻时重。刻诊患者动则气喘,夜不能平卧,心悸,颜面四肢浮肿,舌淡白,苔薄白,脉细滑数。[徐克明,黄文清 . 应用防己茯苓汤临床经验与体会[J]. 江西医药 . 1981,(5):34-35]

思考:该案当如何辨证立法? 宜选何方?

黄疸病脉证并治第十五

学习目的

领会张仲景关于黄疸病的辨证论治的核心精神,知晓黄疸病的分类、临床表现和病因病机,能够将各经方正确地运用于临床实践中。

学习要点

黄疸病的分类、病因病机及辨证论治。

重点条文:1、13、15、18、19

本篇专论黄疸病。黄疸病以目黄、身黄、小便黄为临床特征。本病早在《黄帝内经》中已有记载,但对其病因、病机、辨证论治进行系统论述的则首推本篇。本篇论述黄疸病因有湿热、寒湿、火劫、女劳及虚劳,但以湿热发黄为主因,同时与脾肾有关。"脾色必黄,瘀热以行"是黄疸病的主要病机,立足于血分是《金匮要略》治疗黄疸的一大特色。本篇从病因角度,将黄疸分为谷疸、酒疸、女劳疸,而黑疸则是黄疸病内有瘀血的一种证候。

黄疸治法有汗、吐、下、清、温、消、补、和等多种治法,以清热利湿为常法,以治血为突出特点,为后世治疗黄疸病广开法门。

一、病因病机

(一)湿热发黄

【原文】寸口脉浮而緩,浮則爲風,緩則爲痺。痺非中風,四肢苦煩,脾色必黄,瘀熱以行。(1)

【释义】本条总论湿热黄疸的病机。"寸口脉浮而缓",寸口脉浮意指阳热邪气外熏,因风为阳邪,此以风指代阳热,故言"浮则为风";缓脉主湿而应于脾,湿邪呆滞,故脉道不利而见缓脉。脉浮缓并见,说明湿与热相合,闭阻于脾,影响脾之转输,故曰"痺"。"痺非中风"为仲景自注,强调"痺"为湿热闭阻于脾,并非太阳中风表证,更非经脉痺阻的中风病。湿热困脾,则四肢疲乏困顿、重滞不舒,故曰"四肢苦烦",此为湿热黄疸常见之临床症状。

"脾色必黄,瘀热以行"强调黄疸病位在脾,发病与血分相关。湿热蕴郁于脾,不能外泄下行,由气分入于血分,血行不畅,湿热瘀蒸,脾色外现于体表,故发为黄疸。若湿热不入于血分则不能发黄,故湿热是否入于血分是黄疸形成的关键病机。

【辨治与方药点睛】"脾色必黄,瘀热以行"是仲景对湿热黄疸病机的高度概括,提示治黄当治血。

【临床应用】本条理论对黄疸的治疗有重要的指导意义。肝胆病治疗名家关幼波在本条的启发下提出:"阳黄的治疗,以清热利湿为常法,重视疏肝利水之惯例。以治中焦为要害,突出活血、解毒、化痰。即:治黄必活血,血行黄易却;治黄需解毒,毒解黄易除;治黄要化痰,痰化黄易散。"

【原文】師曰:病黃疸,發熱煩喘,胸滿口燥者,以病發時,火劫其汗①,兩熱所得②。然黃家所得,從濕得之。一身盡發熱而黃,肚熱,熱在裏,當下之。(8)

【校注】

①火劫其汗:指用艾灸、温针或熏法,强迫其出汗。

②两热所得:此指误治之火与原有之热相搏结。

【释义】本条论述外感或热性病误用火劫发汗而致发黄的机制及治则。"病发时"之"病"宜作黄疸病未发之前的其他热性病理解。因寒热不辨而误用火劫发汗,以致误治之热与表热(或里热)相合,使发热更甚;热邪扰心则烦;熏肺则喘;心肺俱热,气滞于胸则满;母(心)病及子(脾)、子(肺)病累母(脾),热邪熏灼津液则口燥。"然黄家所得,从湿得之"系插笔,意谓黄疸病与湿邪密切相关。单纯的两热相合不能发黄,必然湿郁热蒸,热瘀血分,而成黄疸病。两热相合,热邪盛于里,而致"肚热";"热在里",病位偏下,"其下者引而竭之",故当下之。

【辨治与方药点睛】"然黄家所得,从湿得之"强调了湿邪是引起黄疸病各种病理因素中的基本要素。人体感邪,是否发黄,关键在于脾胃是否健旺,若里无湿邪内蕴,则不致发黄;脾不运化,脾湿郁遏是导致黄疸发病的重要环节。本条为"诸病黄家,但利其小便"的治则以及后世"无湿不作疸"之说奠定了理论基础。

【临床应用】本条湿热郁结在里,未出方药,沈明宗主张用栀子大黄汤,曹颖甫主张用大黄硝石汤,可参。

(二)寒湿发黄

【原文】陽明病,脈遲者,食難用飽,飽則發煩,頭眩,小便必難,此欲作穀疸。雖下之,腹滿如故,所以然者,脈遲故也。(3)

【释义】本条论述寒湿之邪欲作谷疸的病机。"实则阳明,虚则太阴",从条文2、13可知,谷疸属于阳明实证,多系实热或湿热为病,其脉当数。今脉见迟象,显系脾胃虚寒证。胃阳虚不能受纳腐熟,脾阳虚则不能运化,故纳差食少,难以饱食;若饱食则食从寒化,增加中焦之寒湿,子病累母则心烦;阻滞清阳则头眩;输化失职则小便亦难,寒湿无从排泄,久之则可形成谷疸。若寒热不辨,误投苦寒攻下之品,必重伤中阳而腹满不减,原因是误下前即脾胃虚寒。

二、分类

谷疸、女劳疸、酒疸

【原文】趺陽脈緊而數,數則爲熱,熱則消穀,緊則爲寒,食即爲滿。尺脈浮爲傷腎,趺陽脈緊爲傷脾。風寒相搏,食穀即眩,穀氣不消,胃中苦濁①,濁氣下流,小便不通,陰被其寒,熱流膀胱,身體盡黃,名曰穀疸。額上黑,微汗出,手足中熱,薄暮即發,膀胱急,小便自利,名曰女勞疸。腹如水狀,不治。

　　心中懊憹而熱,不能食,時欲吐,名曰酒疸。(2)

　　夫病酒黃疸,必小便不利,其候心中熱,足下熱,是其證也。(4)

【校注】

①苦浊:苦作"病"解。浊指湿热。下"浊气"亦为湿热。

【释义】第2条论述黄疸的病机、分类及主症。条文可分三段理解。

第一段论述谷疸的病机、主症及谷疸与女劳疸的区别。趺阳脉候脾胃之气,趺阳脉紧主脾阳虚而寒湿内生,输化失职,若勉强进食则致腹满,故曰"紧则为寒,食即为满";趺阳脉数主胃热亢盛,热盛则"消谷"而善饥。"风寒相搏"中"风"与首条"寸口脉浮"所主之"风"相同,即"热"之互辞;"寒"则泛指阴邪,如寒湿之邪等。胃热与脾寒相合,蕴积于脾胃,进食后加重其湿热,其气上熏而清阳不升,致"食谷即眩";食物虽被腐熟,但脾不能转输而成"浊气",留滞于胃则变生湿热;湿热之邪下注,致膀胱气化不利故小便不通。"阴"指太阴脾,太阴寒湿夹胃中湿热流注下焦,壅塞肾与膀胱以及三焦水道,湿热不能从小便外出,而蕴结膀胱。湿热蕴蒸,内迫血分,则身体尽黄。此因饮食不洁所致,故称谷疸。"尺脉浮为伤肾,趺阳脉紧为伤脾"乃插笔,提示女劳疸与谷疸之不同。女劳疸因房劳过度,肾阴亏耗,阳浮于外,故"尺脉浮";谷疸因脾阳虚,寒邪内生,故"趺阳脉紧",两者有别。

第二段论述女劳疸的主症与病机。前额乃心所辖,由于肾阴亏损,水不济火,心火迫津外泄,肾色上泛,则额上黑,微汗出;肾阴虚,其虚热既循足少阴肾经下注至涌泉穴及其周围,又随手厥阴心包经上行至劳宫穴及其附近,故手足中热;肾阴虚火旺,薄暮经气流注于肾经,两阳相合,阴不胜阳,故"薄暮即发";虚热内迫膀胱,则见小腹拘急;肾气亏虚,固摄无权则小便自利。因系房劳伤肾所致,故称女劳疸。若肾病反侮及脾,脾肾两败,腹部胀大则难治。

第三段论述酒疸的主症与病机。酒性湿热,长期大量饮酒,酒热蕴积于胃,上熏于心,故有心中烦郁难堪、卧起不安、莫可名状等感觉。湿热蕴积脾胃,升清降浊失常,故不能食,若勉强进食则加重了胃之热邪,致胃气上逆而欲吐。湿热蕴蒸,入于血分,瘀热以行,形成黄疸。因系饮酒太过所致,故名酒疸。

第4条继论酒疸的症状。酒热湿毒积胃,导致肝胆疏泄失常,三焦膀胱水道不畅,故"必小便不利"而色黄。心中热与上述同理。酒热随胃经下注,则足下即足背发热,与女劳疸之足心热不同。

【辨治与方药点睛】①第2条"小便自利"一语示女劳疸与谷疸、酒疸之鉴别。谷疸、酒疸由湿热内蕴所致,故"小便不利",女劳疸因肾虚所致,与湿邪无关,故"小便自利"。此外,谷疸以食谷即眩为主症,酒疸以心中懊憹为主症,女劳疸以手足中热为主症。②第4条于"小便不利"前加"必"字,寓意深刻,再次突出了酒疸的发生与湿热熏蒸,邪无出路有关。

三、辨证

湿热发黄与寒湿发黄

【原文】脉沉,渴欲饮水,小便不利者,皆發黃。(9)

【释义】本条论述湿热发黄的脉症。脉沉主湿热郁滞在里;湿热消耗津液,故"渴欲饮水"。因湿热郁滞,脾失输化,故小便不利而湿无由排泄,日久湿热波及血分而成黄疸。此近似于后世之阳黄。

【辨治与方药点睛】①"小便不利"既是湿热黄疸的临床表现,也是脾失输化,湿邪留恋的重要反映,提示在治疗上"利小便"是黄疸病的重要治法之一,通过利小便给湿热之邪以出路。②观察小便对早期诊断黄疸病有一定的参考价值。

【原文】腹满,舌①痿黄,燥②不得睡,屬黄家。舌痿疑作身痿。(10)

【校注】

①舌:《医宗金鉴》认为当作"身",可从。

②燥:《医统正脉》本作"躁"。

【释义】本条论述寒湿发黄的证候。"身萎黄"近似于后世之阴黄,指身黄而不润泽,此多系寒湿所致。寒湿中阻,输化失职,故腹满;寒湿困脾,累及于心,则躁不得睡;日久波及血分而成黄疸。

寒湿与湿热谷疸鉴别:一是能食不能食。《伤寒论》第190条言"阳明病,若能食名中风,不能食名中寒"。由于"热则消谷",故湿热谷疸能食,但多食后腹满胀、头眩;而寒湿谷疸者胃中无火,故患者多不能食或"食难用饱,饱则发烦头眩"。二是脉象各异。湿热谷疸常见脉滑数有力,少数亦见迟而有力之脉象;而中焦寒湿者,脉多沉迟。三是黄疸色泽。湿热谷疸色泽鲜明,寒湿黄疸色泽晦黯。另外,湿热谷疸大便黏腻,舌苔黄腻;寒湿黄疸大便溏薄,舌苔白腻滑润。

【临床应用】寒湿欲作谷疸或已成谷疸,在治法上宜采用温法,宜理中、四逆辈等。

四、证治

(一)谷疸

【原文】穀疸之爲病,寒熱不食,食即頭眩,心胸不安,久久發黃,爲穀疸,茵陳蒿湯主之。(13)

茵陳蒿湯方:

茵陳蒿六兩　栀子十四枚　大黃二兩

上三味,以水一斗,先煮茵陳,減六升,内二味,煮取三升,去滓,分溫三服。小便當利,尿如皂角汁狀,色正赤,一宿腹減,黃從小便去也。

【释义】本条论谷疸证治。饮食不节,湿热蕴积脾胃,导致营卫生化之源壅滞而形寒发热,但此"寒热"与外感表证之寒热不同;湿热困阻脾胃,运化失司,则不能饮食;若勉强进食则脾胃湿热更盛,上熏则头眩、心胸不安,日久湿热波及血分则发为谷疸。治以茵陈蒿汤,以清利湿热,活血退黄。方中茵陈蒿清热利湿退黄;栀子清热除烦,泄三焦湿热而退黄;大黄泄热逐瘀,通利大便。三药合用,祛邪以复脾运之功,使湿热从前阴而出,故方后言"小便当利,尿如皂角汁状,色正赤,一宿腹减,黄从小便去也"。此反证本条当具腹满、小便不利等症。

【辨治与方药点睛】本方重用苦辛微寒的茵陈蒿(可用至30～60g,与大黄比例为3:1),以清热利湿退黄,奠定了该药作为治疗黄疸要药的基础。方中大黄仅用二两,并与栀子同下,说明其用不重在通腑攻下,而是泄热逐瘀。

【临床应用】本方适用于湿热内蕴的阳黄证,其主症为身目发黄如橘子色,腹满而痛,口渴欲饮,发烦,食则头昏目眩,小便短黄不利,大便秘结或黏腻不爽,舌红苔黄腻,脉滑数。本方可用于符合上述证机的下列疾病,如急性黄疸型肝炎、重症肝炎、肝硬化、肝癌、钩端螺旋体病、胆道蛔虫症、胆囊炎、胆石症、妊娠合并肝内胆汁淤积症等。

(二)酒疸

1. 治法

【原文】酒黄疸者,或無熱,靖言了了①,腹滿欲吐,鼻燥。其脉浮者,先吐之;沉弦者,先下之。(5)

酒疸,心中熱,欲嘔者,吐之愈。(6)

【校注】

①靖言了了:邓珍本为"请言了",据《脉经》补。此指神情安静,言语不乱。

【释义】第5条论述酒疸证治。酒疸患者,湿热内蕴,其病势有在上、在中、在下之异。胃中湿热上熏,则见欲吐鼻燥;湿热下注,则见腹满;病势在中,而尚未扰及心神,是以神情安静,语言不乱。酒疸之治,应因势利导,可吐可下。若脉浮,示湿热上熏,当因其势而吐之;若脉沉弦,示湿热下注,当因其势而竭之。

第6条论酒疸可吐之证。欲呕,乃正气驱酒毒湿热外达之征;心中热系湿热酒毒熏蒸于胃之象,故因其欲呕之势而尽涌吐之,绝其病根,以免上熏或下注。

【辨治与方药点睛】原文中"先吐"、"先下"的两个"先"字,意指此为临时权宜措施,并不能解决全部问题。在吐下后,还应循急则治其标,缓则治其本的原则,确定下一步治法。

【临床应用】临床上如鼻燥脉浮而欲吐者,是湿热内蕴于胃,病势趋于上部,可用瓜蒂散吐之;如腹满脉沉弦者,为湿热内结于肠胃,病势趋于下部,可用栀子大黄汤下之。

2. 证治

【原文】酒黄疸,心中懊憹,或熱痛,栀子大黃湯主之。(15)

栀子大黃湯方:

栀子十四枚　大黃一兩　枳實五枚　豉一升

上四味,以水六升,煮取二升,分溫三服。

【释义】本条继论酒疸证治。酒疸,若酒热特盛,不但心中懊憹而热,因热壅气滞,可发展为胸脘疼痛,此乃酒疸实热瘀结之重症。治以栀子大黄汤,清心除烦,上下分消。方中栀子清热利湿除烦;大黄泄热逐瘀;大黄与枳实相合,使部分酒毒湿热从二便而出;栀子与淡豆豉相伍,使部分酒热经口鼻而散。

栀子大黄汤与茵陈蒿汤皆可治湿热蕴结阳黄证,均用大黄和栀子。两者不同点在于病位病机,栀子大黄汤为胃热上熏心包而热偏盛,故以清泄心胃实热为主;茵陈蒿汤是腹中三焦湿热俱盛,故其方长于利湿泄热通便。

【临床应用】本方适宜于湿热黄疸热重于湿,病位偏于中上二焦者,其主症除"心中懊憹或热痛"外,还当有不能食、小便不利、足下热、腹满欲吐、鼻燥等。临床主要用于治疗热重湿轻之肝胆疾患或心经郁热者,如急性黄疸型肝炎、急性胆囊炎、胆道感染等疾病。

（三）女劳疸

【原文】黄家,日晡所發熱,而反惡寒,此爲女勞得之。膀胱急,少腹滿,身盡黄,額上黑,足下熱,因作黑疸。其腹脹如水狀,大便必黑,時溏,此女勞之病,非水也。腹滿者難治,硝石礬石散主之。（14）

硝石礬石散方:

硝石　礬石(燒)等分

上二味,爲散,以大麥粥汁和服方寸匕,日三服。病隨大小便去,小便正黄,大便正黑,是候也。

【释义】本条论女劳疸兼瘀血证治。本条前三句为湿热发黄的谷疸、酒疸与女劳疸的鉴别。"黄家"为久患黄疸之人,"黄家"如属于湿热郁结阳明,因阳明经旺于申酉,此时正邪相争,故傍晚时分发热或发热加重。但实热不应恶寒,现"反恶寒",故知非阳明热证,乃女劳疸阴虚及阳所致。"日晡所发热"为肾阴虚阳亢所致,与第2条"手足中热,薄暮即发"理同;"恶寒"则因瘀血湿浊蕴结在肾,导致肾阳气化不利,影响太阳膀胱表气卫外而致。"膀胱急"、"额上黑"、"足下热"均为肾阴虚阳亢所致,与第2条理同;血瘀热结,扰及下焦,故少腹满、腹胀如水状,因为瘀热所致,故曰"非水也";瘀血下行,兼湿邪陷于大肠,则大便必黑、时溏。因肾阴亏虚,血瘀热结兼湿浊,其发展趋势有成黑疸之可能,故以硝石矾石散治之。"硝石矾石散"乃倒装笔法,应承"非水也"之后。"腹满者难治"为脾肾衰败之候,故难治。此句置其前,强调不可掉以轻心。方中硝石即火硝,味苦咸性寒,能入血分消瘀活血;矾石入气分化湿兼活血,以大麦粥调服,使邪去而不伤正。诸药合用,共奏消瘀退黄,化湿散结之功,可使病邪从前后二阴分消而去,故方后云:"病随大小便去,小便正黄,大便正黑,是候也。"

【辨治与方药点睛】本证治法属于女劳疸发展成黑疸的治标之法。此外,从本方用大麦粥调服,可见仲景处处顾护脾胃的思想。

【临床应用】本方适用于湿热瘀血互结的黑疸,其主症可见膀胱急,额上黑,足下热,手足中热,少腹满,大便黑、时溏等。本方原为散剂,临床亦可将其制成丸剂、片剂或胶囊,分次以大麦粥送服。

（四）湿重于热黄疸

【原文】黄疸病,茵陳五苓散主之。一本云:茵陳湯及五苓散並主之。（18）

茵陳五苓散方:

茵陳蒿末十分　五苓散五分方見痰飲中

上二物和,先食飲方寸匕,日三服。

【释义】本条论述湿重于热的黄疸证治。茵陈五苓散即《痰饮病》篇五苓散加茵陈。以方测证,本条为湿重于热之黄疸,可见形寒发热,纳呆呕恶,小便不利,腹胀便溏,不渴,四肢困倦及苔腻等。故用茵陈五苓散利湿清热退黄。方中茵陈利湿清热退黄;五苓散通阳化气利小便,两者相合,可使湿热之邪从小便而出。正合"诸病黄家,但利其小便"的主旨。

【临床应用】本方适用于湿重于热的黄疸,其主症可见身黄如橘子色,小便不利,呕恶纳呆,腹胀体倦,苔腻淡黄等。可用于符合上述证机的急性黄疸型肝炎、肝硬化、多种心脏病心力衰竭而见黄疸者。

 病案分析

　　姜某,男,26岁。久居山洼之地,又值秋雨连绵,雨渍衣湿,劳而汗出,内外交杂,遂成黄疸。前医用清热利湿退黄之剂,经治月余,毫无功效,几欲不支。就诊时,黄疸指数85单位,转氨酶高达500单位。察其全身色黄而黯,面色晦滞如垢。问其二便,大便溏,日行二三次,小便甚少。全身虚浮似肿,神疲短气,无汗而凉。舌质淡,苔白而腻,脉沉迟。脉证合参,辨为寒湿阴黄之证。治宜温阳化湿退黄。处方:茵陈30g,茯苓15g,泽泻10g,白术10g,桂枝10g,猪苓10g,附子10g,干姜6g。初服日进2剂,3天后诸症好转。继则日服1剂,3周痊愈。化验检查:各项指标均为正常。[陈明.刘渡舟临证验案精选[M].北京:学苑出版社,1996:63]

　　按:该黄疸患者,虽用清热利湿退黄之剂,非但无效,且因此法多为寒凉之剂,败伤脾胃之阳气而成寒湿阴黄之证,故见色黄晦黯,便稀溲少,全身浮肿,神疲短气,无汗而凉等症。法当温阳化湿退黄。方用茵陈五苓散合茵陈术附汤加减治疗。方中茵陈、茯苓、泽泻、猪苓利湿退黄;白术健脾除湿;桂枝、附子、干姜温阳散寒。

（五）热盛里实黄疸

【原文】黄疸腹滿,小便不利而赤,自汗出,此爲表和裏實,當下之,宜大黄硝石湯。(19)

大黄硝石湯方:

大黄　黄蘗　硝石各四兩　梔子十五枚

上四味,以水六升,煮取二升,去滓,内硝,更煮取一升,頓服。

【释义】本条论述热盛里实黄疸的证治。黄疸病,由于里热蕴结成实,壅滞气机,则腹满;湿热郁阻,气化失司,故小便不利而赤;热盛于湿,迫津外出,故自汗出。"此为表和里实",示人此汗出非表虚所致,乃里热成实,故应用下法攻泄湿热,方用大黄硝石汤。方中大黄、硝石通腑泄热,攻下瘀热结滞;栀子清利三焦之湿热;黄柏清泄里热,并能除湿。方后注强调"顿服",以速取攻泄湿热之效。

【辨治与方药点睛】方中大黄、硝石不仅通腑泄热,并具逐瘀之功。

【临床应用】本方适宜于湿热黄疸中热盛里实者,其主症除身目黄如橘子色、小便黄赤不利、汗出外,必有腹部胀满拒按,大便不通,脉滑数有力等。可用于符合上述证机的急性传染性肝炎、黄疸出血型钩端螺旋体病等。

（六）黄疸兼证与变证

1. 黄疸兼表虚

【原文】諸病黄家,但利其小便。假令脉浮,當以汗解之,宜桂枝加黄耆湯主之。_{方見水氣病中。}(16)

【释义】本条论述黄疸的基本治则及黄疸兼表虚证的证治。由于"黄家所得,从湿得之",无论湿热发黄或寒湿发黄或湿瘀发黄,总离不开一个"湿"字。湿邪往往贯穿黄疸始终,利小便可使湿邪从小便外泄,有利于黄疸消退,故言"诸病黄家,但利其小便"。若黄疸初期见表虚证,脉浮,自汗、恶风,或恶寒者,为卫表气虚,湿郁于表,营卫不和。此时不可拘泥于利小便法,仍当发汗解表,调和营卫,扶正祛邪,以桂枝加黄芪汤治之。方中桂枝汤发汗解肌、调和营卫,加黄芪固表除湿,助正托邪。

【辨治与方药点睛】本条既示人常法,又示人变法,通利小便是黄疸的正治法,而发汗解表为黄疸的变治法。今并列之,提示医者贵在知常达变,灵活变通。

【临床应用】本方适宜于黄疸初起伴恶寒发热、脉浮,属表虚而内热不重者。若表实而内有湿热者,可用《伤寒论》麻黄连翘赤小豆汤。本方还可用于表虚之人外感汗多、湿疹、中耳炎、痔瘘、脐炎、化脓症、小儿汗多易外感、放化疗后以及原因不明之白细胞减少者。

2. 黄疸兼少阳

【原文】诸黄,腹痛而呕者,宜柴胡汤。必小柴胡汤,方见呕吐中。(21)

【释义】本条论述湿热反侮少阳的黄疸证治。"诸黄"概指湿热发黄而言。若少阳胆经正气有虚,则中焦脾胃之湿热甚至于寒皆可乘虚反侮之,致胆经之气不利,而见胁下腹痛、呕吐甚或往来寒热等症。因其反侮之势,治宜柴胡汤,和解少阳,扶正达邪退黄。"宜柴胡汤"条文未明言小柴胡汤或大柴胡汤,虽然原文后注"必小柴胡汤",但此语应为后世所加。故临证时,应通过辨证确定择用大柴胡汤还是小柴胡汤,不能拘泥原文后所注。

【临床应用】如黄疸初期或恢复期湿热不甚,以少阳枢机不利,胃气上逆为主者,用小柴胡汤和解少阳、疏肝和胃为宜;若表现以腹满便秘等阳明里实热证突出,则当用大柴胡汤通下里实,和解少阳。

3. 黄疸误治变哕

【原文】黄疸病,小便色不变,欲自利,腹满而喘,不可除热,热除必哕。哕者,小半夏汤主之。方见痰饮中。(20)

【释义】本条论述黄疸误治变哕的证治。黄疸病小便色不变,欲自利,为太阴虚寒证。其腹满必时减喜按。土虚不生肺金则气喘。此等证候为脾胃阳虚之寒湿发黄证,属阴黄。若视为阳明实热而用栀子、大黄等药除热,必重伤脾胃之阳,致胃气上逆而哕。此时当用小半夏汤温中止哕,降逆和胃。

【辨治与方药点睛】本条体现了仲景治病的灵活性以及治疗黄疸病时对脾胃的重视。

【临床应用】本证当属脾胃阳虚寒湿发黄,理应温中散寒除湿,当误治后出现哕逆变证,仲景先用小半夏汤治其变证,哕止后再从本治,自不待言。从前第1、3条原文可见,无论湿热发黄还是寒湿发黄,总与脾胃关系密切,故仲景非常重视恢复脾气的运化与胃气的和降。根据本证病情特点,哕止后可用茵陈术附汤之类。

(七)萎黄

1. 燥结血瘀萎黄

【原文】诸黄,猪膏髮煎主之。(17)

猪膏髮煎方:

猪膏半斤　乱髮如鸡子大三枚

上二味,和膏中煎之,髮消药成,分再服。病从小便出。

【释义】本条论述胃肠燥结兼瘀血的萎黄证治。"诸黄"指各种黄疸病后期,湿热已去,津枯血瘀,胃肠燥结之萎黄证。当症见肌肤萎黄,饮食不消,少腹急满,大便秘结,小便不利等,以胃肠燥结兼瘀血内停为主要矛盾,故用猪膏发煎润燥祛瘀,通利二便。方中猪膏补虚润燥,通大便;乱发消瘀,利小便。两药同用,使肠胃津液充足,气血畅利而无瘀滞,病从大小二便而除,则萎黄可愈,故言"病从小便出"。

【临床应用】本方适用于肠燥津亏血瘀之萎黄证,湿热及寒湿黄疸不可用。

2. 脾胃虚弱萎黄

【原文】男子黄,小便自利,当與虚劳小建中汤。方見虚劳中。(22)

【释义】本条论述脾胃虚弱萎黄的证治。条首虽曰"男子黄",但本证并非只见于男子,女性亦可见之。"小便自利"为鉴别谷疸、酒疸和女劳疸之关键:谷疸、酒疸为湿热瘀结,故小便不利;女劳疸为肾阴虚瘀结,小便自利而兼有额黑、手足中热等症。本条所言之黄为萎黄,不论男女老少,妇女或经病、产后、大失血之后,气血虚损等均可引起。故治以小建中汤,建立中气,补益气血,使纳谷增加,则萎黄自愈。

【辨治与方药点睛】本条既为"虚劳"萎黄,故凡补益气血之剂均可酌选,临床可辨证选用归芪建中汤、人参养荣汤、八味肾气丸等。

【临床应用】小建中汤适宜于脾胃虚弱,气血亏虚,肌肤失养所致的萎黄,其主症为皮肤发黄而无光泽,伴气短懒言,倦怠少食,舌淡苔薄等。本方可用于符合上述证机的溶血性黄疸及黄疸型肝炎恢复期。

五、转归与预后

【原文】酒疸下之,久久爲黑疸,目青面黑,心中如噉蒜齑状,大便正黑,皮膚爪之不仁,其脉浮弱,雖黑微黄,故知之。(7)

【释义】本条论述酒疸误下变为黑疸的证候。从本篇条文5可知,酒疸若腹满、脉沉弦即可下,若不具可下之征而下之,或具可下之征而大下、久下之,必损伤脾、胃、肠之气而成黑疸。脾胃之气受伤则目青面黑;脾失统摄,阴血溢于肠,故大便正黑;脾不主肌肉则抓之不仁;误下伤阴,虚热内生,与酒热、瘀血相合,故心中有热辣感;脉浮弱为阴虚阳浮,正气亏虚之征;面目虽黑,然黑中带黄,因黄乃脾色,此由酒疸误下所致也,不同于女劳疸之纯黑。

【临床应用】喻昌曰:"酒疸之黑,女劳疸之黑,殊不相同,女劳疸之黑,为肾气所发,酒疸之黑乃营血腐败之色,黄者,水谷之精气,为湿热瘀血而下行,其光体之色转为晦暗。"其说可参。

【原文】黄疸之病,当以十八日爲期,治之十日以上瘥,反劇①爲難治。(11)

【校注】

①劇:邓珍本作"極",据《医统正脉》本改。

【释义】本条论述黄疸病预后。本篇首条云"脾色必黄,瘀热以行",表明黄疸的受病脏腑主要在脾,脾为湿土,寄旺于四季之末各十八日,故"当以十八日为期",提示治黄疸病必须十分注意脾气的旺盛与否。脾气旺盛则宜驱邪外达,一般治疗10天左右逐渐好转;反而加剧者,多系脾气虚弱,正不胜邪,预后不良。

【临床应用】本条对湿热黄疸以十八日为期推断预后,是仲景临床经验之总结,与当今某些传染性黄疸型肝炎(如甲型肝炎)预后的判断大体是相符的,当然其十八日为约数,不可拘泥。

【原文】疸而渴者,其疸难治;疸而不渴者,其疸可治。發於陰部,其人必嘔;陽部,其人振寒而發熱也。(12)

【释义】本条专论黄疸的预后。黄疸病见口渴,若喜冷饮为湿热化燥之征,说明热势较甚,津已亏损,若口渴喜热饮而不多,说明湿热之邪寒化且伤脾阳,引起气虚不能布津,上述两种口渴的疸病,正气已衰,皆不好治,故曰"疸而渴者,其疸难治"。若黄疸病口不渴,说明里热不甚,正气未伤而能胜邪,此时黄疸治之不难,故曰"其疸可治"。呕吐症多发病于里,故言"发于阴部";振寒、发热症多发于表,故言"发于阳部"。这里的发于阴、发于阳,即首篇第13条疾病分类法的具体体现。

【辨治与方药点睛】叶天士为黄疸发生与预后所作的"黄疸之发与不发,在于小便利与不利,疸之易治难治,在于口渴与不渴"的判断,即源于本篇。

【临床应用】审察口渴与否,渴喜冷饮还是热饮,只能辨其热重、热轻,或湿热、寒湿,很难决定其难治与不难治。临证必须结合症状、脉象、舌苔综合判断,不可单凭口渴与否来决定。

六、附方

(一)瓜蒂汤

【原文】瓜蒂湯:治諸黃。方見喝病中。

【释义】本条指出瓜蒂汤可治黄病。此处"诸黄",泛指谷疸、酒疸等黄疸。瓜蒂,《神农本草经》载"主大水,面目四肢浮肿,下水;令人吐。"此取瓜蒂汤涌吐在上脘的水湿痰浊以治黄疸。但后世使用较少。近有报道以瓜蒂研末搐鼻,渗出黄水,治黄疸有效。

(二)《千金》麻黄醇酒汤

【原文】《千金》麻黄醇酒湯:治黃疸。

麻黄三兩

上一味,以美清酒五升,煮取二升半,頓服盡。冬月用酒,春月用水煮之。

【释义】此为汗法治黄疸立方。此方载于《千金方》第十卷伤寒发黄门,主治"伤寒热出表,发黄疸",药味煎法与此基本相同,用法后尚有"温覆汗出而愈"。本篇第16条云:"假令脉浮,当以汗解之,宜桂枝加黄芪汤",彼方是为表虚而设;本方发汗解表,当为表实而立,适用于黄疸初期表实无汗且里无热者。

> **学习小结**

1. 学习内容

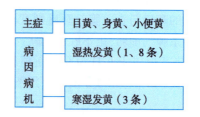

笔记

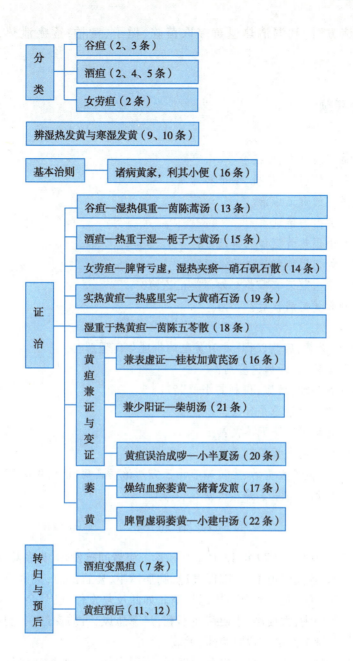

2. 辨病论治特点

本篇所论黄疸病,范围广泛,既重点论述了以目黄、身黄、小便黄为特征的狭义黄疸,还兼论了身面发黄的广义发黄病证。本篇虽然从病因角度将黄疸分作谷疸、酒疸、女劳疸;但具体论治时,却又在谷疸、酒疸、女劳疸之外,列举了辨黄疸的湿热轻重、热盛里实、兼变证等方法。篇中还提出了诸疸之转归——可发为黑疸。

本篇论黄疸病因,尤其重视湿邪,其次为里热;对黄疸病所涉脏腑,强调脾胃与肾。在论述湿热发黄的病机关键时,强调湿邪郁阻脾胃,瘀热以行,导致皮色发黄。在黄疸的治疗中,强调利小便,并根据黄疸病上下表里的不同部位,提出了吐、下、发汗。所出方治则包括汗、吐、下、和、温、清、消、补等多种治法。

从本篇诸方看,利湿清热退黄多取茵陈、栀子、黄柏;逐瘀泄热,每选大黄、硝石。

（林昌松）

复习思考题

A 类题

1. 简述黄疸病分类、主症。
2. 简述谷疸的病因、病机、主证和治法。
3. 简述酒疸的辨证施治。
4. 简述女劳疸的辨证施治。
5. 本篇对于湿热黄疸如何辨证论治?
6. 酒疸病如何因势利导进行治疗?
7. 本篇黄疸病兼证有哪些? 如何辨证论治?
8. 如何判断黄疸病预后?

B 类题

1. 对"脾色必黄,瘀热以行"发为黄疸的机理如何理解?
2. 黄疸与萎黄、黄汗如何鉴别?
3. 如何理解"诸病黄家,但利其小便"?
4. 黄疸病的治疗禁忌是什么?
5. 临床如何运用茵陈五苓散?
6. 临床如何运用大黄硝石汤?
7. 茵陈蒿汤、栀子大黄汤、大黄硝石汤三方所治病证病机、病位有何不同?
8. 仲景治疗黄疸运用了哪些大法?

读 案 思 考

罗某某,男,31 岁。1979 年 12 月 2 日初诊。患者间歇发热,头痛甚剧。自觉头及胸中为热气充塞,烦闷胀迫不堪,喘促气逆,胸痞欲呕,昏冒酩酊;甚则反复颠倒,呼叫如狂。继而身腘头摇,大汗涌出而热退神清。如此反复发作,已月余。唇焦,鼻黑,目赤,渴不欲饮,腹硬满,大便难,小便黄浊不利,足下恶风,舌质深红,有裂纹,苔黄厚腻而燥,中有黑苔,脉沉滑数。曾服西药,无效。

辨证:内热泄而复壅,必是气机有所抑遏,不得宣畅。喘呕烦热诸证,可随汗出而减,知肺气未致闭塞,病根不在上焦。腹满便难,是中焦腑实之象;郁冒战汗,乃壅热蓄极而达之兆;渴不欲饮,胸痞苔腻,小便不利,属湿浊内蕴之候;此阳明湿热壅盛,结聚成实之证。实邪中阻则升降气郁,致热闭于上而足下恶风。湿热胶结黏滞,难以随汗外散,故汗、热起伏,辗转发作。汗多伤津,可使燥结益坚;腑实不除,势必遏气化热,更使汗溢津耗。患者唇焦鼻黑舌裂,已濒肺胃津涸、病从燥化之境。非峻下急夺,荡其瘀垢,不足以泄热存津,解其困厄。

处方:大黄 12g(后下),硝石 12g(后下),黄柏 12g,生山栀 12g。急煎顿服。

服药 2 剂,得下利,质稠恶臭,中有黑色粪块若干。烦热除,腹满去,喘呕定,汗止神安。改用栀子柏皮汤合猪苓汤方。服 6 剂,小便畅行,身热尽除。再书方:芦根

30g,天花粉15g,淡竹叶9g,浮小麦30g,生甘草12g。煎服代茶。逾四月随访,患者云:已遵嘱戒酒,远肥甘厚味,病未复发。[陈明．金匮名医验案精选[M]．北京:学苑出版社,1999:436-437]

思考:1. 本案并无黄疸,为何可用大黄硝石汤?

2. 本案为何不选三承气汤?

惊悸吐衄下血胸满瘀血病脉证治第十六

学习目的

领会张仲景有关血证的辨证论治精神,掌握吐、衄、下血基本诊治思路,并能正确运用本篇常用经方。

学习要点

远血、近血概念;吐、衄、下血的辨证论治;瘀血的脉证。

重点条文:14、15、16、17

本篇论述了惊、悸、吐、衄、下血和瘀血等病的辨证论治,胸满仅是瘀血的一个伴见症状。由于上述病证均与心和血脉有密切联系,故合为一篇讨论。

惊与悸有别,惊指惊恐,精神不定,卧起不安;悸是自觉心中跳动不安。惊多发于外,悸多生于内。突然受惊必致心悸;心悸又易发生惊恐,二者常互为因果,故临床上惊悸常常并称。

血证是本篇的重点内容。吐、衄、下血和瘀血,皆为血分病证。导致出血的原因很多,本篇从火热迫血妄行和虚寒气不摄血两方面进行论述。对吐衄下血的治疗,虽仅举出方剂四首,但温凉补泻,各具法度,成为临床应用的重要指南。

本篇所论瘀血的主要脉证,对临床辨证最具诊断价值,为后世瘀血学说的发展奠定了坚实基础。文中提出"当下之",可谓瘀血的总治则。

惊 悸 病

一、成因

【原文】寸口脉動而弱,動即爲驚,弱則爲悸。(1)

【释义】本条以脉象论惊和悸的病因病机。诊得寸口脉如豆动摇不宁者,为动脉,多主惊证;若脉细软无力,重按乃见者,为弱脉,多见于悸证。由于外界刺激,如卒受惊恐,使血气逆乱,心无所主,神无所归,可见精神不宁,卧起不安,脉见动摇不宁,故曰动即为惊。若气血不足,心脉失养,则脉象软弱无力,故曰弱则为悸。

【辨治与方药点睛】本条以动、弱二脉区别惊悸。但二者常相互影响,兼而发生,受惊者必致心悸;而悸者心之气血内虚,更易受惊恐。临证时仅以脉之动、弱诊断惊、悸,还不足为凭,当脉证合参,方为全面,如见坐卧不安,心中悸动不宁等症状,是为惊悸。

【临床应用】一般而言,惊证病程短而多实证;悸证病久而多虚证。惊与悸本有外来与内生之不同,二者常互为因果。

二、证治

（一）火劫致惊

【原文】火邪者,桂枝去芍藥加蜀漆牡蠣龍骨救逆湯主之。（12）

桂枝救逆湯方:

桂枝三兩（去皮）　甘草二兩（炙）　生薑三兩　牡蠣五兩（熬）　龍骨四兩　大棗十二枚　蜀漆三兩（洗去腥）

上爲末,以水一斗二升,先煮蜀漆,減二升,內諸藥,煮取三升,去滓,溫服一升。

【释义】本条论述火劫致惊的治法。火邪者,是指使用熏、熨、烧针等法,强迫发汗,导致损伤心阳,神气浮越,临床可见心悸、惊狂、卧起不安等症。治宜温通心阳,镇惊安神,方用桂枝去芍药加蜀漆牡蛎龙骨救逆汤。方中桂枝汤去芍药之阴柔以助心阳,加龙骨、牡蛎固摄镇惊以安心神,心阳既虚则痰浊易生,故用蜀漆涤痰逐邪以止惊狂。因其所主证情紧急,且由火邪致逆,故方名"救逆"。

【临床应用】临证应用本方不必拘泥于火邪致惊,凡病机属心阳不足,痰浊扰心,神气散乱,症见惊狂,卧起不安,以及心悸,胸满,烦躁不寐,妄闻妄视,舌苔白润滑或滑腻,脉来疾数者,均可选用。

临床可用本方治疗多种心脏病（风湿性心脏病快速房颤、病毒性心肌炎、频发房性期前收缩、高血压心脏病频发性期前收缩等）所致的心悸、胸闷、气短、乏力、脉促或结等,只要符合上述证机者均可使用。

本方中蜀漆乃常山之苗,二药功用大同小异,可以替代。临床用之,常借其涌吐之力,助桂枝以达祛痰之功。

（二）水饮致悸

【原文】心下悸者,半夏麻黃丸主之。（13）

半夏麻黃丸方:

半夏　麻黃等分

上二味,末之,煉蜜和丸小豆大,飲服三丸,日三服。

【释义】本条论述水饮致悸的治法。心下指胃脘部,水饮内停,胃阳被遏,故心下悸动。治宜通阳蠲饮,降逆定悸,方用半夏麻黄丸。方中半夏蠲饮降逆,麻黄宣发阳气,阳气得宣,饮邪得降,则悸动自宁。因郁遏之阳不能过发,凌心之水不易速去,故以丸剂小量,缓缓图之。

【辨治与方药点睛】仲景治饮盛阳虚之悸,多用桂枝、茯苓配伍,以通阳利水祛饮,治在心脾;本证饮盛阳郁,故用半夏配麻黄,以蠲饮降逆通阳,治在肺胃。

【临床应用】本方适宜于饮盛阳郁所致的心下悸,常伴喘、呕、胸闷,舌苔白滑等症。本方为主可治疗冠心病、肺心病所致的心律失常以及因贲门痉挛、幽门水肿、急慢性胃炎等所致的心下痞满症;还可治疗支气管炎,支气管哮喘具备上述证机者。

悸证不仅属虚,也有属实者,临床当据证而辨:水饮致悸,常兼有眩晕,胸脘痞满,脉弦滑;血虚致悸,常兼有面色少华,倦怠乏力,舌淡脉细弱;而心阳伤之悸,常兼有善惊易恐,起卧不安,少寐多梦。

 病案分析

　　顾某,男,58岁。入冬以来,自觉"心窝部"跳动,曾做心电图无异常。平时除有老年慢性支气管炎及血压略偏低外,无他病。脉滑苔白,予以姜半夏、生麻黄各30g,研末和匀,装入胶囊。每日3次,每次2丸,服后心下悸即痊愈。[何任.《金匮》撷记(六)[J].上海中医药杂志,1984(12):20-21]

　　按:患者自觉"心窝部"跳动,为"心下悸"之症,脉滑苔白,为饮邪内停之征。其证偏实,病在肺胃。故用半夏麻黄丸,其重用姜半夏、生麻黄各30g,以达宣肺畅阳、蠲饮降逆之功。原为丸剂,现改为研末装胶囊,更便于患者服用,故而疗效较佳。

吐衄下血病

一、成因

【原文】夫酒客①欬者,必致吐血,此因極飮過度所致也。(7)

【校注】

①酒客:指长期饮酒的人。

【释义】本条论述酒客咳、吐血的病因病机。平素嗜好饮酒的人,而患咳嗽,常可导致吐血。这是因为饮酒过度,湿热蕴郁,积于胃而熏于肺,肺失清肃故咳;进而灼伤血络,则必致吐血。

【辨治与方药点睛】吐血之因,有气虚不摄者;有阴虚火旺、迫血妄行者;此则为湿热熏蒸之吐血。

【临床应用】因长期饮酒所致吐血,治疗时不可专治其血,当以清热利湿为主。据陈念祖主张,可选用泻心汤。

二、辨证

(一)表热里热衄血

【原文】又曰:從春至夏衄者太陽,從秋至冬衄者陽明。(3)

【释义】本条从四时气候论述衄血的辨证。手足太阳、手足阳明4条经脉,皆循行于鼻,故鼻衄多属太阳、阳明为病。从春至夏,阳气生发,若外感风寒,客于肌表,阳气被郁,不能外发,逆而上升,血随气逆而致衄,故春夏衄者多属太阳;从秋至冬,阳气内藏,若里热上蒸,迫血上逆而致衄,多属阳明。

【辨治与方药点睛】本条提示,辨治衄血,应考虑天人相应的关系。

【临床应用】衄血通常与表里之热密切相关。一般而言,春夏衄血多属外感病,秋冬衄血多属内伤杂病。当然春夏衄血亦有属阳明里热证者,秋冬衄血亦有属太阳表热证者,临床当据证而定。

（二）内伤吐衄下血

【原文】病人面無色，無寒熱。脉沉弦者，衄；浮弱，手按之絕者，下血；煩欬者，必吐血。（5）

【释义】本条论述吐血、衄血、下血的不同脉症。患者面无血色，是血脱失荣之征，即《灵枢·决气》："血脱者，色白，夭然不泽。"无寒热，指没有外感病的恶寒、发热症状，说明由内伤所致。内伤出血可有吐、衄、下血等不同证候，尚需进一步辨证。若脉见沉弦，沉以主里候肾，弦为肝脉，肝肾阴虚，水不涵木，阳气亢逆，血随气涌，故见衄血；若脉见浮弱，按之则无，则为虚阳外浮，阳不摄阴而阴血脱于下的下血证；若脉浮弱，又见心烦咳逆者，是为阴虚有热，虚热上扰，熏灼心肺，故必吐血。

【辨治与方药点睛】本条为内伤失血辨证的总纲，内伤失血有虚实之分。结合《血痹虚劳病脉证并治》篇第4、5条，可知本条失血与虚劳亦有关系。

（三）虚寒亡血

【原文】寸口脉弦而大，弦則爲減，大則爲芤，減則爲寒，芤則爲虚，寒虚相擊，此名曰革，婦人則半産漏下，男子則亡血。（8）

【释义】本条论述虚寒亡血的脉象。此即《血痹虚劳病脉证并治》篇第十二条。此处专论失血，故条文末未载"失精"二字。其释义详见《血痹虚劳病脉证并治》篇。

【辨治与方药点睛】此条紧接第6、7条之后，意在说明亡血不一定都是阴虚有热，也可出现阳虚之象。

三、治禁与预后

（一）禁汗

【原文】衄家不可汗，汗出必額上陷①，脉緊急，直視不能眴②，不得眠。（4）

【校注】

①额上陷：额上两旁动脉处因血脱于上而微微下陷不起。

②眴(shùn)：形容眼球转动。

【释义】本条论述衄家禁汗及误汗的变证。衄家，指经常衄血的病人，其阴血必亏少，虽有表证，亦不可辛温发汗。因汗血同源，若发汗则阴血重伤，经脉、目睛以及心神均失其濡养，故可见额上陷，脉紧急，目直视不能转动，不得眠等。

【辨治与方药点睛】凡属阴血亏损而兼外感者，当禁用汗法。

【原文】亡血不可發其表，汗出即寒慄而振。（9）

【释义】本条论述亡血误汗的变证。亡血之人，虽有表邪，也不能发汗攻表。若更发其汗，不仅阴血更伤，且阳气随津外泄而有亡阳之变。阳虚周身失于温煦，筋脉失养，故寒慄而振。

本条与第4条均论亡血禁汗，但汗后变证有伤阴与伤阳的不同。前条误汗后呈现一派伤阴之象，本条误汗后却表现出阳虚之证，这与人的体质有阴阳之别有关。

【辨治与方药点睛】亡血之人不可误用汗法。因汗血同源，误汗既伤阴血，又损阳气，会出现多种变证。

（二）预后

【原文】師曰：尺脉浮，目睛暈黃①，衄未止。暈黃去，目睛慧了②，知衄今

止。（2）

【校注】

①目睛晕黄：有两种情况，一是望诊可见黑睛周围有黄晕，与黄疸白珠发黄有别；二是患者自觉视物昏黄不清。

②目睛慧了：指目睛清明，视物清晰。

【释义】本条从望诊切脉以判断衄血的预后。尺脉候肾，肾脉宜沉不宜浮，尺脉浮为肾阴亏虚，相火不潜之征。目为肝窍，肝主藏血。肝经郁热，上扰于目，则见目睛晕黄，视物不清。肝肾阴虚，阳亢火动，迫血妄行，损伤阳络则衄血，故知衄未止。若晕黄退去，目睛清明，视物清晰，说明阴复火降，热退血宁，故知衄血当止。

【辨治与方药点睛】脉证合参是临床判断疾病预后的重要方法。

【原文】夫吐血，咳逆上气，其脉数而有热，不得卧者，死。（6）

【释义】本条论述吐血的预后。本证吐血与咳逆并见，多由阴虚火旺，肺络损伤所致。吐血必致阴血亏虚，阴虚则火旺，虚火灼肺，肃降失常，不但吐血不止，反而加重咳逆上气。如此吐血、咳逆互为因果，以致阴不敛阳，虚阳外浮而见脉数、身热；虚火上浮，扰动心神，故虚烦不得眠。吐血不止，终将气随血脱，其病难治，预后险恶，故曰死。

【辨治与方药点睛】本条继第5条"烦咳者，必吐血"之后，可理解为是吐血的进一步发展，乃金水为病，阴伤阳亢之候，多属劳咳吐血证。

【临床应用】若见干咳少痰，烦咳咯血，潮热盗汗，舌红少苔乏津，脉虚数者，为肺络大伤，阴虚劳热咳血，治宜滋阴润肺，清热止血，佐以敛肺化瘀之法。如见骨枯肌脱，高热不休，夜甚于昼，烦咳无痰，或咯血，脉洪大而数，重按无根者，为真阴已竭，劳热至极，多属阴虚劳瘵后期，药已无力，预后多不良。

四、证治

（一）虚寒吐血

【原文】吐血不止者，柏叶汤主之。（14）

柏叶汤方：

柏叶　乾薑各三兩　艾三把

上三味，以水五升，取馬通汁一升，合煮取一升，分溫再服。

【释义】本条论述虚寒吐血的证治。吐血日久不止，如为中气虚寒，血不归经所致，治以柏叶汤。方取柏叶之清降，折其逆上之势而收敛止血；干姜辛热，温阳守中；艾叶苦辛温，温经止血；马通汁微温，引血下行以止血。四药合用，共奏温中止血之效。

【辨治与方药点睛】"不止"二字，点明了本方证的辨证要点，有别于新病、暴病。

【临床应用】柏叶汤为治疗虚寒吐血之方，其主症除见吐血不止外，当见面色萎黄或苍白，血色淡红或黯红，神疲体倦，舌淡苔白，脉虚无力等。临床可用于衄血、咳血或下血等。符合上述证机的胃溃疡出血、肺结核咯血亦可用之。但阴虚火盛，迫血妄行者，则非本方所宜。

马通汁即马粪加水过滤取汁而成，临床常以童便代之。若将柏叶、干姜、艾叶三药炒炭使用，止血效果更佳。

（二）热盛吐衄

【原文】心氣不足①，吐血、衄血，瀉心湯主之。（17）

笔记

泻心汤方：亦治霍乱。

大黄二两　黄连　黄芩各一两

上三味，以水三升，煮取一升，顿服之。

【校注】

①心气不足：《千金方》作"心气不定"。可从，即心烦不安之意。

【释义】本条论述热盛吐衄的证治。心藏神，主血脉，若心火亢盛，扰乱心神于内，迫血妄行于上，故见心烦不安、吐血、衄血，治以泻心汤清热泻火而止血。方中黄连长于清心、胃之火，黄芩泻上焦之火，大黄苦寒降泄，三药合用，直折其热，使火降则血亦自止。

本方与《伤寒论》大黄黄连泻心汤组成相同，但煎服法不同，彼"以麻沸汤二升，渍之须臾，绞去滓，分温再服"，不用煎煮，是取其清淡之性味，以泻胃热，消痞满。此"以水三升，煮取一升，顿服之"，乃取其降火止血之功，不可不知。

泻心汤与柏叶汤均治吐血，但有寒温之别，为治疗血证的两大方法，列表16-1鉴别如下。

表16-1　泻心汤证与柏叶汤证鉴别表

方证	病机	主要脉症	治法
泻心汤证	火热亢盛，迫血妄行	吐血衄血，血色鲜红，来势较急，面赤口渴，烦躁便秘，舌红苔黄，脉数有力	清热泻火止血
柏叶汤证	中气虚寒，气不摄血	吐血不止，血色黯红，面色苍白或萎黄，形倦神疲，舌淡苔白，脉微弱或虚而无力	温中止血

【辨治与方药点睛】①本方特点是药味少而药力专。全方无一止血药，却能达止血目的。乃因三药苦寒直折火势，泻心即是泻火，泻火即是止血。②方中大黄除可泻热外，还有逐瘀之效，用于血证尤为精当，具有止血不留瘀之意。

【临床应用】本方适用于火热充斥，迫血妄行的吐血、衄血、便血、尿血等多种出血证。辨证当把握是暴病、新病，即或有吐血史，也应是暴发，除具出血一症外，尚兼见心中烦热，或热痛，面红、唇红、吐血鲜红，舌红苔黄，脉数有力等。泻心汤对符合上述证机的上消化道出血其效尤佳，本方还可异病同治，用于胃脘痞塞、胃脘痛，以及糜烂性胃炎、食管炎、精神分裂症、癫痫、胆囊炎、胆石症、细菌性痢疾、口腔炎、痤疮、结节性红斑、带状疱疹、银屑病等多种疾病属火热炽盛者。

服用本方应注意两点：一是服药次数，当遵方后注"顿服之"之嘱，不宜多服，以免伤正。二是善后处理，血止后当立即采用甘寒养胃法，益气养血而善其后。

 病案分析

　　吴某，女，26岁。月经非期而至，20余日淋漓不断。既往有此病史，经妇科检查诊为功能失调性子宫出血。今又复发且重，用中西药止血、固涩等药治疗1周，其血不止，拟行刮宫术，患者拒绝，复就诊于中医。询之血色鲜红，量多如崩而腹无所苦。饮啖如常，唯觉口苦烦渴，口气臭秽。舌红苔黄，脉滑数。患者务农，饮食倍常而大便秘结，发病时当炎夏。药用：大黄、黄连、黄芩、栀子各10g，生地榆15g，鲜荷叶1张。1剂血止大半，3剂血净而安。[周德荣．大黄黄连泻心汤临床治验[J]．河南中医，1998，18（4）：210-211]

> 按:患者素患功能失调性子宫出血,此次急性出血不止,且素饮食倍常、大便秘结,乃胃中积热已甚;加之时值炎夏,内外皆热,热邪迫血下行,故成崩漏,其血色鲜红,量多如崩而腹无所苦为辨证关键,乃胃火炽盛,腑气不通。其热不除,则出血反复不已。虽素有出血,其治也不可徒事收涩,法当釜底抽薪。方用泻心汤加味,原方苦寒直折胃热,令火降则血自止。加入栀子清心火,生地榆、鲜荷叶以增凉血止血之功。故 3 剂血净而安。

(三)虚寒便血

【原文】下血,先便后血,此远血也,黄土汤主之。(15)

黄土汤方:亦主吐血衄血。

甘草　乾地黄　白术　附子(炮)　阿膠　黄芩各三兩　竃中黄土半斤

上七味,以水八升,煮取三升,分温二服。

【释义】本条论述虚寒便血的证治。下血,指大便出血。先见大便,便后出血,出血部位来自直肠以上,距肛门较远,故称为远血。病由中焦虚寒,脾失统摄而血渗于下所致,治宜黄土汤温脾摄血。方中灶心黄土又名伏龙肝,温中涩肠止血;配以附子、白术、甘草温阳散寒,健脾以摄血;地黄、阿胶滋阴养血以止血;黄芩反佐,苦寒坚阴止血,并制白术、附子,以防温燥动血。诸药刚柔相济,温阳不伤阴,滋阴不损阳,共奏温中止血之功。

本条与第 14 条比较,两者病机均为中焦阳虚,何以一为吐血,一为便血?吐血者责之于胃气上逆,兼有上焦阳虚,其病位偏上在胃,出血势急;便血者责之于脾气下陷,兼有下焦阳虚之故,其病位偏下在肠,出血势缓。一般便血之人不一定吐血,而吐血者必伴有便血。灶心土目前药房少备,可用赤石脂代之。

【辨治与方药点睛】本方配伍用药当关注两点:一是在使用味辛性热的附子、白术、灶心黄土中,配苦寒的黄芩坚阴;二是在止血主方中,伍养血补血之干地黄、阿胶。提示治虚寒性出血,当注意避免温燥动血、伤血,毕竟血属阴,而不耐温燥太过。此用药精神对后世颇有启迪。

【临床应用】本方适用于脾气虚寒,不能统血所致的便血,其主症是血色紫黯,并伴腹痛,喜温喜按,面色无华,神疲懒言,四肢不温,舌淡脉细虚无力等。临床上黄土汤可治疗符合上述证机的各种出血证,如吐血、衄血、崩漏、血尿等。涉及上消化道出血、肺结核与支气管扩张咯血、消化道肿瘤出血、肛裂出血、血小板减少性紫癜、功能失调性子宫出血、先兆流产等疾病。此外,本方还可异病同治,用于痛经、泄泻、呕吐,辨证属脾胃虚寒、肾阳不足者。

(四)湿热便血

【原文】下血,先血后便,此近血也,赤小豆当归散主之。方见狐惑中。(16)

【释义】本条论述湿热便血的证治。便血在先,大便在后,出血部位距肛门较近,故称为近血。其病机多因湿热蕴结大肠,灼伤阴络,迫血下行所致。治宜赤小豆当归散清热利湿,活血止血。

本方与黄土汤均治便血,但有虚实寒热之分。两方证对比如下(表 16-2)。

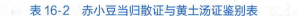

表 16-2　赤小豆当归散证与黄土汤证鉴别表

方证	病机	主要脉症	治法
赤小豆当归散证	大肠湿热,迫血下行	下血鲜红或有黏液,大便不畅,苔黄腻,脉数	清热利湿,活血止血
黄土汤证	脾气虚寒,气不摄血	下血黯紫稀薄,便溏腹痛,面色无华,神疲懒言,手足不温,舌淡脉细	温脾摄血

【辨治与方药点睛】本方两味药皆无止血之功,合用之却能收止血之效,其意在于审因治血。同样,取用当归活血,也达止血不留瘀的目的。

【临床应用】本条所论近血,即后世所称"肠风下血"及"脏毒",其中包括痔疾、肛裂、肛周脓肿等病。本方适用于湿热蕴阻大肠所致者,其主症为所下之血色鲜红或有黏液,并伴有大便不畅,苔黄腻等,属于下焦湿热的便血证。赤小豆当归散还可治疗狐惑酿脓证。

远血与近血的辨证,除以血、便排出的先后为依据外,还应结合出血的部位、时间、血色、血量及全身脉证综合考虑,方为全面。

瘀　血　病

【原文】病人胸滿,唇痿舌青,口燥,但欲漱①水不欲嚥,無寒熱,脉微大來遲,腹不滿,其人言我滿,爲有瘀血。(10)

【校注】

①漱:邓珍本作"嗽",据赵开美本改。

【释义】本条论述瘀血的脉证。瘀血阻滞,气机痹塞,故胸部满闷;瘀血内阻,新血不生,血不外荣,故唇痿舌青;血瘀津液不布,不能上濡,故口燥,但病由瘀血,并非津亏,故虽口燥却只欲漱水而不欲咽;此非外感为患,故无寒热之表证。脉微大来迟,谓脉体虽大,但脉势不足,往来涩滞迟缓,为瘀血阻滞之象。腹满为病人自觉症状,由于瘀血内结,影响气机运行不畅,而非宿食、水饮留于肠胃,故患者自觉腹部胀满,而察其外形并无胀满之征。

【辨治与方药点睛】本条从望诊、问诊、切诊几方面来辨瘀血,反映了仲景诊病的常规思维,四诊合参,方能全面收集病者资料,正确诊断。

【临床应用】唇痿舌青和口燥但欲漱水不欲咽,是辨别瘀血的两大指征,特别是舌质紫黯或舌边尖有青紫色瘀斑,有明确的诊断价值。此外,胸腹胀满尚可见刺痛、拒按,脉微大来迟即指脉象涩滞迟缓。这些均为辨瘀血证的重要依据。

【原文】病者如熱狀,煩滿,口乾燥而渴,其脉反無熱,此爲陰伏①,是瘀血也,當下之。(11)

【校注】

①阴伏:邓珍本作"阴状",据赵开美本改。

【释义】本条论述瘀血化热的脉证和治法。患者自觉发热,心烦胸满,口干燥而渴,但诊其脉却并无热象,说明热不在气分,乃深伏于血分,是瘀血阻滞日久,郁而化热伏于阴分所致,血属阴,故曰"阴伏"。其治当以攻下瘀血为主,使瘀血去,郁热解,则诸证自除。

【辨治与方药点睛】本条针对瘀血化热证提出"当下之"。即通过攻下瘀血,使瘀血去而热无所附,则诸症自解,体现了《脏腑经络先后病》篇第17条"夫诸病在脏,欲攻之,当随其所得而攻之"的审因论治思想。

【临床应用】本条瘀血化热证的辨证要点为:如热状,烦满,口干燥而渴。此外,脉涩或舌有瘀斑等为瘀血症状。临证当根据瘀血病情的寒热、轻重、缓急及部位不同,分别采用化瘀或逐瘀等不同方法治疗,不可拘泥于下法。

学习小结

1. 学习内容

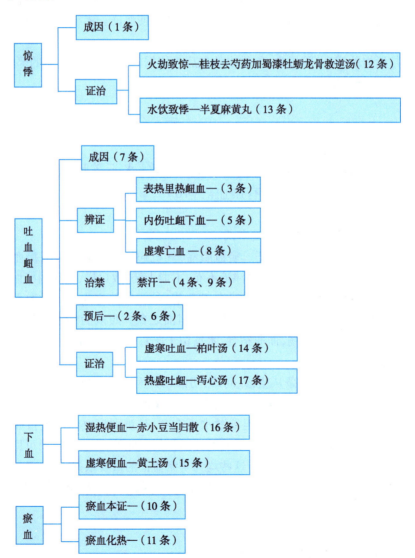

惊悸
- 成因(1条)
- 证治
  - 火劫致惊—桂枝去芍药加蜀漆牡蛎龙骨救逆汤(12条)
  - 水饮致悸—半夏麻黄丸(13条)

吐血衄血
- 成因(7条)
- 辨证
  - 表热里热衄血—(3条)
  - 内伤吐衄下血—(5条)
  - 虚寒亡血—(8条)
- 治禁
  - 禁汗—(4条、9条)
- 预后—(2条、6条)
- 证治
  - 虚寒吐血—柏叶汤(14条)
  - 热盛吐衄—泻心汤(17条)

下血
- 湿热便血—赤小豆当归散(16条)
- 虚寒便血—黄土汤(15条)

瘀血
- 瘀血本证—(10条)
- 瘀血化热—(11条)

2. 辨病论治特点

本篇主要论述了惊悸、吐血、衄血、下血及瘀血的证治。

仲景以脉揭示惊、悸成因常分属虚、实两端。在证治上,又列举了虚实夹杂引起的惊狂证与水饮实邪导致的心下悸动,示人惊、悸的发病有虚有实。

血证包括出血证和瘀血证两类,是本篇的重点。篇中列举了引起出血的多种原因,或因四时气候相关,或饮酒过度,或因虚寒亡血。其病机总不离火热迫血妄行和虚寒气不摄血两方面。对吐衄、下血的治疗,篇中各列两种不同证治,举出 4 首方剂,虽不能概括完全,但温清补泻,各具法度。柏叶汤、泻心汤主治血从上出者,组方重点在于止血与清降;黄土汤治疗血从下渗,组方重点在于止血兼养血。本篇还提出"衄家不可汗","亡血不可发其表"的治疗禁忌。概括本篇治血证的特点,重在审因治血,并提示止血之中应兼化瘀以防留瘀。

关于瘀血,本篇只列了两条,以示其主要脉证。其中唇痿舌青,口燥,但欲漱水不欲咽,对临床瘀血辨证有诊断价值。若瘀久化热,热伏血分,可见心烦,口干燥而渴,常有热证而无热脉。瘀血的治疗,本篇有法无方,在"当下之"原则指导下,可酌情选用其他篇所载活血化瘀方剂。

(马晓峰)

复习思考题

A 类题

1. 何谓惊悸? 其脉象与病机是什么?

2. 桂枝去芍药加蜀漆牡蛎龙骨救逆汤与半夏麻黄丸的主治病证是什么?

3. 柏叶汤与泻心汤均治吐血,两方证有何不同?

4. 何谓远血和近血? 试述其证治。

5. 瘀血有哪些脉证表现? 试述其理。

6. 瘀血化热的脉证是什么?

B 类题

1. 引起吐血的病因有哪些?

2. 桂枝去芍药加蜀漆牡蛎龙骨救逆汤证之亡阳与少阴证之亡阳有何不同?

3. 桂枝去芍药加蜀漆牡蛎龙骨救逆汤与半夏麻黄丸两方在辨治上各有何特点?

4. 吐血三大治则是什么?

5. 为何柏叶汤中的药物要温清同用?

6. 瘀血的脉证反映出哪些病机? 试分析其理。

7. 如何理解"阴伏"?

读案思考

段某,男,38 岁,干部,1960 年 10 月 1 日初诊。旧有胃溃疡病,并有胃出血史,20 日前大便检查隐血阳性,近因过度疲劳,加之公出逢大雨受冷,饮葡萄酒一杯后,突然发生吐血不止,精神萎靡,急送某医院检查为胃溃疡出血。患者经住院治疗 2 日,大口吐血仍不止,恐导致胃穿孔,决定立即施行手术,迟则将失去手术机会,而患者家属不同意,半夜后请蒲老处一方止血。蒲老曰:吐血已两昼夜,若未穿孔,尚可以服药止之。询其原因由受寒饮酒致血上溢,症见精神萎靡,腹痛恶寒。方用柏叶汤:侧柏叶 9g,炮干姜 6g,艾叶 6g。1 剂,浓煎取汁,兑童便 60ml,频频服之。二诊:次晨吐血渐止,舌质淡,无苔,脉沉细涩,原方再进,加西洋参 12g,益气摄血,三七(研末吞)6g,止血消瘀,1剂,频频服之。三诊:次日血止,神安欲寐,知饥思食,并转矢气,舌质淡无苔,脉两寸微、关尺沉弱,此乃气弱血虚之象,但在大失血之后,脉证相符为吉,治宜温运脾阳,养血消瘀。方用理中汤,加归芍补血,佐以三七消瘀。服后微有头晕耳鸣,脉细数,此为虚热上冲所致,于前方再加地骨皮 6g,藕节 9g,浓煎取汁,仍兑童便 60ml 续服。

四诊:诸症悉平,脉亦缓和,纳谷增加,但转矢气而无大便,继以益气补血,养阴润燥兼消瘀之剂。处方:白人参 9g,柏子仁 6g,肉苁蓉 12g,火麻仁 12g(打),甜当归 6g,藕节 15g,新会皮 3g,山楂肉 3g,浓煎取汁,清阿胶 12g(烊化)和童便 60ml 内入,分四次温服。服后宿粪渐下,食眠俱佳,大便检查隐血(-),嘱其停药,以饮食调养,逐渐恢复健康。[中国中医研究院. 蒲辅周医案[M]. 北京:人民卫生出版社,1975]

思考:1. 本案的病因病机、辨证要点是什么?

2. 医家运用柏叶汤时,较《金匮》原方的剂量上有哪些变化? 为什么?

3. 该案中,患者复诊四次,虽然用方随证变化,但却皆配以童便,为什么?

呕吐哕下利病脉证治第十七

学习目的

领会呕吐、哕、下利病的辨证论治,能正确运用本篇常用方剂。

学习要点

呕吐、哕病的辨证论治;胃反的概念及证治。

重点条文:16、17、23

本篇论述呕吐、哕、下利病的脉因证治。呕吐是由于胃失和降,胃气上逆,使饮食、痰涎等物自胃中上涌,从口而出的一类病证。哕即呃逆,是指喉间呃呃有声,不能自制之病证,为胃膈气逆所致。下利包括后世之泄泻与痢疾。

本篇所论呕吐、哕、下利病,其病因涉及虚寒、实热、痰饮、湿阻、湿热等,病机主要是脾胃升降失常,亦与肾阳不足有关。根据"实则阳明,虚则太阴","阳病属腑,阴病属脏"的理论,一般实证、热证,多治以和胃降逆,通腑去邪;虚证、寒证则以温中散寒、健脾补肾为主。因为呕吐、哕、下利均属胃肠疾病,常相互影响,也可合并发生,故合为一篇论述。

本篇内容广泛,条文及载方数量位居全书各篇章之最,篇中系统地论述了脾胃病的病机和证治,对后世脾胃学说的发展具有很大的促进作用。

呕 吐 病

一、成因与脉症

(一)饮邪致呕

【原文】先嘔卻渴者,此爲欲解。先渴卻嘔者,爲水停心下,此屬飲家。

嘔家本渴,今反不渴者,以心下有支飲故也,此屬支飲。(2)

【释义】本条论述水饮致呕的辨证。水停心下,或心下有支饮,是指呕吐的成因为饮停心下,此处支饮二字,概括了饮邪支撑于心下的病机。原文从先呕后渴,先渴后呕和呕而不渴三种情况对水饮呕吐进行辨证,其中先呕却渴,为病将愈之象,因心下水饮随呕吐而排出,胃阳渐复,故欲饮水,且饮后不吐;而先渴却呕,则是胃有停饮之征,因水饮内停,气化受阻,津不上承,故口渴欲饮,饮水之入,得不到输化,反助停饮,必上泛而呕吐,故"此属饮家";另外,呕吐易于伤津,所以呕者往往见口渴,若呕吐后口不

渴,则多是水饮内停心下之故

【临床应用】当呕吐伴口渴时,应注意辨别二者出现的先后以及渴饮后是否再呕,从而大致判断饮邪呕吐是否向愈。

(二)虚寒胃反

【原文】問曰:病人脈數,數爲熱,當消穀引食,而反吐者,何也? 師曰:以發其汗,令陽微,膈氣虛,脉乃數。數爲客熱[①],不能消穀,胃中虛冷故也。

脉弦者,虛也,胃氣無餘,朝食暮吐,變爲胃反[②]。寒在於上,醫反下之,今脉反弦,故名曰虛。(3)

【校注】

①客热:即假热,是相对于真热而言。

②胃反:此指以朝食暮吐,暮食朝吐,宿谷不化为主症的一种病证。

【释义】本条论述误汗损伤胃阳致虚寒胃反的病机。脉数一般主热证,若胃有邪热,当消谷引食,今脉数却反见呕吐,不能消谷,是因误汗伤其胃阳,以致胃中虚冷,不能腐熟运化水谷。宗气积于胸中,来源于胃中水谷之气。若误汗损伤胃阳,必然使胸中宗气不足,故曰:"令阳微,膈气虚"。这里的脉数乃胃气虚寒、虚阳浮越所产生的一种假热,故曰:"客热",其脉数必为虚数。弦脉主寒,正如《痰饮病》篇12条"脉双弦者,寒也,皆大下后善虚",此属里虚寒,故必为不任重按之虚弦。由于胃气虚寒,虚阳浮越而脉数,医者误认为实热,反用苦寒药攻下,复损胃阳,致胃阳更虚,自然不能腐熟水谷,故发为"朝食暮吐"的胃反病。

【辨治与方药点睛】本条意在以脉述理,阐明虚寒为胃反之本。

【原文】寸口脈微而數,微則無氣,無氣則榮虛,榮虛則血不足,血不足則胸中冷。(4)

【释义】本条论述胃反气血俱虚,胸中寒冷的病机。"脉微而数"揭示的机理与上条相同。由于胃中虚冷不能消谷,气血化生之源不足,致气血俱虚,故曰"微则无气","无气",即气虚。人体营卫气血是相互资生的,营以气为主,气虚则营虚;营为血之源,营虚则血不足。气血不足则宗气不足而胸中寒冷。

【辨治与方药点睛】本条说明气血亏少,宗气不足,胸中寒冷为胃反常见的病机。

【原文】趺陽脈浮而濇,浮則爲虛,濇則傷脾,脾傷則不磨,朝食暮吐,暮食朝吐,宿穀不化,名曰胃反。脈緊而濇,其病難治。(5)

【释义】本条续论脾胃虚寒胃反的病机,脉症及预后。趺阳脉候中焦脾胃,浮脉为阳候胃,涩脉为阴候脾,趺阳脉浮而涩,说明胃阳不足,脾阴亏虚。胃寒不能蒸腐水谷,脾燥难以运化水谷精微,水谷不消,逆而反出,故症见朝食暮吐、暮食朝吐、宿谷不化。胃反若见脉紧而涩,紧为寒盛,涩则津亏,是阳虚而寒,津亏而燥之证,上吐下秘,是其常见证候。此时温阳则伤阴,滋阴则伤阳,病情深重,故难治。

【辨治与方药点睛】条文指出中焦脾胃虚寒,不能腐化水谷,阴津亏损是胃反病的发病机理。

【临床应用】第4条与本条提示胃反病的治疗大法应以温养胃气为主。

二、治禁

【原文】夫嘔家有癰膿,不可治嘔,膿盡自愈。(1)

病人欲吐者,不可下之。(6)

【释义】上二条论述呕吐的治疗禁忌。呕吐的原因很多,不可见呕止呕,应当审证求因。条文1为痈脓致呕,通过呕吐可使痈脓外排,此乃正气逐邪外出的反映。故而不仅不可止呕,还应采取积极的治疗措施,排脓解毒,驱邪外出,促使"脓尽自愈"。条文6病人欲吐,是由于病邪在上,正气有驱邪外出之势。治当因势利导,顺其病势,以驱除邪气。若误用下法,则逆其病势,反易使邪气内陷,正气受损,加重病情。所以说病人欲吐,不可下之。

【辨治与方药点睛】此二条体现了两点精神:①治疗呕吐应审因论治;②临床治疗疾病,应注意因势利导。

【临床应用】呕吐虽能损伤正气,但也可能是正气驱邪外出、排出体内有害物质,如痈脓、宿食、毒物等的反应。对于后者,切不可一味降逆止呕。

三、证治

(一)虚寒呕吐

1. 肝胃虚寒

【原文】呕而胸满者,茱萸汤主之。(8)

茱萸汤方:

吴茱萸一升,人参三两　生薑六兩　大棗十二枚。

上四味,以水五升,煮取三升,温服七合,日三服。

乾嘔,吐涎沫,頭痛者,茱萸汤主之。方見上。(9)

【释义】此二条论述肝胃虚寒,寒饮上逆的呕吐证治。第8条因胃阳不足,寒饮内阻,胃失和降,胸阳被郁,故呕而胸满。第9条的干呕、吐涎沫、头痛,为胃虚停饮,肝失疏泄,肝气夹阴寒之邪循经上逆所致。故均以茱萸汤散寒降逆,温中补虚。方中吴茱萸暖肝温胃,散寒止痛,降逆止呕;生姜温胃散寒化饮;人参、大枣益气补虚。

【辨治与方药点睛】①条文8、9所论症状虽略有不同,但寒饮上犯的病机相同,故用吴茱萸汤一方统治,亦属异病同治之例。②吴茱萸汤为温中降逆的代表方,方中君药吴茱萸既可温胃散寒,又可泄厥阴逆气,为治疗厥阴头痛之要药。

【临床应用】本方适宜于肝胃虚寒,浊阴上逆引起的以心下痞满,嘈杂吞酸,干呕,吐涎沫,头痛,肢冷,脉弦及舌苔白腻等为主症者。如急性胃肠炎、慢性胃炎、消化性溃疡、慢性胆囊炎、血管神经性头痛、神经性呕吐、眼疾、高血压头痛、梅尼埃病等符合上述证机者,均可用此方加减治疗。

2. 阴盛格阳

【原文】呕而脉弱,小便復利,身有微熱,見厥者難治,四逆湯主之。(14)

四逆湯方:

附子一枚(生用)　乾薑一兩半　甘草二兩(炙)

上三味,以水三升,煮取一升二合,去滓,分温再服。强人可大附子一枚,乾薑三兩。

【释义】本条论述阴盛格阳呕吐的证治。病因脾肾阳虚,胃气上逆,故呕而脉弱;

阴盛于下,肾气不固,故小便自利;阴盛于内,格阳于外,则身微热;阳衰不暖四末,故四肢冷。此为阴盛阳衰的危重证,大有阳气欲脱之势,故曰"难治"。治宜四逆汤回阳救逆,散寒消阴。方中附子温肾暖胃,干姜温中散寒,炙甘草益气安中,并制姜、附之燥烈,使厥回呕止,则诸症自愈。

【辨治与方药点睛】本条呕吐为全身性虚寒症状之一,与饮停于胃的呕吐不同,故不用生姜、半夏降逆止呕,而用四逆汤回阳救逆,体现了仲景治病求本之旨。

【临床应用】凡呕吐或吐泻致阳气虚脱的危急重症,宜以四逆汤或四逆汤加人参急救回阳。如临床常用本方救治低血容量性休克、心力衰竭等属心肾阳气虚脱者。

3. 虚寒胃反

【原文】胃反呕吐者,大半夏汤主之。《千金》云:治胃反不受食,食入即吐。《外臺》云:治呕,心下痞硬者。（16）

大半夏汤方:

半夏二升（洗完用）　人参三两　白蜜一升

上三味,以水一斗二升,和蜜扬之二百四十遍,煮取二升半,温服一升,餘分再服。

【释义】本条论述虚寒性胃反呕吐的治法。"胃反呕吐",即5条所论"朝食暮吐,暮食朝吐,宿谷不化"的胃反病。病属脾胃虚寒,不能腐熟、运化水谷,阴津亏损。治用大半夏汤。方中重用半夏和胃降逆,以治其标,人参益气补虚,白蜜养血润燥,以治其本。三药合用,共奏和胃降逆、补虚润燥之功。

【辨治与方药点睛】虚寒胃反证与一般的脾胃虚寒证不同,因为其津亏的后果已经明显。

【临床应用】本方证的病机关键是脾胃虚寒,胃气上逆,肠道燥结,故除呕吐外,本证尚可见心下痞硬,神疲乏力,形体消瘦,便如羊屎等。临床对神经性呕吐、急性胃炎、胃及十二指肠溃疡、贲门痉挛、胃扭转、幽门痉挛及幽门狭窄、贲门失弛缓、胃癌等病符合上述证机者,可用本方治疗。

（二）寒饮呕吐

1. 寒饮停胃

【原文】诸呕吐,谷不得下者,小半夏汤主之。方见痰饮中。（12）

【释义】本条论述寒饮呕吐的证治。诸呕吐,是指各种原因的呕吐,其病机皆为胃失和降,胃气上逆。然从小半夏汤测之,本证当属胃寒停饮所致,因寒饮上逆,胃失和降,所以呕吐不止,谷不得下。故治以散寒化饮,和胃止呕。方中半夏开饮结而降逆气,生姜散寒和胃以止呕吐。

【辨治与方药点睛】本条体现了异病同治的思想。小半夏汤首见于痰饮病,次见于黄疸误下后致哕,今又作为寒饮呕吐的基本方,足见本方擅长和胃降逆。

【临床应用】小半夏汤被后世誉为止呕祖方,临床凡寒、热、虚、实所致的各种呕吐,经适当配伍皆可治疗。临床多用于治疗急慢性胃炎、幽门不全梗阻、幽门水肿等属寒饮停胃者。

2. 脾虚饮停

【原文】胃反,吐而渴欲饮水者,茯苓泽泻汤主之。（18）

茯苓澤瀉湯方：《外臺》云：治消渴脉絕，胃反吐食之。有小麥一升。

茯苓半斤　澤瀉四兩　甘草二兩　桂枝二兩　白朮三兩　生薑四兩

上六味，以水一斗，煮取三升，内澤瀉，再煮取二升半，溫服八合，日三服。

【释义】本条论述脾虚饮停呕渴并见的证治。此胃反为反复呕吐之意，与虚寒胃反名同而实异。本病因脾虚饮停于胃，气逆不降而致呕吐；水饮内停，气不化津，故渴欲饮水；呕吐伤津，水入助饮，必愈呕愈渴，愈饮愈呕，遂成停饮胃反之症。治以茯苓泽泻汤健脾温胃，化饮降逆。方中茯苓、泽泻淡渗利水，桂枝通阳，生姜温胃降逆，白术、甘草健脾补中。

本证"吐而渴欲饮水"与五苓散"渴欲饮水，水入即吐"症相似，但病机则异。前者为脾虚不运，胃有停饮，以呕渴并见为主症，故治以温胃化饮止呕为法；后者为膀胱气化失职，以小便不利为主症，故治以化气利水为法。

【临床应用】本方适宜于脾虚饮阻气逆引起的呕吐，其主症为呕吐清涎，呕后口渴，以愈呕愈渴，愈饮愈呕，反复不止为特点。临床可治疗符合上述证机的急性胃炎、胃窦炎、幽门水肿、胃神经官能症、慢性肾炎、梅尼埃病等。

3. 阳虚停饮

【原文】乾嘔，吐逆，吐涎沫，半夏乾薑散主之。(20)

半夏乾薑散方：

半夏　乾薑各等分

上二味，杵為散，取方寸匕，漿水一升半，煎取七合，頓服之。

【释义】本条论述中阳不足，寒饮内盛的呕逆证治。因中阳不足，胃寒气逆，则干呕、吐逆；寒饮不化，聚而为痰，随胃气上逆，故口吐涎沫，正如《脏腑经络先后病》篇第3条所论"上焦有寒，其口多涎"。治用半夏干姜散，温中散寒，化饮降逆。方中半夏辛燥以降逆止呕，干姜辛热以温胃散寒。二味相伍，既温胃止呕，又温肺化饮。配浆水之甘酸，以助半夏干姜散而安中。"顿服"者，意在集中药力取效迅速。

半夏干姜散证与吴茱萸汤证，都有干呕、吐涎沫，但病机不同，治法亦异。前证是中阳不足，寒饮上逆，故专治于胃。后证为胃寒停饮兼夹肝气上逆，伴有头痛，故肝胃同治。

【辨治与方药点睛】吐涎沫为阳虚寒饮内盛的特征。可见，辨治呕吐时，应注意观察其呕吐之物。

【临床应用】本方主治阳虚停饮导致的呕吐及多唾症，其主症除呕吐涎沫外，尚有胃脘冷痛，呕吐物及口气清冷，口淡，喜热饮热食，舌淡苔滑，脉沉迟等。

4. 饮结胸胃

【原文】病人胸中似喘不喘，似嘔不嘔，似噦不噦，徹心中憒憒然無奈^①者，生薑半夏湯主之。(21)

生薑半夏湯方^②：

半夏半斤^③　生薑汁一升

上二味，以水三升，煮半夏取二升，内生薑汁，煮取一升半，小冷，分四服,日三夜一服。止,停後服。

【校注】

①彻心中愦愦然无奈:形容胸胃中烦闷懊恼之甚,其痛苦无可名状,使人有无可奈何之感。彻,通之意。

②生姜半夏汤方:邓珍本原脱方名,此据赵开美本补入。

③半斤:赵开美本作“半升”。

【释义】本条论述寒饮搏结胸胃的证治。胸为气海,是清气出入升降之道路,且内居心肺,下邻脾胃。寒饮搏结胸胃,胸阳阻滞,气机不能正常升降出入,故似喘不喘;饮扰于胃,则似呕不呕,似哕不哕。病势有欲出而不能,欲降而不得,以致心胸中苦闷不堪,无可奈何。治以生姜半夏汤宣散寒饮,舒展阳气。方中重用生姜汁辛散寒饮,通阳开结,配半夏化饮降逆。姜汁辛烈,用量且大,为防突进热药,拒而不纳,故需小冷服。此即“治寒以热,凉而行之”的反佐之法。“分四服”意在量少频服,以发挥药力的持续作用,并防药量过大而致呕吐。

小半夏汤、生姜半夏汤、半夏干姜散三方均由姜、夏二味组成,都主治寒饮内停的病证。不同的是,小半夏汤和生姜半夏汤,共用生姜“走而不守”,意在化饮散寒。但前者重用半夏,主在降逆化饮;后者重用生姜汁,主在散饮通阳开结。半夏干姜散为半夏与干姜等分为伍,取干姜“守而不走”,重在温中散寒,化饮降逆。

【辨治与方药点睛】从小半夏汤、半夏干姜散、生姜半夏汤可以窥见仲景用“姜”和胃降逆之灵活性。

【临床应用】本方适宜于寒饮搏结胸胃,气机郁阻者,可用于上述病机导致的呕吐。

5. 呕后调治

【原文】嘔吐而病在膈上,後思水者,解,急與之。思水者,豬苓散主之。(13)

豬苓散方:

豬苓 茯苓 白朮各等分

上三味,杵爲散,飲服方寸匕,日三服。

【释义】本条论述饮停呕吐后的调治方法。呕吐而病在膈上,为饮停于胃,上逆于膈而呕吐。呕吐之后口渴思水是饮去阳复,病将向愈,所以说“后思水者,解”。停饮从呕吐而去,胃阳恢复,思水润其燥,当“急与之”水,但应“少少与饮之,令胃气和则愈”。若此时饮水过多,因胃弱不能消水,势必旧饮尚未尽解,又复增新饮,故用猪苓散健脾利饮,防止饮邪聚。方中猪苓、茯苓淡渗利饮,白术健脾化湿。

【辨治与方药点睛】本条与第2条“先呕却渴,此为欲解”旨意相同,说明了饮邪内停呕吐证其饮去阳复的常见标志为口渴。

【临床应用】本方药物平淡,其功效较茯苓泽泻汤弱,可用于脾虚停饮的呕吐轻证,或用于呕吐之后的善后调理。

(三)实热呕吐

1. 热犯胃肠

【原文】乾嘔而利者,黃芩加半夏生薑湯主之。(11)

黄芩加半夏生薑湯方：

黄芩三兩　甘草二兩（炙）　芍藥二兩　半夏半升　生薑三兩　大棗十二枚

上六味,以水一斗,煮取三升,去滓,温服一升,日再夜一服。

【释义】本条论述热犯胃肠的干呕下利证治。病由邪热内犯胃肠,气机升降失调所致,胃气上逆则呕;邪热下迫于肠则下利。因胃肠有热,当伴腹痛、口渴、心烦、利下热臭,或发热等症。治用黄芩加半夏生姜汤清热止利,和胃降逆。方中以黄芩汤清热止利为主,辅以半夏、生姜和胃降逆止呕。

【临床应用】本方既可治疗干呕而暴注下迫的热泻,又可治疗干呕而下利脓血的热痢。亦可用于大肠湿热阻滞,兼有水饮停胃者,或用于肠热胃寒证。

2. 热郁少阳

【原文】嘔而發熱者,小柴胡湯主之。（15）

小柴胡湯方：

柴胡半斤　黄芩三兩　人參三兩　甘草三兩　半夏半斤[①]　生薑三兩　大棗十二枚

上七味,以水一斗二升,煮取六升,去滓,再煎取三升,温服一升,日三服。

【校注】

①半夏半斤:《伤寒论》、《医统》本均为"半夏半升",当从。

【释义】本条论述热郁少阳呕吐证治。呕而发热,是邪在少阳之证,邪热迫胃,导致胃气上逆则呕吐;发热当为往来寒热,并可伴见胸胁苦满、口苦咽干等症。治以小柴胡汤和解少阳,降逆止呕。方中柴胡、黄芩和枢机解郁热,半夏、生姜降逆止呕,人参、甘草、大枣补虚安中。

【辨治与方药点睛】①此即"有柴胡证,但见一证便是,不必悉具"的示范。黄疸病篇"诸黄,腹痛而呕者",用柴胡汤。本证呕而发热,亦用小柴胡汤。②本条与第14条均有呕而发热,所不同者:一则发热,一则微热;本条为枢机不利,病属郁热,为真热;14条为阳微阴盛,格阳于外,属假热。原书将此二条并列,以资鉴别。

【临床应用】本方应用相当广泛,既用于外感热病,也多用于内伤杂病以及外科、儿科、妇科等疾病。如临床常用于治疗肝炎、胆囊炎以及胃炎、肾盂肾炎等属热郁少阳者。亦可治疗多种发热疾病,如流行性感冒、上呼吸道炎、扁桃体炎、妇女经期发热等。

3. 胃肠实热

【原文】食已即吐者,大黄甘草湯主之。《外臺》方,又治吐水。（17）

大黄甘草湯方：

大黄四兩　甘草一兩

上二味,以水三升,煮取一升,分温再服。

【释义】本条论述胃肠实热呕吐的证治。"食已即吐"是食入于胃,旋即尽吐而出。病由实热壅滞胃肠,腑气不通,胃热上冲所致。其在下则肠失传导而便秘,在上则胃不能受纳水谷,并有火邪上逆,故食已即吐。治用大黄甘草汤泻热通腑,使实热去,大便通,胃气和,则呕吐自止。方中大黄荡涤肠胃,推陈出新;甘草和胃安中,俾攻下泻火而不伤胃。

【辨治与方药点睛】第6条"病人欲吐者,不可下之"与本条在病机上有偏上与偏下之异。前者病邪在上,当因势利导,不可逆其势而治之;后者实热壅阻胃肠,下闭上逆而呕吐,故治以攻下泻热。二者皆未用止呕药,可见"审因论治"乃仲景治呕的基本原则。

【临床应用】本方主治实热壅阻胃肠的呕吐,除食已即吐外,尚可见胃脘灼热或疼痛拒按,口苦口臭,大便不通,小便短黄,舌红苔黄,脉滑有力等症。可用于急性胃炎、急性胆囊炎、急性胰腺炎、急性阑尾炎、肠梗阻等病出现上述证机者。

4. 水热互结在上

【原文】吐後,渴欲得水而貪飲者,文蛤湯主之。兼主微風,脉緊,頭痛。(19)

文蛤湯方:

文蛤五兩　麻黄三兩　甘草三兩　生薑三兩　石膏五兩　杏仁五十枚　大棗十二枚

上七味,以水六升,煮取二升,溫服一升,汗出即愈。

【释义】本条论述吐后贪饮的证治。吐后津伤,欲饮水以自救,本属正常现象;本条吐而贪饮,并不复吐,为有里热。其病之初,为上焦水热互结,吐后水去热留,热而消水故贪饮;多饮必致水饮复聚,与热再次相结,难免不变生它证。故用文蛤汤发散祛邪,清热止渴。方中文蛤咸寒,配石膏以清热止渴;麻黄、杏仁宣肺,以透发水饮邪热;甘草、生姜、大枣调和营卫并安中。方后云:"汗出即愈",说明本方有透表达邪之效,故可兼主微风、脉紧、头痛。

【辨治与方药点睛】本证用文蛤汤发散清热,历代医家对其颇有争议,但亦不失为治呕一法。即用发散法,通过宣肺治疗水热互结,其优势有二:一是水热从汗孔而外泄;一是水热从膀胱而下泄,因肺为水之上源,主皮毛而通水道。方中麻黄与石膏相配可发越水气;麻黄与杏仁相配可宣肺降饮。

【临床应用】文蛤汤、大青龙汤、麻杏石甘汤、越婢汤是同类方,此类方都有解肌透热,发散肺胃郁热的作用。临床凡肺胃郁热不能透发者,皆可随机化裁应用。

（四）寒热错杂

【原文】嘔而腸鳴,心下痞者,半夏瀉心湯主之。(10)

半夏瀉心湯方:

半夏半升(洗)　黄芩　乾薑　人參各三兩　黄連一兩　大棗十二枚甘草三兩(炙)

上七味,以水一斗,煮取六升,去滓,再煮取三升,溫服一升,日三服。

【释义】本条论述寒热错杂呕吐证治。病由寒热互结中焦,脾胃升降失调,气机阻滞所致。胃气上逆则呕;脾虚不运,湿浊内停,则肠鸣、泄泻;中焦气机阻滞则心下痞。方用半夏泻心汤开结消痞,和胃降逆。方中半夏、干姜辛温散寒降逆,温胃止呕;黄芩、黄连苦寒泄热,散结消痞;人参、甘草、大枣补益中气之虚,诸药共奏辛开苦降,调和肠胃之功。

本方证与黄芩加半夏生姜汤证均有呕而下利见症,但本证是寒热互结中焦,故用半夏泻心汤主治胃兼治肠;彼证为肠热而胃失和降,故用黄芩加半夏生姜汤主治肠兼治胃。

【辨治与方药点睛】本证治疗独取中焦者,因中焦脾胃为气机升降之枢。

【临床应用】半夏泻心汤主治脾胃寒热虚实错杂之痞证,其主症除见呕吐肠鸣、心下痞外,常伴见舌质淡胖,苔薄黄而润,或薄白而润,脉濡缓等。临床常用于治疗急慢性胃炎、胃及十二指肠溃疡、口腔黏膜溃疡、胆囊炎、胰腺炎等病出现寒热互结,兼气虚夹湿证机者。

(五)附方

【原文】《外臺》黄芩湯:治乾嘔下利。

黄芩　人參　乾薑各三兩　桂枝一兩　大棗十二枚　半夏半升

上六味,以水①七升,煮取三升,溫分三服。

【校注】

①以水七升:邓珍本无"水"字,据赵开美本补。

【释义】此论胃寒肠热的呕利证治。脾胃虚寒,胃失和降则干呕;肠热,泌别清浊失职故下利。治用黄芩汤温胃补虚,清肠止利。方中干姜、桂枝温胃阳,散寒气;半夏降逆止呕;人参、大枣补虚和中;黄芩清肠止利。

【临床应用】黄芩汤可用于干呕吐涎,或恶心呕吐清稀水饮,并见轻度腹痛下利,滞下不爽的胃寒肠热证。

哕　病

一、治则

【原文】噦而腹滿,視其前後①,知何部不利,利之即愈。(7)

【校注】

①前后:这里指大小便。

【释义】本条论述哕而腹满的辨证与治法。哕而腹满者,是由于病阻于下而气逆于上,其腹满为本,呃逆为标。辨证当视大小便何部不利。如大便不通者,多系糟粕内积,胃肠实热,浊气不降而上逆,治当通利大便,使糟粕下泄,胃气得降,呃逆则愈。若小便不利者,多由水湿停聚于内,阻滞气机,湿浊上逆,治当利其小便,俾湿去气行,胃气和降,呃逆自解。

【辨治与方药点睛】①哕逆有虚实之别,"利之则愈",仅适用于实邪内阻者,如疾病后期见哕,因脾胃衰败者,则不可用本法。②本条提示:见哕逆者,应注意审查二便是否通利,不能见哕止哕,体现了审证求因的精神。

【临床应用】原文未出方,临证时,通大便可酌用承气辈之类,利小便可选用五苓散类方。此治法同样适用于干呕或呕吐并见腹满的实证。

二、证治

（一）胃寒气逆

【原文】乾嘔噦,若手足厥者,橘皮湯主之。(22)

橘皮湯方:

橘皮四兩　生薑半斤

上二味,以水七升,煮取三升,溫服一升,下咽即愈。

【释义】本条论述胃寒气逆干呕哕的证治。胃寒气逆,失于和降,故干呕而哕;寒气闭阻于胃,中阳被郁,阳气不达四末,故手足厥冷。治用橘皮汤通阳和胃。方中橘皮理气和胃降逆,生姜散寒通阳止呕哕。因病情轻浅易治,故方后云"下咽即愈"。

【辨治与方药点睛】本证手足厥与四逆汤证之厥在成因、表现上均不同,需仔细辨析。

【临床应用】本方主治胃寒气逆所致呃逆、呕吐证,凡食凉物或偶受风冷出现呃逆者,亦可用本方。

（二）胃虚夹热

【原文】噦逆者,橘皮竹茹湯主之。(23)

橘皮竹茹湯方:

橘皮二升　竹茹二升　大棗三十個　生薑半斤　甘草五兩　人參一兩

上六味,以水一斗,煮取三升,溫服一升,日三服。

【释义】本条论述胃虚有热呕逆的治法。原文叙证简略,以方测证,可知本条所论呃逆,是胃中虚热,气逆上冲所致,当伴有虚烦不安、少气、口干、手足心热、脉虚数等症。橘皮竹茹汤能补虚清热,和胃降逆。方中橘皮、生姜理气和胃,降逆止哕,竹茹清热安中,人参、甘草、大枣补虚。

【临床应用】本方主治胃虚夹热之哕逆,可用于反流性胃炎、膈肌痉挛、神经性呕吐、妊娠呕吐等病具备上述证机者。

 病案分析

冯某,女,48岁。1986年10月5日初诊。外感后低热不退3个多月,食少乏味,大便数日1行,神疲,虚乏,少寐,动则微喘,口干欲得凉润。一日因食凉物而致呃逆不止。曾用丁香柿蒂汤治疗,效不佳。脉细略数,舌红少苔。分析病机:胃阴不足为本,食凉只是诱因,寒热相激,升降相悖,故发呃逆。用橘皮竹茹汤治之。处方:鲜橘皮90g,竹茹12g,太子参15g,生甘草15g,生姜24g,大枣15枚。3剂,日1剂,水煎两遍合汁约400ml,从早至晚分4~5次温服之。复诊:服药3剂,不仅呃逆止,食欲亦增。守方服5剂。5日后3诊:低热渐趋正常,体温由午后37.8℃左右降至37℃以下,其他症状均好转。[吕志杰.金匮杂病论治全书[M].北京:中医古籍出版社,1995:394]

按:本案用太子参易人参,并重用大枣以平补胃之气阴,重用鲜橘皮、生姜以和胃降逆,用竹茹、生甘草以清胃热。此乃补、清、和、降融为一方而取效。

（三）附方

【原文】《千金翼》小承气汤：治大便不通，哕，数谵语。方见上。

【释义】本条论述大便不通致哕的证治。因胃肠实热阻滞，所以大便秘结；腑气不通，浊气上冲，则哕逆频作；热扰神明，故谵语。方以小承气汤泄热通便。冀大便畅行，实热下泄，腑气得通，则哕逆等症可除。

【辨治与方药点睛】本方可视作原文第7条"哕而腹满"，后部大便不利者，用攻下通腑，以达止哕的例证。

【临床应用】临床若见腹满，大便结滞不通，哕逆频作，甚至不能进水谷，属于胃肠实热阻滞者，可用本方。

下 利 病

一、脉症、病机与预后

【原文】夫六腑气绝①于外者，手足寒，上气，脚缩②；五脏气绝于内者，利不禁，下甚者，手足不仁。（24）

【校注】

①气绝：脏腑之气虚衰之意。《金鉴》曰："气绝非为脱绝，乃谓虚绝也。"

②脚缩：指小腿肌肉不时挛急、收引。

【释义】本条总论呕吐、哕、下利的病机及预后。六腑属阳，若"六腑气绝于外"，诸腑之气不达于表，则手足寒冷；六腑虚衰，中焦胃气不足，宗气亦随之虚弱，故上气喘促；筋脉失去阳气的温煦，故蜷卧脚缩；五脏属阴，若"五脏之气绝于内"，则脾肾虚衰，脏气不能固藏而下利，初期以脾病为主，脾虚失运，清气下陷，故泄利不禁；久必及肾，肾阳虚衰，固摄失职，故下利尤甚；利久伤阴，四肢筋脉失其濡养，故手足麻痹不仁。

【辨治与方药点睛】此条位居呕吐、哕与下利条文之间，承上启下，旨在阐明胃肠疾病的一般变化规律，即初病在胃肠，日久必及脾与肾，故治疗应重视胃脾肾。

【原文】下利脉沉弦者，下重；脉大者，为未止；脉微弱数者，为欲自止，虽发热不死。（25）

【释义】本条论述下利的脉症表现和预后。沉脉主里，弦脉主痛，下利而脉沉弦，是邪阻气滞，腑气不畅，故见里急后重、腹痛；下利脉大者，为热邪内盛，脉大则病进，故下利不止；若脉微弱而数，数为阳脉，于微弱脉中见之，虽正气不足，然邪气亦衰，阳气渐复，故"为欲自止"；此时虽有身热，而必不甚，且不久将退，故曰"不死"。

【临床应用】本证可参考应用本篇第35条的白头翁汤治疗。

【原文】下利，手足厥冷，无脉者，灸之不温，若脉不还，反微喘者，死。少阴负趺阳①者，为顺也。（26）

【校注】

①少阴负趺阳：即趺阳脉比少阴脉稍有力之意。

【释义】本条论述脾肾阳衰下利危候的顺逆预后。下利而见手足厥冷无脉，是脾肾阳衰之危候，虽用艾灸温之，急切之间很难令阳气回复，故厥冷不去，所以说"灸之不温"。此时转归有二:若温之,阳气不复,脉气不还,反见微喘,此为阴气下竭,阳气上脱,阴阳欲将离决的死证;若脉气见回,趺阳脉较少阴脉有力,说明脉有胃气,有治愈的希望,预后为顺。

【辨治与方药点睛】本条提示胃气、阳气存亡与否,是判断疾病预后吉凶的依据,可供诊断危重疾病参考。

【临床应用】临床凡下利重危患者,应首诊脉之有无。

【原文】下利有微热而渴,脉弱者,今自愈。(27)

【释义】本条论述虚寒下利病情向愈的脉症。虚寒下利,症见微热、口渴者,是阳气来复之征,更见脉象虚弱,说明正虚邪亦衰,正复邪去,其病当愈。

【临床应用】下利若大热大渴为阳热过盛,其脉必数大有力;此证脉弱,"小则病退",故断为邪退阳复自愈之候。下利轻证,若脉症相符者,可不用药物治疗,以饮食调理之。

【原文】下利脉数,有微热汗出,今自愈;設脉緊爲未解。(28)

【释义】本条论述虚寒下利向愈与未解的脉症。虚寒下利,多属脾肾阳虚,其病变过程中出现脉数,并兼微热,汗出,是阴去阳回、营卫调和之兆,非邪气有余,其病将愈。假使下利而脉紧,因紧主寒,为邪盛,故其病未解。

【辨治与方药点睛】阴寒下利多为久病重症,应注意观察阳气是否有回复之机。

【原文】下利脉數而渴者,今自愈;設不差,必清①膿血,以有熱故也。(29)

【校注】

①清:通"圊",厕也。此名词用如动词,指如厕。下同。

【释义】本条论述虚寒下利而阳复太过的病机。虚寒下利出现脉数、口渴,为阳气来复,其病有向愈之势。假如阳复太过,即为邪热,热甚必伤阴络,必然便下脓血。当然,其脉应数有力,口渴必喜凉饮。

【辨治与方药点睛】虚寒下利阳复太过者,亦可转化为热证,甚至热陷血分而便脓血。提示应注意病情转机。

【临床应用】临床阳复太过便脓血证的治疗可参考湿热痢。

【原文】下利脉反弦,發熱身汗者,自愈。(30)

【释义】本条再论虚寒下利自愈的病机和脉症。虚寒下利,为病在里,阳气虚衰,其脉当沉,今反弦,并见发热、汗出者,为阳气来复,营卫调和,故云"自愈"。

【原文】下利,寸脉反浮數,尺中自濇者,必清膿血。(32)

【释义】本条从脉象论述热利脓血的病机。下利多属里证,故脉应沉而不浮;如属阴寒证,脉当迟而不数。今下利寸脉反浮数,知非阴寒所致,而是热利之候。寸脉属阳以候气,寸脉浮数为阳热气盛;尺脉属阴以候血,尺脉涩为阴血虚损。两部合之,为气分热邪内陷血分,热邪灼伤肠道脉络,营血腐败,故下利脓血。

【临床应用】临床对实热或湿热下利应及时治疗,否则邪热可由气分迅即深入血分,可酌用白头翁汤治疗。

【原文】下利,脉沉而遲,其人面少赤,身有微熱,下利清穀者,必鬱冒①,汗出而解,病人必微熱②。所以然者,其面戴陽③,下虚故也。(34)

【校注】

①郁冒:指郁闷昏冒,即心胸郁闷,头昏目瞀。

②必微热:《医统正脉》本作"必微厥"。

③戴阳:指虚阳上浮致面赤如妆者。

【释义】 本条论述虚寒下利而虚阳浮越的病机变化。下利清谷,脉象沉迟,为脾肾阳虚之征;面赤如妆,身有微热,为阴寒内盛,格阳于外之象;郁冒为下元亏虚,阴寒内盛,虚阳上浮所致。此时应急予通脉四逆之类回阳救逆。若误将面少赤、身有微热视为表证,以为可"汗出而解",而妄用汗法,势必使阳气更虚,甚至阳欲脱绝,使其人微厥。之所以禁用汗法,是因面少赤、身有微热为虚阳上浮的戴阳证,其根本原因是脾肾阳虚,阴寒内盛。

【辨治与方药点睛】 下利见面赤、身热应注意辨寒热真假,而下利物的性状、面赤身热的程度皆是辨证关键。

【临床应用】 对虚寒下利致虚阳浮越者,治疗应扶阳护阳,可用通脉四逆汤,切忌发汗。

【原文】 下利後脉絕,手足厥冷,晬時①脉還,手足溫者生,脉不還者死。(35)

【校注】

①晬时:即一昼夜,又称一周时。

【释义】 本条论述虚寒下利脉微欲绝的两种转归。下利后出现脉绝、手足厥冷,是阴竭阳衰之危候,病情凶险,其转归预后可依阳气存亡与否而定。若经一昼夜,脉气来复,手足转温,是阳气来复,生机未息之兆,故主生。若经一昼夜,脉仍不还,手足不温,是真阳已竭,生机已灭,故主死。

【辨治与方药点睛】 以上六条论述虚寒下利的病机进退状况,皆以阳气的消长,病邪的盛衰作为判断预后的关键。

【临床应用】 下利脉微欲绝者,应及时救治,勿失良机。不可坐等阳气来复。

二、治法与禁忌

【原文】 下利氣者,當利其小便。(31)

【释义】 本条论述气滞湿困下利气的治法。下利气指泄泻与矢气并见,病由肠道湿阻气滞所致。因气随利出,频频不已,故称气利。除大便溏泄而矢气外,可伴肠鸣腹胀,小便不利等症。治用利小便法,以分利肠中湿邪,使小便利,湿邪去,气机通畅,则下利已,矢气除。

【辨治与方药点睛】 下利气者,用利小便法,是治疗水湿泄泻的重要法则,可达"利小便以实大便"之效,此即后世所谓"急开支河"之法。

【临床应用】 该法可用五苓散。

【原文】 下利清穀,不可攻其表,汗出必脹滿。(33)

【释义】 本条论述虚寒下利的治禁。下利清谷,是因脾肾阳衰,阴寒内盛所致,在里虚急重情况下,即使有表邪未解,亦应急当温里,不可径用汗法攻表。若误攻其表,必汗出而阳气更虚,阴寒更盛,反致腹部胀满的变证,即《内经》所谓"脏寒生满病"之义。

【辨治与方药点睛】 下利清谷是指下利清冷,夹有未消化水谷,此乃辨脾肾阳虚下利的关键症状。

三、证治

（一）虚寒下利

1. 虚寒下利兼表

【原文】下利,腹脹滿,身體疼痛者,先溫其裏,乃攻其表。溫裏宜四逆湯,攻表宜桂枝湯。(36)

四逆湯方:方見上。

桂枝湯方:

桂枝三兩(去皮)　芍藥三兩　甘草二兩(炙)　生薑三兩　大棗十二枚

上五味,哎咀,以水七升,微火煮取三升,去滓,適寒溫服一升,服已,須臾,啜稀粥一升,以助藥力,溫覆令一時許,遍身漐漐微似有汗者,益佳,不可令如水淋漓。若一服汗出病差,停後服。

【释义】本条论述虚寒下利兼表证的证治。由于脾肾阳虚,阴寒内盛,运化失司,故下利清谷不止、腹胀满;风寒外邪滞于表,故身体疼痛。本证为表里同病,以里虚证为急为重,故应先救里而后治表。救里用四逆汤温里回阳,待阳回利止,再用桂枝汤解表散寒,调和营卫。

【辨治与方药点睛】本条说明表里同病,应分清先后缓急,总原则是急者先治。本条为《脏腑经络先后病》篇第14条治则的具体示范。

2. 寒厥下利

【原文】下利清穀,裏寒外熱,汗出而厥者,通脉四逆湯主之。(45)

通脉四逆湯方:

附子大者一枚(生用)　乾薑三兩(強人可四兩)　甘草二兩(炙)

上三味,以水三升,煮取一升二合,去滓,分溫再服。

【释义】本条论述寒厥下利,阴盛格阳的证治。由于脾肾阳虚,阴寒内盛,水谷不消,故下利清谷;阴盛于内格阳于外,故身有微热、汗出或面赤如妆,此为真寒假热之象。由于下利甚,阴从下竭,外热汗出,则阳从外脱,阴阳之气不相顺接,故汗出而四肢厥逆。因证情危重,当急以通脉四逆汤回阳救逆。本方即四逆汤倍干姜之量,增附子之量,以增强其回阳救逆之功。

【辨治与方药点睛】下利清谷,四肢厥冷,是虚寒下利,脾肾阳虚的突出特征。

【临床应用】临床凡久患下利清谷,并见精神倦怠委靡,形寒畏冷,面赤如妆,冷汗质黏,腹隐痛,喜温暖,脉微欲绝等症者,可用通脉四逆汤以急救回阳。如肠伤寒后期并发肠出血症,严重者常伴有汗多亡阳,可用通脉四逆汤回阳通脉。

3. 虚寒下利脓血

【原文】下利便膿血者,桃花湯主之。(42)

桃花湯方:

赤石脂一斤(一半剉,一半篩末)　乾薑一兩　粳米一升

上三味,以水七升,煮米令熟,去滓,溫七合,内赤石脂末方寸匕,日三服。若一服愈,餘勿服。

【释义】本条论述虚寒下利脓血的证治。此下利脓血为中阳大伤,气血虚陷,滑脱失禁所致。其症脓血混杂,赤白相兼,血色紫黯,并见神疲乏力,四肢不温,腹痛喜温喜按,口不渴,舌淡苔白,脉细弱无力。治用桃花汤温中涩肠固脱。方中赤石脂性温味甘涩而质重,能涩肠固脱,干姜温中暖脾,粳米养胃和中。方后指出"内赤石脂末"冲服,是为增强涩肠固脱之效。方名桃花汤,是因方中赤石脂色似桃花,又名桃花石,故名之。

【临床应用】本方常用于久痢、久泻之属于脾肾虚寒、滑脱不禁者,如阿米巴痢疾、慢性菌痢、肠伤寒后便脓血及慢性腹泻之肠滑不固者。功能失调性子宫出血及上消化道出血,证属中焦虚寒,血失统摄者,也可选用本方。

4. 虚寒肠滑气利

【原文】氣利^①,訶黎勒散主之。(47)

訶黎勒散方:

訶黎勒十枚(煨)

上一味,爲散,粥飲和^②,頓服。疑非仲景方。

【校注】

①气利:指下利滑脱,大便随矢气而排出。

②粥饮和:用米粥之汤饮调和。

【释义】本条论述虚寒肠滑气利的证治。久病泄泻,滑脱不禁,大便随矢气而出,多由中气下陷,气虚不固所致。故治用诃梨勒散涩肠止泻固脱。诃梨勒即诃子,煨用则专以涩肠固脱,以粥饮和服,取其益肠胃而健中气。

本条与前31条均为气利之证,但其见症、治法各不同。前条是湿阻气滞,以下利而矢气频颇为特征,属气利实证,故"利其小便"以分利湿邪,本条是气虚滑脱,以利下无度,滑脱不禁为特征,为纯虚无实,故取涩肠固脱法治之。

【辨治与方药点睛】本条为虚寒肠滑下利另立一法。

【临床应用】本方除治疗肠滑气利证外,亦可治疗久咳、久泻、久痢、滑精、崩漏、带下和脱肛等证。可与温阳补气法同用。若有实邪者则不能用,以防敛邪。

（二）实热下利

1. 大肠湿热

【原文】熱利下重者,白頭翁湯主之。(43)

白頭翁湯方:

白頭翁二兩　黃連　黃蘗　秦皮各三兩

上四味,以水七升,煮取二升,去滓,溫服一升;不愈,更服。

【释义】本条论述湿热痢疾的证治。热利即湿热下利。下重指里急后重,滞下不爽。病机为湿热蕴结大肠,蒸腐血络,气机阻滞。症见下利脓血秽黏热臭,血色鲜红,腹痛下坠,常伴发热,口渴,心烦,舌红苔黄,脉数等。治以白头翁汤清热燥湿,凉血止利。方中白头翁清热凉血,秦皮泻热涩肠,黄连、黄柏清热燥湿,坚阴厚肠以止利。

【临床应用】白头翁汤为治疗热痢之主方,除用于肠道湿热胶结的急慢性菌痢外,亦可治疗符合上述病机的急性泌尿系感染、溃疡性结肠炎、盆腔炎、阿米巴痢疾,以及由此引起之肝脓肿等。

2. 实热内结

【原文】下利,三部脉皆平,按之心下坚者,急下之,宜大承氣湯。(37)

【释义】本条论述下利实证的证治。下利有虚实之分,治法有攻补之异,需凭脉辨证。虽下利,但诊得寸关尺三部脉皆平不虚,且脘腹满痛,按之坚硬,可知是有形之实滞内结肠腑。此正盛邪实,当用大承气汤急下其实,此亦"通因通用"之法。

【辨治与方药点睛】腹诊对于胃肠病变非常重要,本条"按之心下坚"点明了本证的辨证要点,也是应用大承气汤的关键指征。

【原文】下利脉遲而滑者,實也,利未欲止,急下之,宜大承氣湯。(38)

【释义】本条续论下利当下的脉象。下利脉迟为邪实内阻,气滞不行;脉滑主胃肠内有积滞;下利不止,是邪未去之征。故当因势利导,急用大承气汤通腑去实。

【辨治与方药点睛】本条体现了脉诊在诊断中的地位。当然,临证还须四诊合参,综合判断。

【原文】下利脉反滑者,當有所去,下乃愈,宜大承氣湯。(39)

【释义】本条再论下利脉反滑的治法。下利日久常易伤阳伤阴,脉应细弱,今反见滑象,是宿食积滞不消,邪气未尽之故,故云"当有所去",宜用大承气汤急去未尽之邪,邪实一去,利即自愈。

【辨治与方药点睛】本条与上条说明脉滑为实证下利的辨证关键之一。

【原文】下利已差,至其年月日時復發者,以病不盡故也。當下之,宜大承氣湯。(40)

大承氣湯方:見痙病中。

【释义】本条论下利愈而复发的治疗。下利虽已愈,但到一定时间又复发者,多因病之初,治未彻底或失当,以致病邪未能根除,余邪留滞胃肠,故每到一定季节,因气候节令变化,或饮食失调,或劳倦内伤等因素影响,而再次发生下利。对此应从本论治,除邪务尽,方用大承气汤攻下未尽之邪,以绝其病根。

【辨治与方药点睛】①下利间隔一段时日而复发,仍可用大承气汤,说明久病未必皆虚,关键在于其病机为实邪未尽。②以上四条论实热下利,方用大承气汤,属"通因通用"之治。

 病案分析

肖琢如:首饰店胡某,其妻近三四年来,每至霜降节,必发生痢疾,甚以为苦。审视腹痛里急,赤白杂下,日夜二十余行,舌色鲜红,苔白而薄,身微恶寒,脉浮紧。自云先日食面受凉,遂尔疾作,已两日矣,尚未服药。即与平胃散加羌活、防风、神曲、麦芽等味,以剪除新邪。二剂,外恙已,继用大承气汤两剂,服后腹痛甚,下黑污臭粪便极多,症减七八,恐其久蓄之积,根株未尽,复进大柴胡两剂,各恙皆平,乃以柴芍六君调理而愈。次年霜降时,疾不复作。仲景尝云:下利已瘥,至其年月日时复发者,以未尽故也,不诚然哉。[谭日强.金匮要略浅述[M].北京:人民卫生出版社,1981:339]

按:此案每至霜降节必发痢疾,乃久病痼疾。本次下利发作兼有新疾,先用平胃散加味以去新邪,继用大承气汤攻下燥屎积滞,得下后,续用大柴胡汤和解通下,以尽除病根,故来年疾不复作。

笔记

222

【原文】下利讝語者,有燥屎也,小承氣湯主之。(41)

小承氣湯方:

大黃四兩　厚樸二兩(炙)　枳實大者三枚(炙)

上三味,以水四升,煮取一升二合,去滓,分溫二服。得利則止。

【释义】本条论述下利谵语实证的治法。下利谵语,有虚有实。本条属于胃肠实热,因燥屎内结而热结旁流,故除下利谵语外,其所下粪便臭秽,滞下不爽,并见腹满痛,苔黄燥,脉滑等症。治宜小承气汤通腑泻热,使实热去,燥屎解,谵语止而下利愈。

【临床应用】小承气汤与大承气汤皆能治疗实热下利,临床应据病情轻重缓急取用之。

(三)利后虚烦

【原文】下利後更煩,按之心下濡者,爲虛煩也,梔子豉湯主之。(44)

梔子豉湯方:

梔子十四枚　香豉四合(綿裹)

上二味,以水四升,先煮梔子得二升半,內豉,煮取一升半,去滓,分二服,溫進一服,得吐則止。

【释义】本条论述下利后虚烦的证治。下利如因实热所致,其证本有心烦,如下利后,热从下泄,应不复烦。今反更烦,为无形邪热内扰心神所致,非有形实邪内结,故谓之"虚烦",治以栀子豉汤透邪泄热,解郁除烦。方中栀子清心除烦,豆豉宣泄胸中郁热,二药配合,余热得除,虚烦可解。

【辨治与方药点睛】"虚烦"之"虚"是本证辨证眼目。此"虚"是心下有形实邪已去,按之濡软不坚,宛若空虚无物,以此烘托无形余热内扰胸膈而致"烦"。

【临床应用】本方对无形余热具有清透宣泄之功,可视作实热下利后的调治方。凡热病好转后,余热未尽,出现心烦者,可用之。

(四)下利肺痛

【原文】下利肺痛,紫參湯主之。(46)

紫參湯方:

紫參半斤　甘草三兩

上二味,以水五升,先煮紫參,取二升,內甘草,煮取一升半,分溫三服。疑非仲景方。

【释义】肺居胸中,与大肠互为表里,大肠不利可致肺气失和,而见胸部闷痛不舒,其治疗不用栝楼薤白通阳,而用紫参汤清热缓急止痛,此亦脏腑表里经脉气化之理,可供研究。

对本条文的认识,注家争议较大,有认为肺痛不知何证而存疑,有认为肺痛是腹痛之误,亦有认为肺痛即胸痛等。究竟以何种说法为是,尚需进一步考证。

学习小结

1. 学习内容

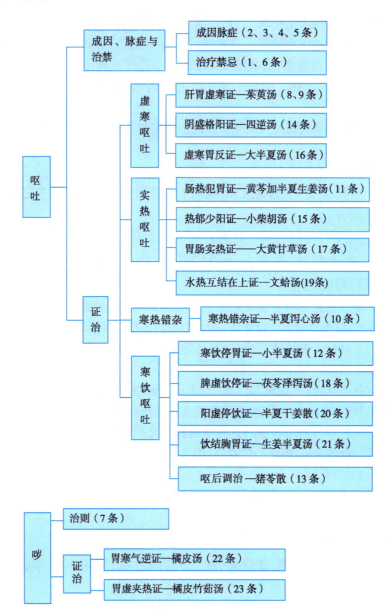

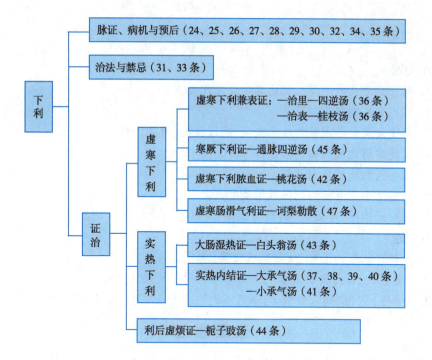

2. 辨病论治特点

本篇系统地论述了呕吐、哕、下利的发病原因、辨证论治及预后。

本篇对呕吐病因病机、病变部位、症状特点、辨证思维、方药运用、治疗禁忌等进行了较全面的论述。呕吐的基本病机为胃失和降，胃气上逆，其治以和胃降逆为主要原则。针对呕吐的不同原因及证候表现，治疗方药有 13 方，但并非见呕止呕，而是舍标求本之治，因其证候不同，故治方各异，最终均可达和胃降逆止呕吐之效。篇中将呕吐分四大类辨治：虚寒呕吐、停饮呕吐、实热呕吐、寒热错杂呕吐。原文提出的"呕家有痈脓，不可治呕"；"病人欲吐者，不可下之"；"食已即吐者"可下之，反映了辨证求本、审因论治、因势利导的治疗精神。

本篇治疗哕逆，条文仅三条，但提出了通阳和胃、补虚清热、通利二便之法，为寒热虚实哕逆治疗奠定了基础。

本篇下利包括泄泻、痢疾，病变主要责之大肠传导失职，初病以胃肠为主，日久病及脾肾。下利之证有寒、热、虚、实之分；治有温、下、清、利、涩之法，其证可概括为虚寒与实热两大类，所出方治与《伤寒论》多有重复。篇中对湿阻气滞者用利小便法，下利滑脱不禁者用固涩法，均为下利的治疗另辟蹊径。

篇中对虚寒性下利转归及预后判断，关键在辨邪正消长和阳气盛衰。本篇呕吐、哕、下利病，其病情初起多实证、热证，多与胃肠有关，其治以和胃降逆，通腑祛邪为法；病至后期多属虚证、寒证，多与脾肾有关，其治以扶正补虚，健脾益肾为法。

本篇治呕吐诸方，常用姜（生姜、生姜汁或干姜）、半夏；止哕则多选陈皮配生姜。

（杨景锋）

复习思考题

A 类题

1. 呕吐分为几种类型？试述其主症与代表方。
2. 试述胃反的病机和证治。
3. 简述大黄甘草汤证的临床表现、病因病机、治法方药。
4. 试述哕病的成因和证治。
5. 试述气利的辨证与治疗。
6. 简述生姜半夏汤的配伍及服法特点。
7. 橘皮汤治疗"手足厥"的机理是什么？

B 类题

1. 本篇对饮邪的治疗与《痰饮咳嗽篇》有什么异同？
2. "胃反,吐而渴欲饮水者",为何要用利水化饮法治疗？
3. 《金匮》认为"病人欲呕者,不可下之",为什么"食已即吐者"又用大黄甘草汤？

读 案 思 考

案一. 王某,男,22 岁,2013 年 2 月 18 日初诊。呕吐 1 年余。患者近 1 年吃饭后或饮水后呕吐,呕吐不消化物,每日仅食二餐,饭后即吐,胸骨后有气上冲感,胃脘无不适,偶口干口苦,手足不温,手足心易出汗,纳一般,寐差,大便无规律,2~5 日一行,质软。舌淡红、边有齿痕、苔白厚,脉弦滑。遵仲师:"食已即吐者,大黄甘草汤主之。"遂治以大黄甘草汤加味。药用:生大黄(后下)、生甘草、黄芩、党参、炙甘草各 10g,柴胡、半夏各 15g,生姜 4 片,大枣 5 枚。每日 1 剂,水煎服。服药 7 服呕吐止,诸症皆消。[刘思毅(马来西亚),许云姣. 袁红霞运用经方治疗呕吐经验举隅[J]. 山西中医,2013,29(10):5]。

思考:1. 该案立法选方的依据是什么？

　　　　2. 患者呕吐不消化饮食,为何选用攻下之法？本案组方有何特点？

案二. 高某某,男,72 岁,内蒙古海拉尔人,一月前无明显诱因周身皮肤巩膜出现黄染,逐渐加重,同时伴有消瘦,皮肤瘙痒等症状。查:身黄,目黄,小便黄,色如豆油,大便灰白色,右上腹压痛,行磁共振胆胰管造影诊断为壶腹癌;行胰十二指肠切除术。术后第三天排气,但病人出现呃逆,呃呃连声,频繁发作,不能自制,影响睡眠休息。给予针刺足三里、内关等穴,肌注阿托品均无效。病人舌嫩红,脉虚大数。急投橘皮竹茹汤:橘皮 20g,竹茹 15g,生姜 15g,人参 10g,甘草 10g,大枣 10 枚、麦冬 15g、石斛 15g、半夏 10g。每日一剂,第四剂后,病人已无呃逆,睡眠休息较好,精神状态较佳。[赵淑艳,赵德柱. 橘皮竹茹汤治疗梗黄术后呃逆一例[J],黑龙江中医药,2005,(1):26-27]

思考:1. 该病案为何要选用橘皮竹茹汤？

　　　　2. 方中加麦冬、石斛、半夏的意义？

案三. 丁某,男,41 岁。1992 年 11 月 4 日诊。去年入夏以来腹泻黏液较多,反复不止,先认为食滞,用胃苓汤;后诊断为脾虚寒,用理中汤,腹泻仍然不止。诊时面黄,体瘦如柴,精神疲倦,语声无力,粪如鸭溏,伴黏液,便后脱肛。舌淡白,脉虚弱。经纤维结肠镜检查,诊为结肠黏膜重度炎症。此乃脾肾阳虚,收摄失职。治当补益脾肾,涩肠止泻,方拟桃花汤加味主之。药用:赤石脂、粳米各20g,黄芪、白术、茯苓各10g,炮姜、升麻各4g,诃子肉5g。连服5剂,泻止病愈。[张政.经方治疗结肠炎验案举隅 [J].浙江中医杂志,1997,(3):137]。

思考:1. 本案用理中汤为什么无效?

2. 案中用药有何特点?

疮痈肠痈浸淫病脉证并治第十八

学习目的

　　领会张仲景有关外科病证的辨证论治精神,知晓肠痈病基本诊治思路,能正确运用本篇常用经方。

学习要点

　　肠痈病概念及脓未成和脓成证治。

　　重点条文:3、4

　　本篇论述了痈肿、肠痈、金疮、浸淫疮四种疾病的辨证治疗及预后,由于这些疾病都属于外科病范围,所以合为一篇讨论。其中"疮"指金疮,即本书《脏腑经络先后病》篇所言金刃所伤。"痈"指痈肿,为体表痈疡之一。"肠痈"属内痈的一种,指痈肿发生于肠腑之内。"浸淫疮"是一种皮肤病。

　　篇中金疮及浸淫疮有方无证,重点讨论了肠痈的辨证论治,其理法方药至今仍指导着临床实践。

痈 肿 病

一、痈肿初起脉症

　　【原文】諸浮數脉,應當發熱,而反洒淅惡寒,若有痛處,當發其癰。(1)

　　【释义】本条论述痈肿初起的脉症。凡浮数脉象,一般应有发热等表证,若以洒淅恶寒为甚,身体某一局部有固定痛点,此为热毒壅滞,营卫不通之象,即可判断将发痈肿。

　　【辨治与方药点睛】外感病与痈肿初起都常见脉浮数而恶寒,但前者为外邪束表,必恶寒而发热;后者为热毒内郁,必振寒而发热,身体局部当有红肿热痛现象。

二、痈肿辨脓法

　　【原文】師曰:諸癰腫,欲知有膿無膿,以手掩腫上,熱者爲有膿,不熱者爲無膿。(2)

　　【释义】本条论述辨别痈肿有脓无脓的一种方法。凡诊痈肿,欲知其有脓或无脓,可用手掩于痈肿上,若有热感,即为有脓的征象;反之,即为无脓。正如《灵枢·痈痈》所说:"热盛则肉腐,肉腐则为脓。"

【辨治与方药点睛】此条提示了辨痈肿脓成与否时运用切诊的重要性。

【临床应用】在临床上,单凭触及痈肿发热与否作为有脓无脓的诊断是不够的,尚应结合局部其他征象,综合判断,方不致有误。

肠 痈 病

一、脓未成证治

【原文】腸癰者,少腹腫痞,按之即痛如淋,小便自調,時時發熱,自汗出,復惡寒。其脉遲緊者,膿未成,可下之,當有血。脉洪數者,膿已成,不可下也。大黃牡丹湯主之。(4)

大黃牡丹湯方:

大黃四兩　牡丹一兩　桃仁五十個　瓜子半升　芒硝三合

上五味,以水六升,煮取一升,去滓,内芒硝,再煎沸,頓服之,有膿當下;如無膿,當下血。

【释义】本条论述肠痈脓未成的证治。肠痈之病,由于营血瘀结于肠中,经脉不通,故少腹肿痞,按之即疼痛加剧,一如淋病样感觉,少腹拘急,痛引脐中,故而拒按;因病在肠而不在膀胱,故小便正常;正邪相争于里,营卫失调于表,故时时发热、恶寒、自汗出;"其脉迟紧",表明热毒壅聚,营卫瘀结,脓尚未成。此时当急用攻下法,以清热逐瘀,解毒消痈,使脓毒污血从大便泄出,故曰"可下之,当有血"。治用大黄牡丹汤,方中大黄、芒硝荡涤实热,宣通壅滞;牡丹皮、桃仁凉血逐瘀;瓜子(冬瓜仁或栝楼仁均可)排脓消痈。本方中大黄与他药同煎,后下芒硝,并取大黄逐瘀之功。若热盛肉腐,痈脓已成,脉洪数者,则不可下也。

本方与第七篇苇茎汤均属热瘀互结为患,都治内痈,但本方针对肠痈,病位在下;苇茎汤针对肺痈,病位在上。虽两者均以清热解毒,逐瘀消痈为治,但大黄牡丹汤用大黄、芒硝等导邪下出,苇茎汤以清肺泄热为要。提示虽病机有相同之处,但病位不同,用方选药也有所区别。

【辨治与方药点睛】无论内痈(发于肠),还是外痈(发于肌表),脓成与否,其治法不同,故当分辨之。此外,内痈脓未成,应急予泄热逐瘀消痈。

【临床应用】本方主治肠痈热毒蕴蓄,营血瘀结,尚未成脓的里热实证,其主症有少腹肿痞疼痛,按之尤甚,或拒按,发热,时时汗出,或伴恶寒,舌红苔黄,脉数或弦滑或迟紧有力等。可用于符合上述证机的急性阑尾炎、阑尾周围脓肿、盆腔脓肿、急性盆腔炎、肝脓肿、肺脓肿、急性胆囊炎、胰腺炎、腹部手术后引起的粘连性肠梗阻等疾病。

二、脓已成证治

【原文】腸癰之爲病,其身甲錯,腹皮急,按之濡,如腫狀,腹無積聚,身無熱,脉數,此爲腸内有癰膿,薏苡附子敗醬散主之。(3)

薏苡附子敗醬散方:

薏苡仁十分　附子二分　败酱五分

上三味,杵爲末,取方寸匕,以水二升,煎减半,顿服,小便当下。

【释义】本条论述肠痈脓已成的证治。肠痈失治或误治,以致热毒结聚,肉腐化脓,郁遏阳气,其局部表现为腹皮紧张拘急,按之濡软如肿状,此与腹内"积聚"坚硬者不同。由于热毒聚于局部而影响血分,故全身发热不明显而脉数。至于"其身甲错",则为营血内耗,不能营养肌肤所致。治以薏苡附子败酱散,方中重用薏苡仁排脓消痈利肠;败酱清热解毒,祛瘀排脓;轻用附子为佐者,辛散温通,振奋阳气以行滞散结。

 病案分析

张某,男,23岁。腹痛一天,发热呕吐,继则腹痛转入右下腹,经西医诊断为急性化脓性阑尾炎。先后用抗生素等药治疗,疼痛持续不解,且发热呕吐。患者不愿手术而求治于中医。症见面色青黄,神色困惫,右少腹持续疼痛,阵发性加剧,有明显压痛、反跳痛及肌紧张,包块如掌大,畏寒发热,剧痛时四肢冰冷,苔黄有津,脉滑数。体温38.7℃,血中白细胞20×10^9/L。处方:薏苡仁90g,炮附子30g(先煎),败酱草30g。嘱其浓煎顿服。4剂后疼痛大减,呕吐止,体温正常,白细胞下降。继服上方6剂,白细胞总数10000/mm³,右下腹包块不消。再服上方20余剂,包块消失而愈。[唐祖宣.老中医周连三运用温阳法的经验[J].上海中医药杂志,1982(5):5]

按:本案畏寒、四肢冰冷,属于脓毒内盛,阳气不能伸达所致,不可辨为阳虚。虽发病仅一天,但除右下腹痛剧烈外,触及包块,舌黄苔黄,脉滑数,均符合热毒壅盛成脓的特点,故投薏苡附子败酱散显效。因其阳气郁阻较甚,故附子较仲景原书量大,意在加强辛散温通之力,以通阳散结。

【辨治与方药点睛】本方重用薏苡仁,轻用附子,两药比例为5:1,体现本方药性偏于寒凉,与肠痈热毒结聚,痈脓已成的病机相合。

【临床应用】本方适宜于肠痈脓成,热毒不盛,兼阳气不足者,其主症可见少腹痛,或少腹扪及包块,腹皮紧张,但按之濡软,全身不发热,脉略数少力或不数,舌淡红或微红,苔白或淡黄腻等。可用于符合上述证机的慢性阑尾炎、阑尾周围脓肿、肺脓肿、肝脓肿、慢性盆腔炎、卵巢囊肿、输卵管积液、宫外孕包块、真菌性肠炎等病。

金疮病

一、脉症

【原文】问曰:寸口脉浮微而濇,法當亡血,若汗出。設不汗者云何?答曰:若身有瘡,被刀斧所傷,亡血故也。(5)

【释义】本条论述金疮出血的脉症。寸口脉浮微是浮而无力之象,主阳气不足,涩为阴血亏乏;浮微而涩并见,是气血双亏,阴阳俱虚,多见于亡血或多汗之人。假如没有汗出过多病史,但病人身上有创伤,被刀斧等利器所伤而失血,也可导致这种脉象。

【临床应用】临床见到浮而无力兼涩的脉象,除此条所言亡血、耗津外,还可见于亡阳、气耗,但无论何种情况,都提示亏虚较重,才会导致脉涩而不行。治当大力生津、补血、益气、温阳,佐以调津、活血、行气、通阳。

二、证治

（一）血脉瘀阻

【原文】病金疮,王不留行散主之。(6)

王不留行散方①:

王不留行十分(八月八日採) 蒴藋②细葉十分(七月七日採) 桑东南根白皮十分(三月三日採) 甘草十八分 川椒三分(除目及閉口,去汗) 黄芩二分 乾薑二分 芍藥二分 厚朴二分

上九味,桑根皮以上三味燒灰存性,勿令灰過;各別杵篩,合治之爲散,服方寸匕。小瘡即粉之,大瘡但服之,產後亦可服。如風寒,桑東根勿取之。前三物,皆陰乾百日。

【校注】

①王不留行散方:邓珍本原无此方名,据《医统正脉》本补。

②蒴藋(shuò diào):为忍冬科植物蒴藋的全草或根。黄元御《长沙药解》论蒴藋:"味酸微凉,入足厥阴肝经,行血通经,消瘀化凝。"还有接骨草、接骨木、落得打、秧心草、血满草、八棱麻等异名。

【释义】本条论述金疮的治疗。"金疮"是指被刀斧等金属器械所致的创伤,亦属外科疾患。由于经脉肌肤创伤,局部气血瘀滞,故用王不留行散消瘀止血镇痛。通过治疗后,营卫通行,则肌肤得其营养,金疮自能向愈。方中王不留行祛瘀活血,"主金疮,止血逐痛"(《神农本草经》),故为本方主药;蒴藋行血通经,消瘀化凝;桑白皮续绝脉、愈伤口,三味烧灰存性,取入血止血之意;黄芩清热解毒,芍药敛阴养血,活血止痛;川椒、干姜祛风散寒,温通气血,厚朴燥湿利气行滞,三药合用,以防风寒湿浸渍金疮局部;甘草解毒生肌,调和诸药。此方寒温相配,气血兼顾,既可外用,亦可内服。"小疮即粉之",指损伤不大,外敷可也;"大疮"则须内服;"产后亦可服"者,取其行瘀止血,行气活血之功。风寒去桑皮,是嫌其过于寒凉之故。

【辨治与方药点睛】在仲景治瘀诸法中,王不留行散体现了活血以止血的治法,后世如明代缪仲淳、清代唐宗海将活血止血法奉为治疗血证的主要大法,实受王不留行散治法的影响。

【临床应用】王不留行散可用于治疗各种机械创伤导致的皮肉筋脉破损、流血不止或肿痛或术后伤口久不愈合,以及肋间神经痛、肋软骨炎、引产或流产后恶露不尽、慢性盆腔炎等属于瘀血阻滞者。

（二）金疮成脓

【原文】排膿散方:

枳實十六枚 芍藥六分 桔梗二分

上三味,杵爲散,取雞子黄一枚,以藥散與雞黄相等,揉和令相得,飲和服之,日一服。

【释义】本方未列主治证,但方名排脓散,当有排脓之功。观其用药,乃枳实芍药散加桔梗、鸡子黄所成。枳实芍药散主治产后腹痛,方后又云"并主痈脓",可知本方

确能用于各种痈脓之证。方中枳实行气导滞为君，《神农本草经》谓其有"长肌肉"之功；臣以芍药养血活血；佐以桔梗理气排脓；更加鸡子黄益脾养血。全方以理气活血为主，兼可养血生肌。盖气行则血活，血行则脓消；养血则生肌，新肉生则腐肉去。腐去脓消，疮痈自愈。

【临床应用】本方可用于急性化脓性疾病，脓成或将溃或初溃，热毒较盛之证，以局部红、肿、热、痛为特点。

（三）脓毒兼营卫失和

【原文】排膿湯方：

甘草二兩　桔梗三兩　生薑一兩　大棗十枚

上四味，以水三升，煮取一升，溫服五合，日再服。

【释义】本方亦未载主治证，观其用药，乃桔梗汤加生姜、大枣而成。桔梗长于入肺消痰排脓；甘草解毒除热，配合桔梗以奏排脓消肿解毒之效；佐以生姜、大枣调和营卫。四药合用，对于上部痈脓，微有寒热者，较为适宜。

本方与《肺痿肺痈病》篇桔梗汤皆用桔梗、甘草为主药，但桔梗汤主治肺痈"咽干不渴，时出浊唾腥臭，久久吐脓如米粥者"，重用甘草倍于桔梗，除清热排脓外，还强调健脾益气，更适合于脓毒已溃之上部痈脓；而本方桔梗用量大于甘草，侧重消痈排脓，适宜于脓毒初成，兼营卫失和之征。

【临床应用】以上两方，一散一汤，虽未载主治，但均为排脓而设，排脓散以治肠痈、胃痈为主，排脓汤以治肺痈为主。一般化脓性疾病如肺痈、胃痈、肝痈、肠痈、瘰疬溃疡流脓、中耳炎流脓、脐痈流脓及卵巢脓肿，凡属内痈、金疮皆可根据病位选择。唯两方药力较薄，应用时均可适当加入解毒排脓药，其效更显。

浸淫疮病

一、预后

【原文】浸淫瘡^①，從口流向四肢者可治；從四肢流來入口者，不可治。(7)

【校注】

①浸淫疮："浸淫"二字叠韵，渐渍也，渐染也。孙思邈曰："浸淫疮者，浅搔之蔓延长不止，瘙痒者，初如疥，搔之转生汁相连者是也。"

【释义】本条论述浸淫疮的预后。浸淫疮是一种皮肤病，初起形如粟米，范围较小，瘙痒不止，搔破则黄水淋漓，浸渍皮肤，蔓延迅速，浸淫成片，遍及全身，故称为浸淫疮。若该疮从口部向四肢蔓延，是病邪由内向外发散，故易治；如该疮从四肢流向心胸、口部，蔓延发展，是病邪内攻，故病重难治。

【临床应用】临床上判断浸淫疮的预后，不仅要依据疮毒浸淫的内外浅深顺序，还需结合疮面波及范围，局部是否脓溃流溢，是否伴见高热，神志是否清灵，舌脉顺逆等情况综合分析。

二、证治

【原文】浸淫瘡，黄連粉主之。方未见。(8)

【释义】黄连粉方虽未见,但以黄连为主药是无疑的。《素问·至真要大论》云:"诸痛痒疮,皆属于心",本病多由湿热火毒所致,遂以黄连粉泻心火、解热毒、燥湿浊,内服外用皆可,使邪去毒消,疮即可愈。

【临床应用】本方可治疗湿疹、脂溢性皮炎、单纯疱疹、带状疱疹、毛囊炎、疖、丹毒、神经性皮炎、红斑狼疮、口腔炎、牙龈炎、中耳炎、结膜炎等病属湿热火毒炽盛者。

本方强调将黄连研粉,因此外用宜以粉敷患处,切不可以黄连煎水浸泡或外洗患处,若用水剂外洗或浸泡,则分泌物随水四布浸淫,更加扩大病变范围,加重病情。

学习小结

1. 学习内容

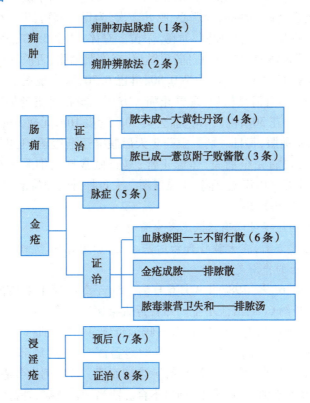

2. 辨病论治特点

本篇对痈肿及肠痈的辨识有两个特点:一是重视对痈肿的局部,或肠痈外应的腹部运用切诊进行诊察;二是重视分辨脓成与否。对于肠痈的治疗,脓未成的里实热证,主张用攻下法,脓已成则不可攻下。

以上四病皆属外科病证,都以痈脓肿毒,营卫郁滞为特点,故篇中对其治疗重视清热解毒,活血消瘀,行气通阳。篇中从切按痈肿局部有热或无热来判断有脓无脓,对后世痈肿的辨证颇有启发。而篇中根据肠痈脓成与否进行辨治,并创制了大黄牡丹汤、薏苡附子败酱散,对后世外科理论和临床实践的发展具有极大的指导意义。

(张 瑞)

复习思考题

A 类题

1. 试述肠痈的概念及分为哪两种证型。

2. 如何辨别痈肿有脓无脓?

B 类题

1. 试比较大黄牡丹汤和薏苡附子败酱散的组成、功效、主治。

2. 排脓散和排脓汤在组成和治疗上有何异同?

读案思考

案一. 马某某,女,43 岁,住院号 200312。主诉:转移性右下腹疼痛 6 小时。现病史:患者午饭后突感上腹部疼痛,伴恶心、呕吐 2 次,为胃内容物,于 3 小时后腹痛转至右下腹,呈持续性疼痛,阵发性加剧,便秘、尿黄。查体:体温 38℃,脉搏 84 次/分,血压 120/80mmHg,痛苦病容,右下腹压痛,反跳痛,轻度肌紧张,舌质红苔黄,脉弦略数。实验室检查:白细胞 15.4×10⁹/L,中性 0.80,淋巴 0.20,尿常规正常。该案例为肠痈病,证属气滞血瘀。治宜清热祛瘀,理气止痛。方用大黄牡丹皮汤加减:大黄(后下) 15g,牡丹皮 10g,金银花 30g,桃仁 10g,蒲公英 30g,青皮 10g,元胡 10g,香附 10g,川楝子 10g,白芍 15g,水煎服,每日一剂。服药 2 天后腹痛逐渐缓解,呕吐止,其余症状亦明显改善。三天后腹痛完全消失,体温正常,复查血常规白细胞 7.4×10⁹/L,中性 0.70,淋巴 0.30,住院一周痊愈出院。[吴彦超.大黄牡丹汤加减治疗肠痈 40 例[J].现代中医药,2005;25(6):26]

思考:1. 从哪些症状可以确诊该患者为肠痈病?

2. 在治疗方面,在大黄牡丹汤的基础上,加用青皮、元胡、香附、川楝子、白芍等药的作用是什么?

案二. 刘某,男,6 岁。1987 年 4 月 6 日诊。87 年 2 月 16 日右脚内踝下方被自行车后轮挤伤,伤口长约 6cm,出血不止。即就近去某医院缝合包扎,一周后换药,见其线结开,创口开裂溃烂,肌注青霉素,内服五味消毒饮、内托生肌散、三七片、复方新诺明,外用磺胺膏等治疗三周余,创口如故,且溃烂益深。刻诊:局部青紫浸肿,创口开裂,脓血外渗,踝关节强直,舌质色淡略黯,脉弦细而涩。该案例为金疮病,证属营血瘀滞,气血不足,故炎症不消,肌肉难生,创口不合。法当和营化瘀,补益气血,消炎生肌。处方:王不留行、桑白皮、赤芍、当归、地榆炭、厚朴各 6g,丹参、煅龙骨、银花、生甘草各 9g,干姜 3g,川椒 1.5g,生黄芪 12g。服 6 剂后,肿消脓血止,嫩肉内生,关节柔和。续服 6 剂,创口平复结痂而愈。[王恒照.王不留行散加味治创口不合[J].四川中医,1989;(10):40]

思考:1. 如何确诊此患者为金疮病营血瘀滞、气血不足证?

2. 该案例中,运用王不留行散加入黄芪的用意是什么?

案三. 吴某,男,33 岁,1985 年 7 月 23 日诊。10 日前,腰部出现红色丘疹,瘙痒,渐延及胸腹背脊等处。我院皮肤科诊断为急性湿疹,经用西药治疗不效。现胸背皮肤轻度潮红,散见红色米粒大小丘疹,腰部密集成片,杂有小水疱。部分丘疹抓破,渗出少量液体并有结痂。口渴口苦,便秘尿黄,舌红苔薄黄,脉细弦数。该案例为浸淫疮病,证属肝胆湿热。治以清热凉血利湿,龙胆泻肝汤加减:龙胆草、连翘、泽泻、生地各15g,黄芩、山栀、大黄(后下)各10g,车前子30g(包),木通6g,甘草4g。外搽三黄洗剂(见后注),连服5剂,皮疹渐退,疹色变浅,但尚见风团样损害。上方加当归、赤芍、牡丹皮、苦参各10g,继服5剂,皮疹消退,改服二妙丸而愈。(注:三黄洗剂为经验方,黄柏、黄芩、大黄、苦参各等分,共研细末。上药10~15g,加入蒸馏水100ml,医用石灰酸1ml,即可。其功用:清热、收涩、止痒。治一切急性皮肤病及疖病,凡有红肿焮痒出水者甚效。)[唐英.龙胆泻肝汤治愈浸淫疮[J].四川中医,1986;(10):51]

思考:1. 如何确诊该患者为浸淫疮?

2. 试述该案例的治疗方法及用药特点。

趺蹶手指臂肿转筋阴狐疝
蚘虫病脉证治第十九

学习目的

了解趺蹶、手指臂肿、转筋、阴狐疝、蚘虫（蛔虫）五种病证，领悟蛔厥病的治疗原则。

学习要点

蛔虫的证治。

重点条文：4、6

　　本篇论述趺蹶、手指臂肿、转筋、阴狐疝、蚘虫（蛔虫）等病证的辨证和治疗，其中以蛔虫病为重点。因这五种病证性质各异，既不便于归类，又不能各自成篇，故在论述杂病之后，合为一篇讨论。

　　趺蹶是指由于太阳经脉受伤，筋脉拘急所致足背强直，行动不便的一种足部疾病。手指臂肿是指因风痰阻滞经络所致手指臂部肿胀、震颤，身体肌肉跳动的病证。转筋，指突然发生筋脉拘挛掣痛的病证，以下肢为多见，甚则牵引小腹作痛，多因湿浊化热，伤及筋脉引起。阴狐疝是一种阴囊偏大偏小，时上时下的病证，多因寒凝肝经所致。蛔虫病是以时常发生腹脐部剧烈疼痛，甚或吐出和便出蛔虫为特征的一种肠道寄生虫病。

趺　蹶　病

　　【原文】師曰：病趺蹶，其人但能前，不能卻，刺腨入二寸，此太陽經傷也。（1）

　　【释义】本条论述趺蹶的证治及成因。趺蹶是一种足背强直，行动不便，只能前行，不能后退的一种足部疾病。"此太阳经伤也"句，应在"刺腨入二寸"之前，为倒装文法，指出趺蹶形成的原因是足太阳经脉受伤，经气不行，筋脉失养。其治疗当针刺足太阳经脉腨部穴位，以调其经气，舒缓筋脉。

　　【临床应用】针刺承山穴治疗腨部疾病，确有很好的疗效。"刺腨入二寸"，不可拘泥。

手指臂肿病

　　【原文】病人常以手指臂腫動，此人身體瞤瞤者，藜蘆甘草湯主之。（2）

236

藜蘆甘草湯方：未見

【释义】本条论述手指臂肿的证治。风胜则动,湿胜则肿,本病以手指臂部肿胀、震颤,身体肌肉跳动为主症,是由风痰阻滞经脉引起。风痰窜于经络,故手指及臂部肿胀、颤动,甚至牵及身体局部肌肉掣动。藜芦甘草汤方虽未见,但从二药的功效推测,藜芦辛寒有毒,能涌吐风痰,甘草能缓解其毒性。合之,使风痰去,其症自解。

【辨治与方药点睛】由本条启示,一些肢体局部肿胀、掣动的病变,可能与风痰阻滞经脉有关。

【临床应用】后世对于此种病证,多用导痰汤或指迷茯苓丸,可参。

转 筋 病

【原文】轉筋之爲病,其人臂腳直,脉上下行,微弦。轉筋入腹者,雞屎白散主之。（3）

雞屎白散方：

雞屎白

上一味,爲散,取方寸匕,以水六合,和,溫服^①。

【校注】

①和,溫服：《肘后方》《外台》均作"煮三沸,顿服之,勿令病者知之"。

【释义】本条论述转筋的证治。转筋,俗称抽筋,是一种四肢筋脉拘挛,牵引作痛的病证,多发于下肢,其转筋之甚者,可从两腿内侧牵引小腹作痛,称为转筋入腹。此由湿浊化热伤阴,筋脉失养所致,故症见臂（上肢）、脚（下肢）强直,不能屈伸,脉微弦,直上下行,失于柔和之象。治用鸡屎白散,利湿清热,舒缓筋脉。鸡屎白微寒泄热,通利小便,导湿邪从下而去。

【临床应用】本方适宜于湿热引起的转筋。可用于符合此病机的老年抽筋症。

阴狐疝气病

【原文】陰狐疝氣者,偏有小大,時時上下,蜘蛛散主之。（4）

蜘蛛散方：

蜘蛛十四枚（熬焦）　桂枝半两

上二味,爲散,取八分一匕,飲和服,日再服。蜜丸亦可。

【释义】本条论述阴狐疝气的证治。阴狐疝气,简称狐疝,是一种阴囊偏大偏小,时上时下的病证。其病常因久立、长途行走或咳嗽劳作而诱发或加重。其轻者仅有坠胀感,重者由阴囊牵引少腹剧痛。以方测之,本证为寒气凝结于厥阴肝经所致。故治以辛温通利,暖肝破结,方用蜘蛛散。蜘蛛善于破结利气,配桂枝辛温,散寒通阳。因本证有轻重、缓急,病急用散,势缓者宜丸,故方后注云：蜜丸亦可。

【临床应用】本方可用于寒气凝结足厥阴肝经的腹股沟斜疝,狐臭及肚脐、腹股沟部出现的异味。

蜘蛛品种多,有的品种有毒,有的品种无毒。运用时,应慎重为宜。近有人提出宜用大黑蜘蛛,不可用花蜘蛛者;也有学者认为当用袋蜘蛛,可供参考。

蛔 虫 病

(一)脉症

【原文】问曰:病腹痛有蟲,其脉何以别之? 師曰:腹中痛,其脉當沉,若弦,反洪大,故有蚘蟲。(5)

【释义】本条论述蛔虫腹痛的脉诊。腹痛是蛔虫病的主要症状。但腹痛可见于多种疾病,须加以鉴别。一般来说,里寒所致的腹痛其脉当沉或弦,今反见洪大而无热象,此乃蛔虫扰动,气机逆乱之象,为诊断蛔虫病的依据之一。

【辨治与方药点睛】仲景以一个"反"字提示,临床脉象与症状不符之时,当详审其因,方不致误。

【临床应用】脉洪大只是蛔虫病的脉象之一,并非蛔虫病皆见洪大脉。如蛔虫病腹痛剧烈时,亦常见脉沉细而伏。蛔虫病的诊断除腹痛外,常可见口吐清涎,眼白睛有蓝色斑点,面部有白斑,睡中龂齿,鼻孔瘙痒,喜嗜异物等。诊断该病的直接依据是在粪便、呕吐物中找到蛔虫卵或成虫。

(二)证治

1. 胃虚蛔动

【原文】蚘蟲之爲病,令人吐涎,心痛,發作有時,毒藥不止,甘草粉蜜湯主之。(6)

甘草粉蜜湯方:

甘草二兩　粉一兩　蜜四兩

上三味,以水三升,先煮甘草,取二升,去滓,内粉蜜,攪令和,煎如薄粥,温服一升,差即止。

【释义】本条论述蛔虫病的证治。吐涎为口吐清水,心痛是指上腹部疼痛。蛔虫窜扰于胃肠,虫动则痛作,虫静则痛止,所以发作有时。毒药不止,是指已用过一般杀虫药而无效,所以改用安蛔和胃之剂,以缓解疼痛,待病势缓和后,再用杀虫药治疗。甘草粉蜜汤中甘草、粉、蜜,皆是甘平安胃之药,服后可以安蛔缓痛。

方中所用之"粉",注家有米粉、铅粉两种不同见解。因铅粉有毒,且方后注云"煎如薄粥",故"粉"当为米粉。

【临床应用】甘草粉蜜汤可治疗蛔虫性腹痛及蛔虫性肠梗阻、胆道蛔虫病。

2. 蛔厥

【原文】蚘厥者,當吐蚘,令^①病者静而復時煩,此爲臟寒,蚘上入膈,故煩。須臾復止,得食而嘔。又煩者,蚘聞食臭出,其人當自吐蚘。(7)

蚘厥者,烏梅丸主之。(8)

烏梅丸方:

烏梅三百個　細辛六兩　乾薑十兩　黄連一斤　當歸四兩　附子六兩(炮)　川椒四兩(去汗)　桂枝六兩　人参　黄蘗各六兩

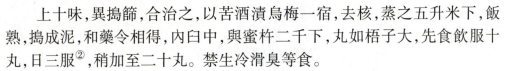

上十味,异捣筛,合治之,以苦酒渍乌梅一宿,去核,蒸之五升米下,饭熟,捣成泥,和药令相得,内臼中,与蜜杵二千下,丸如梧子大,先食饮服十丸,日三服②,稍加至二十丸。禁生冷滑臭等食。

【校注】

①令:《二注》作"今",宜从。

②日三服:邓珍本无"日"字,据《医统正脉》本补。

【释义】此二条论述蛔厥的证治。蛔厥是因蛔虫扰动,腹痛剧烈,以致手足逆冷的病证。由于脏腑寒热错杂,以致蛔虫内动,上扰胸膈,故心烦;窜扰于胃,则吐蛔;蛔虫因寒而动,得温则安,故病者静而复时烦;如得饮食,引动蛔虫,所以得食则呕;因气机被扰,阴阳之气不相顺接,则见手足厥冷。治以乌梅丸寒温并用,杀虫安蛔。蛔有得酸则静,得辛则伏,得苦则安的特性。故方中重用乌梅,醋渍以安蛔止痛;黄连、黄柏清热安蛔;桂枝、附子、干姜、川椒、细辛温脏祛寒,安蛔止痛;人参、当归、蜜补气养血,扶正安脏。

【临床应用】乌梅丸可治疗胆道蛔虫症、蛔虫性肠梗阻、胆汁反流性胃炎、反流性食管炎、慢性结肠炎、胆囊鞭毛虫症、十二指肠壅积症、胆汁性肝硬化继发肝肾综合征、急慢性菌痢、感染性休克、宫颈癌术后呕吐等病属寒热错杂证者。

 病案分析

王某,48 岁,1994 年 8 月 5 日初诊。患者于 1 天前开始右上腹部疼痛,状似钻顶,宛如刀绞,疼痛时发时止,伴有恶心,呕吐黄水,吐蛔 1 条,胃中灼热,嘈杂,呻吟不已。刻诊:面色青黄,右上腹部疼痛拒按,手足厥冷,不欲饮,口臭,舌质紫黯,苔腻,脉沉弦而紧。证属厥阴脏寒,肝胆气机不调,腹中蛔虫上扰,而致阴阳不相顺接之蛔厥证,遵仲景法,以乌梅丸治之。处方:附子 10g,干姜 7g,肉桂 7g,当归 15g,党参 15g,黄连 17g,黄柏 15g,蜀椒 17g,细辛 4g,乌梅 20g。药进 2 剂,疼痛稍减,能忍受;服药 3 剂,疼痛呕吐均止,手足已温,能安然入睡,唯胃中不适,嘈杂,纳谷不香,舌苔白腻稍退。守方加槟榔片 20g,苦楝根皮 15g,续服 2 剂,便蛔虫 20 余条,诸症悉除,随访 2 年未发。[韩玉香,郝会萍 . 乌梅丸临床应用体会[J]. 内蒙古中医药,2000(3):38]

按:此为典型的蛔厥证,用乌梅丸治疗获效明显。据其临床表现,当属西医的胆道蛔虫症。待患者右上腹部疼痛消除后,在乌梅丸的基础上加槟榔、苦楝根皮杀虫驱虫,以祛除病根。药后果然从大便排出蛔虫,其病遂愈。

学习小结

1. **学习内容**

跗蹶——太阳经脉受伤——刺腨（1条）

手指臂肿——风痰阻络——藜芦甘草汤（2条）

转筋——湿浊化热伤阴——鸡屎白散（3条）

阴狐疝气——寒凝肝经——蜘蛛散（4条）

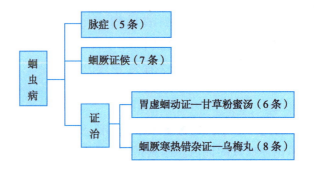

2. 辨病论治特点

本篇将几种不便归类的病证置于内科杂病后论述,既体现了《金匮要略》病种杂多的特点,也反映了第一篇辨脏腑经络病的特点。其中跌蹶属于太阳经脉受伤,手指臂肿是风痰阻滞经络,转筋为湿浊化热伤及筋脉,阴狐疝是寒凝厥阴肝经,四者均为病在经络;但蛔虫病则因蛔虫寄居腑中,并内扰脏腑,故属病在脏腑。

该篇对上述诸病的治疗对后世颇有启迪,如以针刺法治经脉损伤之跌蹶,用祛痰药疗风痰阻滞经络的手指臂肿,借鸡屎白散泄浊舒筋,以蜘蛛散温暖肝经、散结利气,对蛔虫病采取急则治标,在腹痛剧烈时,先安蛔止痛。上述思路与方法都值得认真领悟。

(唐 瑛)

复习思考题

A 类题

1. 简述跌蹶、手指臂肿、转筋的症状特点及病因病机。
2. 简述蛔厥的证治。

B 类题

1. 论述本篇对蛔虫病的辨证论治。
2. 何谓阴狐疝? 此病与《腹满寒疝宿食病》篇的寒疝有何异同?

读 案 思 考

案一. 余某,女,38 岁,农民,市级医院诊断为肾病综合征。近半年,常出现四肢局部肌肉拘挛抽搐,伴发小腹及腰背部疼痛,日趋加剧,昼夜难眠。伴见头晕、失眠、心悸、气短、恶心、纳差、小便量少等症,且面部及下肢浮肿,面色苍黄,舌淡胖边有齿印、苔白厚有津,脉沉弦细,予以鸡屎白散治疗。嘱患者取鸡笼内陈年鸡粪(色白者为佳)适量,置瓦上焙黄,研末,每服 1g,每天早晚各 1 次;生姜、红糖煲水冲服。嘱西药补钙剂继续服用。2 天后二诊:患者治病心切,用量加倍,服药 1 天后,晚上微微出汗,抽筋次数减少,小腹疼病减轻。嘱减去西药钙制剂,继服鸡屎白散。三诊:服用 6 天,肢体拘挛抽筋现象消失,其他症状缓解。半年后随访,慢性肾炎虽未治愈,但肢体抽筋未发。[毛绍芳,刘世恩. 鸡屎白散治验 2 则[J]. 新中医,2003,(1):64]

思考:本案转筋治疗为何用生姜、红糖煲水冲服鸡屎白?

案二. 彭某,男,八岁。患阴狐疝已有六年。阴囊肿大如小鸡蛋,其色不红,肿物时而偏左,时而偏右,患儿夜卧时肿物入于少腹,至白昼活动时肿物坠入阴囊,而且肿物时有疼痛感觉,几年来曾服一般疏肝解郁、利气止痛等治疝气之药,但肿物依然出没无定,未见效果。患儿平素健康,饮食二便如常,余无所苦,舌苔不黄,舌质不红,脉象弦缓。诊断:寒气凝结肝经之阴狐疝。治则:辛温通利、破结止痛。方药:蜘蛛散。大黑蜘蛛(宜选用屋檐上牵大蛛网之大黑蜘蛛,每枚约为大拇指头大小,去其头足,若误用花蜘蛛则恐中毒)六枚,置磁瓦上焙黄,干燥为末,桂枝三钱。上两味共为散,每天用水酒一小杯,一次冲服一钱,连服7天。服药三天后疼痛缓解,七天后阴囊肿大及疼痛消失,阴狐病痊愈,观察一年未见复发。[彭履祥. 蜘蛛散治阴狐疝验案1例. 成都中医学院学报[J],1981,(2):18]

思考:该案为何辨证为寒气凝结肝经?

案三. 患儿郭某某,8 岁,因右上腹阵发性绞痛三天,经用中西药物驱虫止痛无效,于1981 年12 月10 日由其父送我处门诊。见其肢冷,腹痛,呕吐清水,痛时上腹部可摸到不规则包块,痛止时消散,诊为蛔厥证,遂投以乌梅丸方去人参,加雷丸、鹤虱,二剂,嘱其带回煎服。次日,其父又接余出诊,谓服上方后,已下蛔虫,而腹痛不止。诊之,肢冷已除,呕吐好转,唯腹痛不止,但腹部已无不规则包块。遂令其家属买甘草一两,煎水,加米汤、白蜜调匀,徐徐饮服。饮服两小时后,腹痛开始缓解,半天后腹痛停止。[谢鼎苏. 浅谈甘草粉蜜汤的药物与适应症[J]. 湖北中医杂志,1986,(3):47,24]

思考:该案为何已下蛔虫,仍然腹痛?

妇人妊娠病脉证并治第二十

学习目的
领会张仲景有关妇人妊娠病的辨证论治精神,熟悉妇人妊娠病基本诊治思路,掌握该篇常用经方及其使用要点。
学习要点
癥病的治疗、妊娠恶阻、妊娠下血和妊娠腹痛的辨证论治;胞阻概念及证治。
重点条文:2、4、5、6

本篇论述了妇女妊娠期间常见疾病的辨证论治,主要内容有妊娠的诊断、妊娠与癥病的鉴别、妊娠呕吐(恶阻)、妊娠腹痛、妊娠下血、妊娠小便难、妊娠水气等病证的诊断和治疗;其中以妊娠腹痛和下血为论述重点,因为二者直接关系到胎儿的孕育,并可由此导致早产和流产,所以论述较详细具体。本篇还提出了去病安胎养胎的方法。

一、妊娠诊断与恶阻轻证调治

【原文】師曰:婦人得平脉,陰脉小弱,其人渴①,不能食,無寒熱,名妊娠,桂枝湯主之。方見下利中。於法六十日當有此證,設有醫治逆者,卻一月,加吐下者則絕之。(1)

【校注】

①渴:《心典》作"呕"解,亦通。

【释义】本条论述妊娠的诊断及恶阻轻证的调治。凡值生育年龄的已婚妇女,停经以后,出现平和之脉,且尺脉较关脉稍见小弱,并伴呕吐、不能食等症,而无外感寒热之象,这是早期妊娠的表现,后世称为恶阻,属于妊娠期的生理性变化,一般多在12周左右自然消失,此即《素问·腹中论》所说"身有病而无邪脉"。妇人妊娠两个月左右,尺脉多见滑象,即《素问·阴阳别论》所谓"阴搏阳别,谓之有子。"今阴脉小弱,乃胎元初结,经血归胞养胎,胎气未盛,阴血相对不足,故尺脉未滑反见小弱,寸关则见无病平脉。这种妊娠初期的生理变化,可引起体内阴阳气血一时失调。冲脉之气上逆犯胃,胃气上逆故不能食、呕吐。此为妊娠呕吐轻证,治宜桂枝汤调和阴阳,温胃降逆,使脾胃调和,则恶阻可愈。因妊娠反应,多发生在怀孕两月左右,故原文说:"于法六十日当有此证。"本证大多可自行缓解,纵有少数较重者,用药调治,亦可获愈。但是,在此期间如若误治,致使该反应延续至妊娠三个月还未愈,并新增呕吐与腹泻者,则应暂停服药,采用饮食调养为主或随证施治,以绝病根,否则有可能损伤胎气,导致流产,故言:"却一月加吐下者,则绝之。"

【辨治与方药点睛】本条脉象与《素问·平人气象论》"妇人少阴脉动者,妊子也"及《素问·阴阳别论》"阴搏阳别谓之有子"的脉象不同,提示妊娠妇女体质有别、身体状态不同,其脉象可有相应变化。

【临床应用】本方适用于脾胃虚弱,阴阳失调的妊娠呕吐轻证,其主症有妊娠早期不欲食、呕吐、神疲乏力,舌淡红苔白润,脉缓带滑等,符合上述证机的妊娠呕吐、妊娠背冷、妊娠癃闭、乳汁自溢等,可用本方。

二、胎癥鉴别与癥病的治疗

【原文】婦人宿有癥病①,經斷未及三月,而得漏下不止,胎動在臍上者,爲癥痼害。妊娠六月動者,前三月經水利時,胎。下血者,後斷三月,衃②也。所以血不止者,其癥不去故也。當下其癥,桂枝茯苓丸主之。(2)

桂枝茯苓丸方:

桂枝　茯苓　牡丹(去心)　桃仁(去皮尖,熬)　芍藥各等分

上五味,末之,煉蜜和丸,如兔屎大,每日食前服一丸。不知,加至三丸。

【校注】

①癥病:病名。指腹内有瘀阻积块的疾病。

②衃(pēi):一般指色紫而黯的瘀血,又作癥痼的互辞。

【释义】本条论述癥病与妊娠的鉴别及癥病的证治。妇人素有癥病,现停经未及三月,忽又漏下不止,并觉脐上似有胎动,此乃癥病阻碍气机,气行不畅所致,而非胎动。因一般胎动俱在受孕后四个月才出现,且此时部位在脐下,所以说:"为癥痼害。"经停六个月,自觉有胎动,且经停前三月月经正常,此后胞宫又按月逐渐增大,按之柔软不痛者,这才是有胎孕。若前三个月,经水失常,后三个月又停经,胞宫亦未按月长大,复见漏下不止,此乃癥病。今下血不止,是瘀血内阻,血不归经所致。治当化瘀消癥,瘀去血方止。方中桂枝温通血脉,芍药和营调血脉,牡丹皮、桃仁化瘀消癥,茯苓健脾渗湿。瘀积有形,非旦夕可除,用蜜为丸长期服用,并从小剂量开始服,以缓攻其癥,亦示祛邪要注意少伤或不伤胎之意,攻邪而不伤正。

【辨治与方药点睛】本条治法体现了治瘀兼治湿的精神。"素有癥病",为瘀积日久,必致气滞湿阻,故大队活血药中配伍一味茯苓。

【临床应用】本方临床应用非常广泛,凡病机与瘀阻湿滞有关的病证均可使用,如子宫肌瘤、卵巢囊肿、慢性盆腔炎、慢性附件炎、子宫内膜异位证、痛经等病。

三、证治

(一)腹痛

1. 阳虚寒盛

【原文】婦人懷娠六七月,脉弦,發熱,其胎愈脹①,腹痛惡寒者,少腹如扇,所以然者,子臟開故也,當以附子湯溫其臟。方未見。(3)

243

【校注】

①胎愈胀:妊娠后期常常腹胀,称"胎胀","其胎愈胀"指腹胀加重之意。

【释义】本条论述妊娠阳虚寒盛腹痛证治。妊娠六七个月,出现脉弦发热,腹痛恶寒,并自觉胎胀加重,少腹作冷,有如被扇冷风之感,此因阳虚不能温煦胞宫,子宫不能司闭藏之职所致,阳虚阴盛,寒凝气滞,故觉胎胀,弦脉主寒、主痛,故见腹痛恶寒;发热非外感,而是虚阳外浮的假热。故以附子汤温阳散寒,暖宫安胎。原方未见,但后世医家多主张用《伤寒论》附子汤(炮附子二枚,茯苓、芍药各三两,白术四两,人参二两)。

【辨治与方药点睛】附子虽有堕胎之弊,但本证阳虚阴盛,此处用之以扶阳散寒,是去病安胎的方法。实本《素问·六元正气大论》"有故无殒"之旨。

【临床应用】本方适用于阳虚寒盛的妊娠腹痛,其主症为妊娠 6~7 月后,腹痛,伴少腹阵阵作冷、腹胀、畏寒肢冷,舌淡苔白润,脉弦无力或沉迟无力等。可用于具备上述证机的妊娠腹痛、子肿、胎水、先兆流产、习惯性流产、早产等病证。

2. 肝脾失调

【原文】妇人怀妊,腹中㽲痛①,当归芍药散主之(5)

当归芍药散方:

当归三兩　芍藥一斤　茯苓四兩　白术四兩　澤瀉半斤　芎藭半斤一作三兩

上六味,杵爲散,取方寸匕,酒和,日三服。

【校注】

①㽲痛:㽲字读"绞"(jiǎo)或"鸠"时,指腹中急痛;读"朽"时,指绵绵作痛,本条即腹中拘急,绵绵作痛。

【释义】本条论述妊娠肝脾不和腹痛的证治。妇人妊娠后,气血归胞养胎,故可见全身气血相对不足。肝血不足,则血行迟滞;脾气不足,则湿由内生。肝脾不和,湿停血滞,故腹中拘急,绵绵作痛。此外,尚可见小便不利、足跗浮肿、头昏、面唇少华等症。当归芍药散养血调肝,健脾利湿。方中重用芍药养血柔肝,缓急止痛,佐以归、芎调肝和血,更配以茯苓、白术、泽泻健脾利湿,使肝血足而气条达,脾运健而湿邪除,肝脾调和,则诸证自愈。

【辨治与方药点睛】原书《水气病》篇提出妇人病水有血分、水分之不同,但未出方。本证病机为血滞与水湿为患,可供血分、水分选用。

【临床应用】本方适宜于肝脾不调,气郁血滞湿阻导致的妊娠腹痛,其主症有少腹拘急,绵绵作痛,伴头晕、面唇少华、纳少、体倦、小便不利,舌淡苔白润,脉弦细或弦缓等。本方广泛用于妇科、内科、五官科、外科等符合上述证机的诸多病证,如妊娠腹痛、妇人杂病腹痛、痛经、月经前后诸症、胎水肿满等妇科病。

 病案分析

　　王某某,女,45 岁,工人,1995 年 11 月 2 日初诊。患者述近半年每经前周身浮肿,症见周身浮肿,胸胁胀满,头晕乏力,舌淡苔白,边有齿痕,脉弦缓。诊为经行浮肿,证属肝郁脾虚,水湿内停,气滞血阻,拟疏肝健脾,理气活血,利水通经。方用当归芍药散加味:当归 18g,赤芍 12g,川芎 10g,茯苓 15g,白术 12g,泽泻 15g,天仙藤 15g,益母草 15g,泽兰叶 12g,川牛膝 15g。3 剂,水煎服,日 1 剂。二诊:患者述服上方第 2 剂后,月经来潮,诸症减轻,效不更方,继服 3 剂,嘱其每次月经前服上方 3~6 剂,连服 3 个周期,半年后随访,诸症消失,未见复发。[姜云天,龚长根. 当归芍药散临床新用[J]. 中医药研究,1998,14(3):42]

    按:本案辨为肝郁脾虚,水停气滞湿阻,故用当归芍药散,其遣方用药遵仲景原意,并加天仙藤、益母草、泽兰叶、川牛膝,以增化瘀利水之效。

(二)胞阻

【原文】师曰:妇人有漏下[①]者,有半产[②]后,因续下血都不绝者,有妊娠下血者。假令妊娠腹中痛,为胞阻[③],胶艾汤主之。(4)

芎归胶艾汤方:一方加干姜一两。胡洽治妇人胞动,无干姜。

芎䓖　阿胶　甘草各二两　艾叶　当归各三两　芍药四两　干地黄六两[④]

上七味,以水五升,清酒三升,合煮取三升,去滓,内胶令消尽,温服一升,日三服。不差,更作。

【校注】

①漏下:指妇女不在行经期间,阴道流血,量不多,淋漓不止。

②半产:指未足月而流产者,三个月以前为小产,三个月以后为半产。

③胞阻:以妊娠期间下血腹痛为主症。"胞"言其病位,"阻"概其病机,凡冲任亏损、阴血下漏,不能入胞养胎而出现的下血、腹痛称为胞阻或胞漏。

④干地黄六两:邓珍本及赵开美本药后均无剂量,据《二注》补为六两。

【释义】本条论述冲任虚寒所致妇人三种下血的证治。妇人下血之证,常见三种情况:一为经水淋漓不断的漏下;二为半产后下血不止;三为妊娠胞阻下血。妇人此三种下血,病因虽不同,其病机均属冲任脉虚,阴气不能内守。冲为血海,任主胞胎,冲任虚损,不能制约经血,故漏下、月经过多或半产下血不止;冲任不固,胎失所系,故妊娠下血,腹中疼痛。三者均可用胶艾汤调补冲任,固经养血。方中阿胶养血止血,艾叶温经暖宫止血,二药合用调经安胎,为治崩漏之要药;干地黄、芍药、当归、川芎养血和血;甘草调和诸药,清酒以行药力。诸药合用,既和血止血,又暖宫调经,并能安胎。

【辨治与方药点睛】《太平惠民和剂局方》中的补血调经妇科要方四物汤即本方去阿胶、艾叶、甘草衍变而来,故芎归胶艾汤可视为补血剂之祖方。

【临床应用】本方适宜于冲任虚损,血虚兼寒的妇人下血证,其主症为所下之血色浅淡或黯淡、质稀,或伴腹痛,喜温喜按,头晕目眩,肢冷,舌淡,脉细等。可治疗符合上述证机的崩漏、产后恶露不绝、胎漏、胎动不安、滑胎等多种妇科出血病证,涉及宫外孕、先兆流产、习惯性流产等疾病。

(三)恶阻

【原文】妊娠呕吐不止,干姜人参半夏丸主之。(6)

干姜人参半夏丸方:

干姜　人参各一两　半夏二两

上三味,末之,以生姜汁糊为丸,如梧子大,饮服十丸,日三服。

【释义】本条论述恶阻重证的治疗。恶阻本是妇人妊娠常有的反应,多由胃虚气逆所致。但妊娠反应多持续时间不长,一般可不药而愈。本证呕吐不止,为妊娠反应较重,而且持续时间长,一般药物又不易治愈,故宗"有故无殒"之意,用干姜人参半夏丸治疗。以方测证,可知本证病机是胃虚寒饮,浊气上逆,胃失和降。故治以温中补虚,蠲饮降逆。方中干姜温中散寒,人参扶正补虚,半夏、生姜汁蠲饮降逆,和胃止呕。以丸药服之,便于受纳,取和缓补益之效。

【临床应用】本方适用于脾胃虚弱,寒饮上逆的恶阻重证,其主症当有妊娠呕吐不止,频繁剧烈,呕吐物为清水或涎沫,食不下,口淡乏味,舌淡苔白滑等。可治疗符合上述证机的妊娠恶阻以及内科杂病的腹痛、呕吐、痞证、眩晕等病。

(四)小便难

【原文】妊娠小便難,飲食如故,當歸貝母苦參丸主之。(7)

當歸貝母苦參丸方:男子加滑石半两。

當歸　貝母　苦參各四兩

上三味,末之,煉蜜丸如小豆大,飲服三丸,加至十丸。

【释义】本条论述妊娠血虚热郁小便不利证治。妊娠妇女但见小便难而饮食如常,可知其病在下焦,不在中焦。此由怀孕之后,血虚有热,气郁化燥,兼膀胱湿热,气化不利,所以小便难而不爽。故治以当归贝母苦参丸养血开郁,清热除湿。方中当归养血润燥,贝母利气解郁,兼清水之上源,苦参利湿除热。合而用之,俾血得濡养,郁结解除,湿热得清,则小便自能畅利。

【辨治与方药点睛】本方取贝母利气解郁治上焦,配苦参利湿清热治下焦,以治疗妊娠小便难,说明下病可以治上,关键要辨明下病的根源。

【临床应用】本方适宜于血虚气郁,兼膀胱湿热的妊娠小便难,其主症有小便短黄不爽,或尿频、尿急、淋沥涩痛,舌红苔黄,脉细滑数等。可用于符合上述证机的妊娠膀胱炎、妊娠尿潴留、妊娠大便难及急慢性前列腺炎、慢性支气管炎、肾盂肾炎等疾病。

(五)水肿

【原文】妊娠有水氣,身重,小便不利,洒淅恶寒,起即頭眩,葵子茯苓散主之。(8)

葵子茯苓散方:

葵子一斤　茯苓三兩

上二味,杵爲散,飲服方寸匕,日三服,小便利則愈。

【释义】本条论述妊娠水气的证治。妊娠水气即后世所称"子肿"。本证因于胎气影响,膀胱气化被阻,水湿停聚所致。水盛身肿故身重;水停而卫气不行,故洒淅恶寒;水阻清阳,清阳不升即头眩。本病关键是气化不行,小便不利,故以葵子茯苓散利水通阳为治。方中葵子滑利通窍,茯苓淡渗利水,使小便通利而水湿去,阳气自通,诸证遂除,故方后云:"小便利则愈。"

本条与上条都属妊娠期所发生的小便病变,但不同的是:一为"小便难",一为"小便不利";"难"者为不爽;"不利"为不通畅。上条由于血虚热郁气滞,兼膀胱湿热而小便难,故用当归贝母苦参丸养血开郁,清热利湿;本条是由于受胎气影响,气化被阻,小便不利而成水肿,故以葵子茯苓散滑利通窍,利水通阳。

【临床应用】本方适用于水湿内盛,气化受阻的妊娠水肿实证,该法为治标的权宜之法,不宜长期使用。若孕妇素体虚弱或有滑胎史者,则不宜用本方。

(六) 去病养胎

1. 血虚湿热

【原文】婦人妊娠,宜常服當歸散主之。(9)

當歸散方：

　當歸　黃芩　芍藥　芎藭各一斤　白术半斤

　上五味,杵爲散,酒飲服方寸匕,日再服。妊娠常服即易產,胎無疾苦,產後百病悉主之。

【释义】本条论述妊娠血虚湿热的治法。妇人妊娠最重肝脾二脏。肝主藏血,血以养胎;脾主运化,乃气血生化之源。本条即属肝血不足,脾失健运之证。肝血虚气郁而生内热,脾不运而生湿,湿热内阻,可影响胎儿,故用当归散养血健脾,清化湿热。方中当归、芍药、川芎补肝养血以舒血气之源,白术健脾除湿,黄芩坚阴清热。合而用之,使血虚得补,湿热可除,而奏祛病养胎之效。

原文"常服"二字须活看。主要指妊娠而肝脾虚弱兼有湿热者宜常服之,并非妊娠无病常服之药。

对方后"妊娠常服即易产,胎无疾苦。产后百病悉主之",亦应符合肝虚脾弱,血虚湿热病机者。并非产后百病,都可概用当归散。

【辨治与方药点睛】本方用药法,对后世颇有启发。后世将黄芩、白术视为安胎圣药,即源于此。二药是通过健脾,去湿热而发挥祛病安胎作用的,并非为安胎通用之品。

【临床应用】本方适宜于妊娠肝虚脾弱,血虚夹湿热者,其主症可见身体瘦弱,食少体倦,头晕烦热,舌淡苔黄腻,脉弦滑体小等。符合上述证机的胎漏、带下等可酌用之。

2. 脾虚寒湿

【原文】妊娠養胎,白术散主之。(10)

白术散方：見《外臺》。

　白术　芎藭　蜀椒三分(汗)　牡蠣二分①

　上四味,杵爲散,酒服一錢匕,日三服,夜一服。但苦痛,加芍藥;心下毒痛,倍加芎藭;心煩吐痛,不能食飲,加細辛一兩,半夏大者二十枚。服之後,更以醋漿水服之。若嘔,以醋漿水服之;復不解者,小麥汁服之。已後渴者,大麥粥服之。病雖愈,服之勿置。

【校注】

①牡蛎二分：邓珍本无剂量,此据《外台秘要》补入。

【释义】本条论述妊娠脾虚寒湿的治法。由于妇女体质有差异,故妊娠后,会出现寒化或热化的变化。前条是为湿热不化而设,本条则为脾虚寒湿中阻出其治法。脾虚而寒湿中阻,每见脘腹时痛,呕吐清涎,不思饮食,白带时下等症。故治以白术散温中除湿,健脾安胎。方中白术健脾燥湿,川芎和肝疏气,蜀椒温中散寒,牡蛎敛摄固胎。条文中"妊娠养胎"为泛指之词,即通过祛病达到安胎的作用,无病则不需服用。

当归散与白术散均为去病养胎之剂,治法都为调理肝脾,但两者的区别在于:当归散侧重于调补肝血,多用于血虚而湿热不化之证;白术散重点在于温中健脾,多用于寒湿偏盛之证。

【临床应用】白术散只适用于妊娠脾虚而寒湿中阻之人,其主症可见素体脾胃较弱,纳差呕吐,倦怠乏力,脘腹时痛,白带较多,苔白滑,脉缓滑等。可用于妊娠呕吐、便秘等病符合上述证机者。

(七)心火气盛不得小便

【原文】婦人傷胎,懷身腹滿,不得小便,從腰以下重,如有水氣狀,懷身七月,太陰當養不養①,此心氣實,當刺瀉勞宮及關元②,小便微利則愈。見《玉函》。(11)

【校注】

①太阴当养不养:《脉经》、《诸病源候论》、《备急千金要方》均有"妊娠七月,手太阴脉养之"的记载。

②劳宫及关元:穴名。劳宫在手掌中,为手厥阴心包经之荥穴。关元在脐下三寸,为任脉经穴,亦即小肠之募穴。

【释义】本条论述了妊娠伤胎的证治。妊娠七月,正当手太阴肺经养胎之时,但由于心气实而心火旺,肺金为心火所乘,以致太阴当养不养,由此胎失所养,则胎气不顺;肺失通调,则水道不利,所以出现不得小便,从腰以下重,如有水气状等症。治疗用针刺劳宫以泻心气,刺关元以顺胎气,气行则水行,小便通利,则诸症自愈。

【辨治与方药点睛】①后世医家逐月分经养胎之说,实源于此。②对本条针刺劳宫与关元穴,后世争议较大,有谓孕妇禁刺之穴;有谓刺之深浅适度,补泻得宜亦可。总之,非针刺识验精熟者,切莫轻试。

【临床应用】仲景提出刺关元,亦寓"有故无殒"、急则治标之意。

学习小结

1. 学习内容

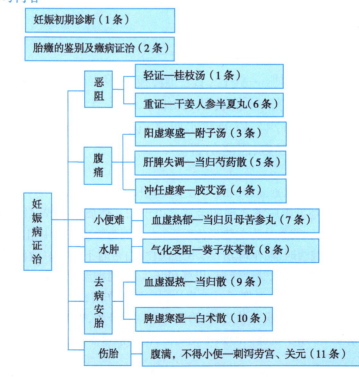

2. 辨病论治特点

仲景在对妊娠病的辨治中,重视肝脾两脏,在治法上突出了肝脾同调,气血并治,水血同治等。如篇中的当归芍药散、当归散、白术散,皆是运用此法的范例,无论是妊娠腹痛,还是去病养胎,仲景都非常重视肝脾。本篇所论去病养胎,是通过防治疾病,以达到养胎安胎的效果。篇中所立当归散、白术散即分别针对血虚兼湿热、脾虚兼寒湿而设。仲景治疗妊娠病还注重气血两端,如以桂枝茯苓丸治癥瘤,胶艾汤治漏下、胞阻,有证有方,有常有变,为后世治疗妇科病重视调理气血奠定了基础。

仲景在本篇治疗用药上实践了《素问·六元正气大论》"有故无殒"的理论。方书认为,凡辛热滑利之品,对妊娠不利,当慎重使用。仲景谨守病机,注意配伍、剂型和服用剂量,在治疗妊娠病时运用附子、干姜、半夏、冬葵子等,作出了示范。

此外,仲景根据妊娠期不同病情,运用适宜的剂型。本篇载方十首而丸散居七,汤居三。为此,徐彬注曰:"盖汤者,荡也。妊娠当以安胎为主,则攻补皆不宜骤,故缓以图之耳。"

本篇对妊娠病的论述条文虽不多,但内容精要,涉及范围较广,不仅为后世妊娠病治疗奠定了基础,而且对研究妊娠病辨证治疗规律具有重要的指导作用。

(赵力维)

复习思考题

A 类题

1. 试述桂枝茯苓丸的适应证及配伍特点。
2. 何谓妊娠腹痛? 篇中所论病因病机有哪些? 其治疗原则是什么?
3. 试述当归芍药散的配伍用药特点。
4. 试述胶艾汤证的主症、病机与治法。
5. 如何鉴别癥与胎?
6. 何谓漏下、半产下血、胞阻? 为什么三者都可用胶艾汤治疗?

B 类题

1. 半夏、附子、干姜被一些医家认为是妊娠禁忌药,仲景为何用于妊娠病?
2. 仲景曰:"妇人妊娠,宜常服当归散"。对"常服"二字宜如何理解?
3. 妊娠下血与癥病下血有何区别?
4. 《金匮》中具有桂枝、茯苓的方剂有哪些? 各主治何病证?
5. 当归散与白术散在主治病证与用药方面有何异同?

读 案 思 考

案一. 患者,女,40 岁,初诊 1999 年 4 月 20 日。患者于 2 年前行人流术,术后 1 周,小腹疼痛伴发热,带下色黄如脓,量多气臭,急至某妇产科医院求治,经检查以盆腔炎收入住院治疗。经治症减轻后出院,因治不彻底,留下后患。2 年来,少腹时时隐痛,经期加重,伴有腰膝酸软,纳食较差,大便时有溏泻。近周来,小腹胀痛下坠,压痛明显,时值经期,经来不畅,伴有血块,故前来诊治。患者疲惫,面色萎黄,舌体偏大黯紫,苔厚腻,脉弦数,时值经期第 2 天,拟用当归 15g、炒白芍 15g、川芎 10g、炙甘草 10g、炒白术 15g、云苓 15g、泽泻 10g、泽兰 10g、桂枝 15g、桃仁 10g、益母草 30g,3 剂。药后经来畅,腹痛减。月经净,少腹仍有压痛,腰膝仍酸软无力,脉弦沉取欠力。予炒白芍15g,当归15g,川芎6g,熟地15g,白术15g,茯苓10g,泽泻10g,川断15g,寄生15g,川楝子10g,炒元胡10g,制香附10g,生麦芽15g,蒲公英20g。嘱服3剂。

3剂服完复诊,自诉:诸证皆消失,并索方以善其后,故处:当归15g,炒白芍15g,川芎10g,炒白术20g,云苓15g,泽泻10g,炙甘草10g,红藤15g,桃仁10g,冬瓜仁15g。后经妇科检查,宫体正常,双侧附件未扪及异常,2年慢性盆腔炎已告痊愈,随访2年未复发。[张锁庆.当归芍药散在妇科炎性腹痛中的运用.中华实用医药杂志[J].2005,(9):21]

思考:本案当辨属何证?其病机是什么?医家在一诊、二诊时运用当归芍药散其加味有何不同?为什么?

案二. 于某某,女,26岁。自然闭经2个月,呕吐便秘半月余,恶心呕吐,日呕吐5~10次不等,吐物黏稠。嗜酸,但不影响进食。大便秘结,五六日不行,勉强如厕偶便出几枚干粪,病者腹中满闷不适,尿少而黄,但无尿道涩痛。舌质红,苔黄略腻,脉濡数。诊断为妊娠呕吐。其证为痰热阻于中焦,胎气上逆,胃失和降而致呕吐,予加味温胆汤2剂,呕吐缓解。唯便秘仍在,腹仍不适,舌质红,黄腻苔已退,脉仍细数。故用当归贝母苦参丸方,重用当归40g,苦参15g,贝母10g,日1剂,分2次服。连服4剂,大便得通,舌红转淡,腹满消失。妊娠至6个月,便秘复作,再投此方3剂,至分娩,便秘未再出现。[高永祥.当归贝母苦参丸的临床应用[J].黑龙江中医药.1991,(1):23]

思考:为何本案便秘用当归贝母苦参丸获效?医家用此方在剂量上有何变通?为什么?

妇人产后病脉证治第二十一

学习目的

领会张仲景有关妇人产后病的辨证论治精神,知晓产后病基本诊治思路,能正确运用本篇常用经方。

学习要点

产后常见三病的概念,产后腹痛、产后中风、产后烦乱呕逆的证治。

重点条文:5、6、9、10、11

本篇论述妇人产后常见病的证治,包括新产后痉、郁冒、大便难三大证;产后腹痛、产后中风、产后下利、产后烦乱呕逆等。篇中涉及的病因病机包括阴虚津亏、血虚里寒、气血不足、瘀阻气滞、外感六淫、饮食劳倦等。在治法上,既不忘产后亡血伤津,气血俱虚的特点,以顾护津液,滋养阴血为总原则,又不避攻祛之法。

一、产后常见三病

(一)成因

【原文】问曰:新产妇人有三病,一者病痉,二者病鬱冒,三者大便難,何謂也?師曰:新産血虚,多汗出,喜中風,故令病痉;亡血復汗,寒多,故令鬱冒;亡津液,胃燥,故大便難。(1)

【释义】本条论述新产妇人常见三病及病机。产后痉病多由于生产时失血过多,筋脉失养,加之气虚不固,汗多腠理空虚,感受风邪,致使筋脉拘急不舒而发,主要表现为肢体痉挛、抽搐。郁冒指郁闷昏冒,症见郁闷、眩晕、昏瞀,或有表证,是由于产后失血,复被发汗,腠理不固,寒邪乘袭,郁闭于外,气逆上冲所致。大便难指大便秘结或排解费力,是因产后失血,津液重伤,肠道失濡所致。

【辨治与方药点睛】此产后三证,病机均与亡血伤津有关,治疗当以养血生津为要。

【临床应用】本条未出治,根据病机,产后痉病多以养血祛风为法,可选四物汤配葛根汤、或配栝楼桂枝汤、或配玉真散加减。郁冒多以养血益气,伍以祛邪为法,可选八珍汤配桂枝汤加减。大便难一般以补血润肠通便为法,用四物汤配五仁丸加减;但若大便数日不解,质地燥硬,脘腹胀满,舌红苔黄干,脉滑数有力,也可用承气汤类方急下以存阴。

此外,产后郁冒应与产后血晕区别。产后血晕指产妇突然出现头晕眼花,不能起坐,或泛恶欲呕,或心下满闷,痰涌气急,甚则神昏口噤不省人事,其病情危急,抢救不及时可导致死亡。

（二）证治

1. 郁冒便难并见

【原文】产妇郁冒，其脉微弱，不能食，大便反坚，但头汗出。所以然者，血虚而厥，厥而必冒。冒家欲解，必大汗出。以血虚下厥，孤阳上出，故头汗出。所以产妇喜汗出者，亡阴血虚，阳气独盛，故当汗出，阴阳乃复。大便坚，呕不能食，小柴胡汤主之。方见呕吐中。（2）

【释义】本条论述产妇郁冒兼大便难的病机和证治。全文可分为三段理解。"产妇郁冒……但头汗出"为第一段，论述产妇郁冒除头眩目瞀、郁闷不舒外，尚伴有脉微弱，呕不能食，大便坚，但头汗出等症状。

"所以然者……阴阳乃复"为第二段，论述产妇汗多的机制。产后亡阴血虚，阳气独盛，故通过汗出损阳，使阴阳平衡，因此，此处汗出乃产后机体自身调节的一个外在表现。今产妇由周身汗出变为"但头汗出"，并见郁冒主症，其病必由感受寒邪（即上条之寒多），使表气郁闭而里气不宣，导致偏盛之阳气上逆，出现郁冒与但头汗出等症，故云"血虚而厥，厥而必冒"、"血虚下厥，孤阳上出，故头汗出"。所以，郁冒欲解，必待外邪去，使表气和而周身汗出，则里气畅而气不上逆，郁冒自愈。故云"冒家欲解，必大汗出"，此"大汗出"是与"但头汗出"相对而言的，实指周身汗出，非大汗淋漓之谓。

"大便坚……小柴胡汤主之"为第三段，论述本病的治疗。表闭里郁，气机上逆，胃失和降则呕不能食；血虚肠燥则大便难；正虚血亏则脉微弱。故治用小柴胡汤扶正达邪，和利枢机，使外邪得去，里气宣通，阴阳调和，诸证悉去。

【辨治与方药点睛】本条阐析了产妇但头汗出与大汗出（实指周身汗出）的不同机制与辨证意义，说明辨治产后病时，应留意其汗出部位及范围。

【临床应用】本方适宜于产后正气不足，外邪乘袭，气机上逆的郁冒，其主症可见头昏目眩，郁闷不舒，但头汗出，呕不能食，大便坚，舌淡红，苔薄白润，脉虚缓等。符合上述证机的产后发热可用本方。

2. 胃肠实热

【原文】病解能食，七八日更發熱者，此爲胃實，大承氣湯主之。方見痉病中。（3）

【释义】本条论述郁冒病解后转为胃实的证治。上证服小柴胡汤后，表和汗出，郁冒得解，不呕能食。但因疾病初愈，未至强盛，新病易起。今新病以大承气汤主之，知其七八日更发热为胃家实之阳明实证。

【辨治与方药点睛】从本证用大承气汤可知，仲景治产后病不拘于补法，重在辨证论治。

【临床应用】大承气汤用于产后，必须具备实热内结胃肠的病机，且能胜任攻下者。其主症应见能食，发热，腹满腹痛拒按，大便秘结，舌红苔黄燥，脉象沉滑有力等"胃实"之状。产后病中运用攻下法，尤须中病即止，不可过用，以免过下伤津耗液。

二、产后腹痛

（一）血虚里寒

【原文】產後腹中疞痛，當歸生姜羊肉湯主之。並治腹中寒疝，虚勞不

足。（4）

当歸生姜羊肉湯方：見寒疝中。

【释义】本条论述产后血虚里寒的腹痛证治。当归生姜羊肉汤具有补虚养血，散寒止痛之功，本证以此方主治，可知其腹痛属血虚里寒。本方尚可异病同治，用于寒疝及虚劳不足。

【临床应用】本方适宜于产后血虚里寒的腹痛，其主症为腹中拘急，绵绵作痛，喜温喜按，舌淡苔薄润，脉弦细或沉细。可用于符合上述证机的痛经、月经后期、月经量少、不孕症等，并可用于血虚有寒之人的食疗方。

（二）气血郁滞

【原文】產後腹痛，煩滿不得臥，枳實芍藥散主之。（5）

枳實芍藥散方：

枳實（燒令黑，勿太過） 芍藥等分

上二味，杵爲散，服方寸匕，日三服，並主癰膿，以麥粥下之。

【释义】本条论述气血郁滞的产后腹痛证治。本条腹痛以烦满不得卧为特点，当属实证，是由气滞血郁所致，且气滞重于积滞，故胀满疼痛较甚，以致难以安卧，或伴恶露量少不畅。治用枳实芍药散行气散结，和血止痛。方中枳实破气散结，炒黑并能行血中之气；芍药和血止痛；大麦粥和胃安中。

"并主痈脓"，意指若气血郁滞日久，郁而化热，邪热炽盛则有血腐酿脓成痈的可能，枳实芍药散能行气活血散结，故可防止成痈化脓。

【辨治与方药点睛】本条与上条对比，病机一虚一实，治法一补一疏，故知产后病应分虚实，而不可泥于温补。

【临床应用】本方适用于产后气血郁滞，且气郁重于血滞之腹痛，其主症为腹部胀满疼痛，多为胀甚于痛，难以安卧，或伴恶露量少，脘痞不食，胸胁满闷等。本方可用于符合上述证机的胃痛、腹痛、痛经、痈疽疔毒等。胃下垂、子宫脱垂、慢性肝炎、慢性胆结石、冠心病心绞痛、淋巴结核等病属于气血郁滞者，亦可酌选本方。

（三）瘀血内结

【原文】師曰：産婦腹痛，法當以枳實芍藥散，假令不愈者，此爲腹中有乾血著臍下，宜下瘀血湯主之。亦主經水不利。（6）

下瘀血湯方：

大黃二兩 桃仁二十枚 䗪蟲二十枚（熬，去足）

上三味，末之，煉蜜和爲四丸，以酒一升，煎一丸，取八合，頓服之，新血下如豚肝。

【释义】本条论述瘀血内结的产后腹痛证治。产后脐下小腹或少腹疼痛拒按，或呈刺痛，恶露紫黯有块，量少不行，甚或恶露不下，曾用枳实芍药散治之不愈，知其是有干血停积，病重药轻，当改用下瘀血汤破血逐瘀。方中大黄荡逐瘀血，桃仁活血化瘀，䗪虫逐瘀破结，三味相合，破血之力颇猛。用蜜为丸，是缓其性而不使骤发，酒煎是取其引入血分。服药后如见恶露下如豚肝，是瘀血下行的验兆。

【辨治与方药点睛】本条蕴含了试探法的治病精神，故先投轻剂枳实芍药散，不效，再改用下瘀血汤，强化逐瘀力度。

【临床应用】本方适宜于瘀血内结导致的产后腹痛,其主症可见少腹刺痛,痛处固定,按之有块或伴恶露不下,舌紫黯或有瘀点瘀斑,脉涩。可用于符合上述证机的产后腹痛、闭经、痛经、经行不畅等,涉及急慢性盆腔炎、附件炎等妇科病。该方还可广泛用于消化、神经、精神、生殖等系统的瘀血病证,如乙型肝炎、肝硬化、溃疡病、肠粘连、精神分裂症、脑卒中后遗症、前列腺增生、畸精症等。

 病案分析

　　高某,女,初诊。病由1年前小产而起。当时有急性盆腔炎,经住院治疗,急性炎症解除,但后遗小腹内有鸭蛋大包块,腰骶酸胀,小腹坠胀痛,白带多,有臭气。月经不调,四五十天一转,量少色黑有紫块,经前腰酸,小腹胀痛更甚,经后略缓解。大便秘结,五七日一解,粪坚如栗,时有低热,经前或便秘,日久则低热更明显。面色萎黄,不耐烦劳,更不能久站,否则腰腹坠胀更甚。脉细弦,按之有力,舌色黯,边多瘀斑,苔薄黄腻。用下瘀血汤合桂枝茯苓丸加味。药选桃仁、炙䗪虫、制大黄、桂枝、茯苓、牡丹皮、赤芍、当归、川楝子、牛膝、醋炒香附、鲜藕。全方重点是活血化瘀。服药至15帖,大便通顺,月经提前来潮,经前腰酸小腹坠胀减轻,经量亦增多,自感下半身轻松。原方加炒三棱、莪术继进。腹中转气,异常舒适,月经又来潮(两次月经都在25天左右),服至第3个月,大便保持通畅,低热亦退,苔化薄白。妇科检查,包块显著缩小,双合诊仅有白果大小。原方去芍药、牡丹皮、牛膝、川楝,加党参、炙甘草、炒生地,兼顾气阴。至第4个月,月经量多色转红,腰酸腹胀全除,改用归芍六君(去白术)加黄芪、桂枝、桃仁、䗪虫、丹参、香附、鲜藕调理巩固,完全恢复正常。[江一平. 中医辨治经验集萃[M]. 北京:人民卫生出版社,1996:640]

　　按:本案起于小产后热入血室,热与血结,瘀阻下焦,日久形成癥积。观其脉细弦有力,舌黯瘀斑,苔薄黄腻,显属邪实有余,故仍宗祛瘀化癥之法,选下瘀血汤治之;其白带量多,舌苔腻,提示尚有湿邪阻内,故合桂枝茯苓丸,经方合用,效验颇彰。

(四)实热瘀结

【原文】產後七八日,無太陽證,少腹堅痛,此惡露不盡,不大便,煩躁發熱,切脉微實,再倍發熱,日晡時煩躁者,不食,食則譫語,至夜即愈,宜大承氣湯主之。熱在裏,結在膀胱①也。方見痓病中。(7)

【校注】

①膀胱:即上条"脐下"的互辞,泛指下腹部,含子宫之意。

【释义】本条论述实热瘀结产后腹痛的证治。产后少腹坚痛,并见恶露不下,无恶寒发热太阳表证,可知属瘀血内结。本可与前条之下瘀血汤攻下瘀血,但其并见不大便,不能食,食则谵语,发热烦躁日晡时尤甚,脉微实,再倍发热之里热实证。不能食,不大便,腹中痛是阳明腑实,腑气不通之故;因日晡为阳明所主,故再倍发热、日晡时烦躁尤甚,说明其阳明里热盛;食则谵语,主里热炽盛,内扰神明;脉微实主邪气盛,正未虚。故知本证为"热在里,结在膀胱"之实热瘀结证,治疗以攻下瘀热为法,可予大承气汤。方中用大黄既能荡涤实热,也可攻逐瘀血。

【辨治与方药点睛】大承气汤在《金匮要略》中先后出现5次,主治热盛动风之痉病、阳明腑实之腹满、宿食积滞于下的实证、实热下利、实热瘀结之腹痛等不同病证,其病证皆属于实,病邪则有热、实、瘀之不同,但均通过因势利导,给邪以去路。体现了"异病同治"的思想。

三、产后中风

(一)太阳中风

【原文】產後風,續之數十日不解,頭微痛,惡寒,時時有熱,心下悶,乾嘔汗出。雖久,陽旦證續在耳,可與陽旦湯。即桂枝湯,方見下利中。(8)

【释义】本条论述产后中风营卫不和的证治。产后体虚,复感风寒外邪,正气虽不能驱邪外出,但邪亦不甚,故持续数十日病尚在表,其头微痛、恶寒、时发热、胸脘闷、干呕、汗出等太阳中风表证仍在,故用桂枝汤解表驱邪,调和营卫。

关于阳旦汤,林亿认为指桂枝汤;喻嘉言认为是桂枝汤加黄芩;魏荔彤认为是桂枝汤加附子;陈念祖认为是桂枝汤增桂加附子;何志雄谓是桂枝汤加芍药、黄芩等,可根据临床情况随证选用。

【辨治与方药点睛】本条治产后病不泥于温补,治表病不拘于日期,而以证为主,有是证则用是药,体现仲景辨证论治中的圆机活法。

【临床应用】本方适宜于产后体虚,风邪外袭,致营卫不和的中风证,其主症有头微痛、恶寒,时时发热,自汗出,心下闷,干呕,舌淡红、苔薄白润,脉浮缓等。本方可用于符合上述证机的产后发热。

(二)阳虚中风

【原文】產後中風,發熱,面正赤,喘而頭痛,竹葉湯主之。(9)

竹葉湯方:

竹葉一把　葛根三兩　防風　桔梗　桂枝　人參　甘草各一兩　附子一枚(炮)　大棗十五枚　生薑五兩

上十味,以水一斗,煮取二升半,分溫三服,溫覆使汗出。頸項強,用大附子一枚,破之如豆大,煎藥揚去沫。嘔者,加半夏半升洗。

【释义】本条论述产后中风兼阳虚的证治。产后正虚,风邪袭表,成正虚邪实之候。其中发热头痛,为中风之征;面赤,气喘,乃元阳不固,虚阳上浮,兼有卫气闭郁,肺气不降之象。另外尚可见恶寒无汗,身疼乏力,四肢欠温,舌质淡红,舌苔薄白,脉浮无力等脉症。治用竹叶汤扶正祛邪,表里同治。方中竹叶、葛根、防风、桔梗、桂枝疏解外邪;其中竹叶《名医别录》云:"主胸中痰热,咳逆止气",此处并有降逆之意;人参、附子温阳益气;甘草、生姜、大枣调和营卫。

【辨治与方药点睛】本条治法明示治产后病祛邪时,勿忘扶正。

【临床应用】本方可治疗产后发热、妊娠发热、产后缺乳、带下等属阳虚血弱,风邪外袭,虚阳浮越者。

四、虚热烦呕

【原文】婦人乳中虛,煩亂嘔逆,安中益氣,竹皮大丸主之。(10)

竹皮大丸方:

生竹茹二分　石膏二分　桂枝一分　甘草七分　白薇一分

上五味,末之,棗肉和丸,彈子大,以飲服一丸,日三夜二服。有熱者,倍白薇;煩喘者,加柏實一分。

【释义】本条论述产后中虚内热,胃失和降的证治。生子曰"乳",乳中虚指新产妇人正气亏虚之病机。以方测证,其虚主要表现为气虚阴血不足。产后血虚阴亏,虚热内扰心神,则心中烦乱;热邪犯胃,胃气失和,则呕逆不安。治用竹皮大丸清热降逆,安中益气。方中重用甘草为君,功能益气安中;与桂枝相配,可辛甘化气;竹茹、石膏清胃热以止呕逆;白薇退虚热;枣肉助甘草健脾益气又养血,亦可调和诸药。

【临床应用】本方适宜于气阴不足,虚热内扰,胃失和降引起的产后心烦、呕逆证,兼见食欲不振,神疲乏力,低热留恋,舌红苔少,脉滑数无力等。可用治符合上述证机的妊娠呕吐、神经性呕吐、病毒性肝炎、急性胃炎、消化性溃疡、反流性食管炎、更年期综合征、癔症等。

五、热利伤阴

【原文】產後下利虛極,白頭翁加甘草阿膠湯主之。(11)

白頭翁加甘草阿膠湯方:

白頭翁二兩　黃連　檗皮　秦皮各三兩　甘草二兩　阿膠二兩

上六味,以水七升,煮取二升半,内膠令消盡,分溫三服。

【释义】本条论述产后热痢伤阴的证治。下痢以白头翁汤为主方,可知其痢由湿热下注所致,其症应以便下脓血,腹痛即便,里急后重,肛门灼热,身热口渴,舌红苔黄为特点;"虚极"主要指产后阴血不足,可见面黄乏力,虚烦不寐,脉象虚数等。治用白头翁加甘草阿胶汤清热利湿,养血和中。方中以白头翁汤清利湿热,阿胶补益阴血,甘草益气和中。

【辨治与方药点睛】本方治再次体现了仲景治产后病因实邪所致者,既不避苦寒清泄以祛邪,又不忘扶正气的攻补兼施精神。

【临床应用】本方适用于湿热下痢兼气血不足者,其主症可见便下脓血,赤多白少,里急后重,肛门灼热,身热口渴,少气神疲,舌红苔黄,脉虚数等。可用于符合上述证机的产后下痢、久痢伤阴或阴虚之体的下痢,以及阿米巴痢疾、急性坏死性肠炎、急性泌尿系感染、宫颈切除后引起的大出血、红斑狼疮、滴虫性肠炎等病证。但临床使用本方时可根据湿热与血虚的轻重调整两类药物的比例。

六、附方

(一)《千金》三物黄芩汤

【原文】治婦人在草蓐[1],自發露得風[2],四肢苦煩熱,頭痛者,與小柴胡湯;頭不痛,但煩者,此湯主之。

黃芩一兩　苦參二兩　乾地黃四兩

上三味,以水八升,煮取二升,溫服一升,多吐下蟲。

【校注】

[1]草蓐:草垫子、草席。这里指产床。古称妇女临产为坐蓐。

[2]发露得风:指产妇分娩时,因产床不洁或产后保养不慎而感受病邪。发:暴露;露:露天,在室外。

【释义】本条论述产后四肢烦热的不同证治。产后四肢苦于烦热,若由少阳枢机不利所致者,宜以小柴胡汤和解少阳,其证并见两侧头痛,往来寒热,胸胁苦满,默默不欲食等。若由于下焦湿热,血虚生热所致者,宜用三物黄芩汤,方中用黄芩、苦参清热燥湿,除烦;重用干地黄,滋养阴血,以兼顾产后。三药合用,既清热燥湿,又滋养阴血。其证还可见带下黄白腥臭,或阴部瘙痒,大便不爽,肛门灼热,虚烦少寐,苔黄少,脉虚数等。

【临床应用】三物黄芩汤是临床治疗阴虚湿热之良方。后世医家常用治阴道炎、急慢性盆腔炎、附件炎、红斑性肢痛、糖尿病、乙肝相关性肾炎、乙肝相关性皮疹等属上述证机者。

(二)《千金》内补当归建中汤

【原文】治婦人產後,虛贏不足,腹中刺痛不止,吸吸^①少氣,或苦少腹中急,摩痛^②引腰背,不能食飲。產後一月,日得服四五劑爲善。令人強壯宜。

當歸四兩　桂枝三兩　芍藥六兩　生薑三兩　甘草二兩　大棗十二枚

上六味,以水一斗,煮取三升,分溫三服,一日令盡。若大虛,加飴糖六兩,湯成內之,於火上暖,令飴消。若去血過多,崩傷內衄不止,加地黃六兩、阿膠二兩,合八味,湯成內阿膠。若無當歸,以芎藭代之;若無生薑,以干薑代之。

【校注】

①吸吸:指忍痛时的"嘶嘶"吸气之声。

②少腹中急,摩痛:即少腹拘急挛痛。

【释义】本条论述产后气血不足腹中疼痛的证治。由于产后虚赢,气血不足,不能煦养,故腹中疼痛,绵绵不已,或为腹中拘急,痛引腰背;脾气亏虚,运化不健,故吸吸少气,不能食饮。当归建中汤即小建中汤加当归,当归功能养肝补血,与小建中汤合用,有建中益气,养血柔肝之效,为产后气血不足,脾胃虚弱之代表方。

本方与黄芪建中汤均为小建中汤加味方,然此方加当归重在补血,彼加黄芪重在补气,故主治迥异。

【临床应用】本方可用治气血不足,脾胃虚弱所致的胃脘痛、腹痛、痛经、不孕等病。

学习小结

1. 学习内容

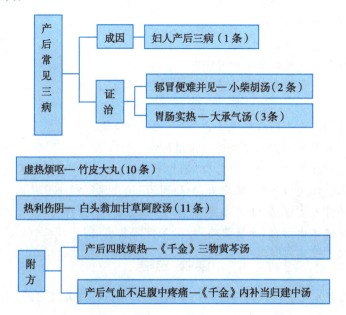

产后常见三病
- 成因 —— 妇人产后三病（1条）
- 证治
  - 郁冒便难并见— 小柴胡汤（2条）
  - 胃肠实热— 大承气汤（3条）

- 虚热烦呕— 竹皮大丸（10条）

- 热利伤阴— 白头翁加甘草阿胶汤（11条）

- 附方
  - 产后四肢烦热—《千金》三物黄芩汤
  - 产后气血不足腹中疼痛—《千金》内补当归建中汤

笔记

2. 辨病论治特点

本篇重点论述了妇人产后常见病的证治。篇中关于产后病的大部分内容都极经典,为后世对产后病发病特点、证治规律的认识奠定了基础。

对于新产妇人,篇中提出:虚,尤其是阴血伤损为其主要病理基础,在此阶段,若失血过多,津液伤损,易致产后痉病、郁冒、大便难三大病证。

对产后腹痛的辨证,仲景特别注重对其腹痛特点和兼症的辨识,如血虚里寒的当归生姜羊肉汤证,其腹痛以腹中拘急,绵绵作痛,喜温喜按为特征;气血郁滞的枳实芍药散证,以小腹胀满疼痛严重,以致不能安卧为特征;瘀血内结的下瘀血汤证,则以脐下小腹或少腹部位坚痛拒按,或呈刺痛为特征;瘀血与阳明实热相兼,以阳明实热为急的大承气汤证,以腹中坚痛,不大便,不能食,食则谵语,发热烦躁日晡时尤甚为突出特征。

对产后病的治疗,本篇既不拘于产后,所以有下瘀血汤攻下瘀血、大承气汤苦寒攻下、白头翁加甘草阿胶汤苦寒清热解毒燥湿;同时,又不忘于产后,所以用小柴胡汤治产后郁冒,桂枝汤治产后中风,竹叶汤在疏风散邪中兼以温阳固脱,白头翁汤加阿胶、甘草;竹皮大丸用石膏时配以甘草(重用)、桂枝等。

本篇所列多种产后病,虽然各自主症不同,病机有别,用方给药各有所选,但其治疗都注重顾护津血,仲景常通过以下几种方法顾护津血:①运用滋养津血之品:如当归生姜羊肉汤中用当归,枳实芍药散和阳旦汤中用芍药,下瘀血汤中用白蜜,竹叶汤、竹皮大丸中用大枣,白头翁加甘草阿胶汤中用阿胶等。②泻热以防热伤津血:如大承气汤急下热结以存阴,竹皮大丸在产后大胆运用石膏等。

(刘清平)

复习思考题

A 类题

1. 本篇提出产后哪三大病证?
2. 形成产后三证的病理基础是什么?
3. 试分析竹叶汤的证治。
4. 本篇产后腹痛有几种证型?
5. 请比较产后腹痛四方证治异同?
6. 枳实芍药散如何体现仲景治疗疾病"顾护脾胃"的特点。

B 类题

1. 仲景认为产后病的病理特点是什么,本篇如何体现?
2. 竹皮大丸是怎样发挥安中益气作用的?
3. 本篇如何体现仲景治疗产后病"不拘于产后,勿忘于产后"的原则?
4. 本篇如何体现仲景"同病异治,异病同治"治疗原则?
5. 本篇治疗产后腹痛,如何体现"分轻重,选方药"的治疗特点?
6. 当归生姜羊肉汤在《金匮要略》中可治疗哪些疾病?

读 案 思 考

案一. 周吉人先生内人,冬月产后,少腹绞痛,诸医称为儿枕之患,去瘀之药,屡投愈重,乃至形羸气馁,腹痛手不可触,痛甚则呕,二便紧急,欲解不畅,且更牵引腰胁俱痛,气短不续,脉象浮大,势颇迫切。急延二医相商,咸议当用峻攻,庶几通则不痛。[谢映庐. 谢映庐医案[M]. 上海:上海科学技术出版社,2010]

　　思考:1. 前医辨证所犯何错?

　　　　　2. 该案当如何辨证选方?

　　案二. 邓某,女,40 岁。分娩四、五日,忽然恶寒发热头痛,其夫以产后不比常人,恐生恶变,急邀余治。患者面赤如妆,大汗淋漓,恶风发热,头痛气喘,语言迟钝,脉象虚浮而弦,舌苔淡白而润,询得口不渴,腹不痛,饮食二便均无变化,已产数胎,皆无病难,向无喘疾,而素体欠强。[湖北省卫生厅. 湖北中医医案选集第一辑[M]. 武汉:湖北省地方国营新生印刷厂,1965]

　　思考:1. 该案当如何辨证?

　　　　　2. 宜选何方?

　　案三. 华某,女,31 岁,1979 年 7 月 10 日来诊,产后 3 个月,哺乳。身热(38.5℃)已 7～8 天,偶有寒栗,头昏乏力,心烦恚躁,呕逆不已,但吐不出。察其舌质红、苔薄,脉虚数。[何任. 金匮方临床医案[J]. 中医学报,2002,27(5):559-560]

　　思考:1. 该案当如何辨证?

　　　　　2. 宜选何方?

妇人杂病脉证并治第二十二

学习目的

了解妇人杂病的特点、范围及发病原因,掌握妇人杂病证治规律及本篇常用经方的临床应用。

学习要点

脏躁、转胞概念;脏躁、梅核气、月经病、妇人杂病腹痛的证治。

重点条文:5、6、9、13

　　本篇论述了妇人杂病的病因病机及证治。妇人杂病指除妊娠病、产后病之外妇人所特有或常见的疾病,涉及内容广泛,主要包括月经病、带下病、梅核气、脏躁、转胞、腹痛、热入血室及前阴疾患等。篇中提出"虚"、"积冷"、"结气"为妇人杂病总的病因病机,"审阴阳、分虚实、行针药"为妇人杂病之治疗总则,在具体治法和剂型方面也较为丰富,包括了汤、散、丸、酒、膏等内服剂型及洗剂、坐药等外治剂型,其理法方药为后世妇科杂病辨证论治奠定了良好基础。

一、成因、证候与治则

　　【原文】婦人之病,因虛、積冷、結氣,爲諸經水斷絕,至有歷年,血寒積結,胞門①寒傷,經絡凝堅。在上嘔吐涎唾,久成肺癰,形體損分。在中盤結,繞臍寒疝;或兩脇疼痛,與臟相連;或結熱中,痛在關元,脉數無瘡,肌若魚鱗,時着男子,非止女身。在下未多,經候不勻,令陰掣痛,少腹惡寒;或引腰脊,下根氣街,氣衝急痛,膝脛疼煩,奄忽眩冒②,狀如厥癲;或有憂慘,悲傷多嗔③,此皆帶下④,非有鬼神。久則羸瘦,脉虛多寒。三十六病,千變萬端;審脉陰陽,虛實緊弦;行其針藥,治危得安;其雖同病,脉各異源;子當辨記,勿謂不然。(8)

　　【校注】

　　①胞门:即子宫,意同《妊娠病》篇之"子脏"。

　　②奄忽眩冒:奄忽,即突然。奄忽眩冒,意突发晕厥。

　　③多嗔(chēn):嗔,即怒;多嗔,意为时常发怒。

　　④带下:此条泛指妇人经带诸病。

　　【释义】本条为妇人杂病的辨治总纲,概论了妇人杂病的病因病机、证候变化及其论治原则。

在生理条件下,妇人应气血充盈,气机调和,血脉通畅,则月事应时而下。若三者之中一有所异,皆能导致经水不调,甚或经水断绝等妇人杂病。因此,虚、积冷、结气为妇人杂病的三个主要原因。其中,"虚"指气血虚少,气虚则不能生血摄血,血少则不足以营养冲任;"积冷"即寒冷久积,多因阳气虚衰,温煦功能减弱,寒邪凝结不散;"结气"乃气机郁结,多由情志刺激所致。以上三大病因所致的"为诸经水断绝"虽仅就月经病而言,然日久必然损耗气血,营卫不畅,因此气滞血凝,其所造成病变可涉及上、中、下三焦。

虚、积冷、结气若影响上、中、下三焦可引起多种疾病,并相互影响。在上焦多涉及于肺,咳吐涎沫,损伤肺络而成肺痈,若日久不愈正气虚衰,则形体消瘦。在中焦则肝脾受病,若素体阳虚则病从寒化,症见两胁疼痛和绕脐疝痛;素体阳旺则病从热化,可见脐下关元穴处疼痛,此为热灼血瘀,不通则痛。瘀血内阻,新血不得外荣肌肤,故见肌肤状如鳞甲、干燥等证候。以上病变男女均可出现,故曰"时着男子,非止女身"。虚、积冷、结气影响下焦则多产生妇女经带诸病,如月经失调,前阴掣痛,或少腹恶寒,甚至牵及腰背;或下连气街,冲气急痛,同时伴有两腿膝胫疼烦等症。虚、冷、结气还可致气机疏泄、条达失常,此而产生眩冒、昏厥癫狂、忧伤恼怒等情志方面的疾患,非鬼神作怪。

妇人杂病虽变化多端,然在辨证时,应详察脉之阴阳,以辨寒热虚实,尤其对病同脉异之证,更应详加审察,审症求因予以针对性治疗;具体治法或施针灸或用汤药,以达转危为安的目的。其总的精神示人治疗杂病要掌握辨证论治的原则,凭脉辨证,脉症合参。

【辨治与方药点睛】①"虚、积冷、结气"虽可影响上、中、下三焦而产生诸多病证,但条文侧重论述其对"在下"妇人杂病的影响,故此三者为辨妇人杂病病因病机之总纲。②妇人杂病变化多端,临证辨治当注意"审阴阳、分虚实、行针药",注重凭脉辨证,脉症合参,这也是治疗杂病要掌握的辨证论治总则。

二、病证辨治

(一)热入血室

1. 辨证和治禁

【原文】婦人傷寒發熱,經水適來,晝日明了,暮則讝語,如見鬼狀者,此爲熱入血室①,治之無犯胃氣及上二焦,必自愈。(2)

【校注】

①热入血室:血室,主要指子宫,并与肝、冲任脉相关。热入血室乃妇女在月经期间感受外邪,邪热与血互结于血室;或虽不在行经期但阳明邪热炽盛、迫血妄行而出现的病证。

【释义】本条论述了热入血室发为谵语的特点及治禁。妇人外感发热过程中适值经期,邪热乘虚内陷,血热相抟于血室,可见谵语如见鬼状之症。血室、夜暮属阴,故谵语发于暮间而昼日明了。此症不同于阳明腑实证之谵语,又非邪犯心包、热扰心神之谵语,故治疗上不可用汗、吐、下之法攻伐胃气及上焦清气。但清其血室之热,其病自愈。

谵语是热入血室的主症之一,当注意与阳明谵语、热陷心包之谵语区别。热入血室之谵语以昼日明了,暮则谵语为特点,其热多往来寒热,治宜清其血室之热;阳明谵语,热在阳明气分,其证发热谵语而不恶寒,日晡剧,至夜愈,治以泄热攻下;热陷心包之谵语每见于高热重病危证中,常伴昏迷,甚至循衣摸床,撮空理线,直视喘促等动风、精竭、气脱之象,临证时当注意辨证,以免误治。

【辨治与方药点睛】条文中"必自愈",并非不药待其自愈,乃因邪热虽入血室,尚未与血相结,此时经水未断,治疗时当注意使邪有出路,随经血外泄则病愈,此亦因势利导的体现。

2. 寒热如疟

【原文】婦人中風,七八日續來寒熱,發作有時,經水適斷,此爲熱入血室,其血必結,故使如瘧狀,發作有時,小柴胡湯主之。方見嘔吐中。(1)

【释义】妇人中风七八日,发热恶寒当夫,仍发热恶寒,且发作有时如疟状,若适值经期,经行中断,则为外邪乘行经血室空虚内陷,与经血互结。其病机属正虚邪结,枢机不利,治当以小柴胡汤清里透外散结,扶正达邪,使枢机得转,血室之热外泄。

【辨治与方药点睛】小柴胡汤是和法的代表方,适用于火郁邪结,正虚邪陷的基本病机,本证热入血室与小柴胡汤证病机相符,故可用本方治疗。方中黄芩与柴胡相配清里透外;黄芩与半夏相配辛开苦降;配人参、甘草、大枣扶正达邪,诸药配伍可达和解的整体要求。

3. 胸胁满如结胸

【原文】婦人中風,發熱惡寒,經水適來,得七八日,熱除脈遲,身涼和,胸脇滿,如結胸①狀,讝語者,此爲熱入血室也。當刺期門②,隨其實而取之。(3)

【校注】

①结胸:指邪气结于胸中出现胸闷、胸痛一类痛证。参见《伤寒论》。

②期门:穴位名。足厥阴肝经之募穴,位于乳头下二肋,当第六肋间隙取之。

【释义】本条论述热入血室,表热已罢的证治。妇人患太阳中风同时,适逢行经,七八日后,症由发热恶寒转至热除身凉,脉由浮转至迟缓,脉症合参,当属表邪已解病愈之象。此时见胸胁满如结胸状及谵语诸症,可知表证虽解然病未愈,邪热乘血室空虚而内陷,与血相结形成热入血室证。血室为肝所主,肝脉络胁布胸,郁热循经,故胸胁满如结胸状,故治疗上当取肝之募穴期门,以泄肝经、血室之郁热,使邪有出路。

4. 下血谵语

【原文】陽明病,下血讝語者,此爲熱入血室,但頭汗出,當刺期門,隨其實而瀉之,濈然汗出者愈。(4)

【释义】本条论述阳明病热入血室的证治。妇人患阳明病虽不逢经期,但由于冲脉隶于阳明,若阳明里热太盛,邪热亦可循经侵入血室,热迫血行致下血;热扰神魂则谵语;热蒸于上,迫津外泄则但头汗出。治疗上仍刺肝之募穴期门以泻其热,刺后经络疏通,正胜邪却,周身汗出则病愈。

【辨治与方药点睛】热入血室应以泻热为主进行治疗,本条热邪虽从阳明而来,但已转入血室,故不治阳明病,仍刺肝之募穴期门以泻血室之热。

以上4条文,皆论热入血室之证,虽见症不同,病情各异,但邪热内陷血室的病机则一,故在治疗上不论针刺或用药,都以泻热为主,和利枢机,扶正达邪,清透兼施为其正治法,不可妄用破血之品或单纯清热凉血之药。

【临床应用】针刺期门或用小柴胡汤均是泻血室之热的具体应用。同时还应根据热入血室的不同表现、症情轻重,分别而治。血未结者可兼以清热凉血。

(二)梅核气

【原文】婦人咽中如有炙臠[①],半夏厚朴湯主之。(5)

半夏厚朴湯方:《千金》作胸滿,心下堅,咽中帖帖,如有炙肉,吐之不出,吞之不下。

半夏一升　厚朴三兩　茯苓四兩　生薑五兩　乾蘇葉二兩

上五味,以水七升,煮取四升,分溫四服,日三夜一服。

【校注】

①炙臠:肉切成块名臠,炙臠即烤肉块。

【释义】本条论述气郁痰凝梅核气的证治。咽中如有炙臠,即咽中阻塞如有异物感,但饮食吞咽无碍,也无疼痛,即后世所称梅核气。半夏厚朴汤方中半夏、厚朴、生姜辛以散结,苦以降逆,茯苓下气化痰降逆;苏叶芳香宣气解郁;诸药合用,开结化痰,顺气降逆。以方测证,病机属痰气交阻上逆于咽喉。本病的形成,多与情志不遂有关,气机不畅,气郁则肺不布津,聚而为痰;或情志抑郁不舒,偶感寒邪,依痰凝聚,上逆于咽喉之间,气与痰搏结而成。故用半夏厚朴汤辛开苦降,解郁化痰,使气顺痰消,则咽中炙臠感可除。

【辨治与方药点睛】本方为痰凝气滞咽喉而设,方中半夏厚朴配苏叶为治痰气互结,气郁不舒的常用组合。

【临床应用】本方适宜于痰气互结于咽喉引起的病证,其主症为咽中如有物梗塞,咯之不出,吞之不下,但饮食吞咽无碍,兼精神抑郁,心烦易怒,失眠,胸闷,善太息等症。本方可用治符合上述证机的慢性咽喉炎、慢性支气管炎、支气管哮喘、急性胃炎、眩晕及神经官能症等。

 病案分析

文某,女,27岁,1978年1月14日初诊。数年来,因家事不睦,患者多愁善郁。近年来觉胸脘满闷,气急痰多,叹息不止。八日前,偶谈起邻村某妇被扼死事,患者颇为痛怜。是夜如神鬼所凭大作。始则神情忿郁而迷惘,自称"扼死妇",仿其语,泣诉其被害经过,继之,做被扼死状而面目青突,伸颈吐舌,喘促声粗,痰声辘辘,顷刻,憋闷昏厥。呼苏后,大叫"胸闷喉紧"。以指探喉,吐出痰涎盏许方安。不发则一如常人,惟胸闷气急痰多而已。如是,入暮骤作,曾诊为脏躁服甘麦大枣汤罔效。诊之,肤胖,面滑多垢,目光呆滞而惶惑,舌质红,苔白浊腻,脉沉滑,诊为气郁痰阻。予半夏厚朴汤加郁金20g,菖蒲、远志各15g,琥珀6g,并作劝解工作。服3剂,如神鬼所凭之发作得止;继服12剂,愁闷痰多等症亦释。后又予六君子汤以巩固之。随访至1990年10月31日,未再发作,精神状态良好。[陈明.金匮名医验案精选·丁德正医案[M].北京:学苑出版社,2000:582]

(三)脏躁

【原文】婦人臟躁,喜悲傷欲哭,象如神靈所作,數欠伸,甘麥大棗湯主之。(6)

 笔记

甘草小麦大棗湯方:

甘草三兩　小麥一升　大棗十枚

上三味,以水六升,煮取三升,溫分三服。亦補脾氣。

【释义】本条论述脏躁证治。脏躁主要表现为精神失常,症如"喜悲伤欲哭",以哭笑无常,喜怒不节,语言不能自主,频作伸欠,神疲乏力等为主症,由于发作无常,故曰"象如神灵所作"。甘麦大枣汤补益心脾,功兼两脏。方中小麦养心安神、甘草大枣甘润补中。以方测证,本病脏阴不足,虚热内扰是其病机关键。

本病与梅核气、百合病均可表现为精神抑郁等情志症状,当注意相鉴别(表22-1)。

表22-1　脏躁、梅核气、百合病鉴别表

鉴别点	脏躁	梅核气	百合病
病机	脏阴不足,虚热内扰	痰气交阻于咽喉	心肺阴虚内热
症状	情志波动不宁,伸欠	咽中如有物梗阻	心神不安,身体失调伴阴虚内热征象
治法	补益心脾	解郁化痰,顺气降逆	养心润肺,滋阴清热
主方	甘麦大枣汤	半夏厚朴汤	百合地黄汤

【辨治与方药点睛】本方虽为平和之剂,但藉甘平以补脾气,甘润以滋脾精,使阴精足则郁火熄,脏不躁而心神有所主,故可治脏阴不足,虚热内扰。

【临床应用】甘麦大枣汤常用于治疗神经、精神疾患属心脾两虚者,如癔症、精神分裂症、神经衰弱、更年期综合征、小儿夜啼、盗汗、厌食等疾病具有本方证病机者。本方常与养阴安神,化痰解郁之方合用,以增强疗效。该方尚可用作大病后气阴两伤的辅助饮食疗法。

(四)月经病

1. 虚寒夹瘀崩漏

【原文】問曰:婦人年五十所,病下利[①]數十日不止,暮即發熱,少腹裏急,腹滿,手掌煩熱,脣口乾燥,何也? 師曰:此病屬帶下。何以故? 曾經半產,瘀血在少腹不去。何以知之? 其證脣口乾燥,故知之,當以溫經湯主之。(9)

溫經湯方:

吳茱萸三兩　當歸　芎藭　芍藥各二兩　人參　桂枝　阿膠　牡丹(去心)　生薑　甘草各二兩　半夏半升　麥門冬一升(去心)

上十二味,以水一斗,煮取三升,分溫三服。亦主婦人少腹寒,久不受胎,兼取崩中去血,或月水來過多,及至期不來。

【校注】

①下利:多数注家认为当是"下血"。

【释义】本条论述妇人冲任虚寒夹瘀致崩漏的证治。妇人年五十所,七七之期任脉虚,太冲脉衰,经水当止。今下血数十日不止,乃属崩漏。崩漏证有虚实,年五十所之妇人加之"曾经半产,瘀血在少腹不去",证属冲任虚寒夹瘀。冲任虚损,气血不畅,瘀血内留,则胞宫失养,故见崩漏下血,并伴少腹里急、腹满,或刺痛、拒按等症。下血数十日不止,耗损阴血,阴血虚则不能济阳,故见暮即发热、手掌烦热等症。瘀血不去则新血不生,阴津不能上承,故见唇口干燥。治用温经汤温养血脉,方中吴茱萸、生姜、桂枝温经散寒,通利血脉;阿胶、川芎、当归、芍药、牡丹皮养血和血行瘀;人参、甘草益气补虚;半夏麦冬润燥相合,养阴和中。诸药合用,能温经散寒,调补冲任,养血行瘀,扶正祛邪,使经寒者得温,气血虚者得补,瘀者得行,则新血自生。本方亦可主治妇人少腹寒、久不受孕,或月经不调属冲任虚寒者。

【辨治与方药点睛】温经汤集温、润、养、散药物于一炉,阴阳兼顾,虚实并治,温经养血而不留瘀,活血散寒而不伤正,故为妇科调经的祖方。

【临床应用】温经汤适宜于冲任虚寒夹有瘀血的月经病,其主症为少腹里急,腹满或疼痛拒按,崩漏不止或月经后期、量少甚或闭经,经期腹痛,并兼有气血不足症状等。常用治功能失调性子宫出血、子宫内膜增生、子宫内膜异位症、痛经、闭经、不孕、习惯性流产、胎动不安以及男子精室虚寒所致的不育症等符合上述证机者。

2. 冲任虚寒漏下

【原文】婦人陷經[①],漏下黑不解,膠姜湯主之。臣億等校諸本無膠姜湯方,想是前妊娠中膠艾湯。(12)

【校注】

①陷经:意指经气下陷,下血不止。

【释义】本条论述妇人陷经的证治。陷经是病名,又概括了病机,其"漏下黑不止"是其主症;经气下陷、气虚不摄为其病机;胶姜汤为其主治之方。以方测证,其漏下色黑,乃因冲任虚寒不能固摄经血所致,故用温经散寒固冲养血止血的胶姜汤主治。胶姜汤药物组成不详,后世多数医家认为系胶艾汤加干姜,林亿等人认为恐是胶艾汤。

胶姜汤证与温经汤证在病机、证候上既有相似之处,又略有不同,鉴别如下(表22-2):

表22-2 胶姜汤证与温经汤证鉴别表

鉴别点	胶姜汤证	温经汤证
病机	冲任虚寒,以虚为主	冲任虚寒,瘀血内停
	经水淋漓,色黯,腹痛喜温	月经紊乱,少腹里急满痛拒按
证候	喜按,兼气血不足证候	唇口干燥,暮即发热
治法	温经养血调补冲任,补虚为主	温经散寒,养血行瘀

3. 瘀血阻络漏下

【原文】寸口脉弦而大,弦則爲減,大則爲芤,減則爲寒,芤則爲虛,寒虛相搏,此名曰革,婦人則半產漏下,旋覆花湯主之。(11)

旋覆花湯方[①]:

【校注】

①该方原载于此,本书已将其移至五脏风寒积聚病篇,故此处删之。

【释义】本条论述半产漏下的脉证机理与治疗。本条原文已见于《血痹虚劳病》

篇,相比之下,句首多"寸口",句末多"旋覆花汤主之",少"男子亡血失精"句,可见本条复列于此,是专为妇人病而设。旋覆花汤乃疏肝通络之剂,在《五脏风寒积聚病》篇中用治肝经气血郁滞之肝着病,根据异病同治的精神,以方测证、以症推理,本方用于妇人半产漏下亦当属气血郁滞之证。本条之脉理,已详见于前,不释。

4. 瘀阻经水不利

【原文】帶下,經水不利,少腹滿痛,經一月再見者,土瓜根散主之。(10)

土瓜根散方:陰癲腫①亦主之。

土瓜根　芍藥　桂枝　䗪蟲各三分

上四味,杵爲散,酒服方寸匕,日三服。

【校注】

①阴癲(tuí)肿:指外阴部有较硬的卵状肿块。《本草纲目·鲮鲤》引《摘玄方》:"妇人阴颓,硬如卵状"。

【释义】本条论述瘀血内阻致经水不利的证治。妇人经行不畅证有虚实,若兼腹部既满且痛,多为气滞血瘀;月经一月两潮,虚实皆可见。本条治用土瓜根散行气通瘀,方中土瓜根苦寒清热,行瘀通经;芍药和营止痛;桂枝温经行血;䗪虫破血攻瘀,加酒以行药势,瘀血去则经水自调。以方测证,当属瘀血内阻之病机,并可伴有少腹按痛,月经量少,色紫有块,舌紫黯,脉涩等脉症。土瓜根散证与温经汤证在病机、证候上既有相似之处,又略有不同,鉴别如表22-3。

表22-3　土瓜根散证与温经汤证鉴别表

鉴别点	土瓜根散证	温经汤证
病机	瘀血内阻,属实	虚寒夹瘀,虚实错杂
症状	经行量少不畅、少腹满痛拒按	月经紊乱,少腹里急满痛拒按,唇口干燥,暮即发热
治法	活血行瘀以调经	温经散寒,养血行瘀

【临床应用】土瓜根散适用于瘀血内阻的月经不调,使经少不畅能通、经一月两潮可调。方中之土瓜根即葫芦科植物王瓜的块根,目前临床很少用,常用丹参、桃仁等代之。临床上常以本方治疗痛经、闭经、月经不调、输卵管不全梗阻、附件炎、盆腔炎等属瘀血内阻的病机者。

5. 瘀热内结经水不利下

【原文】婦人經水不利下,抵當湯主之。亦治男子膀胱滿急,有瘀血者。(14)

抵當湯方:

水蛭三十個(熬)　虻蟲三十個(熬,去翅足)　桃仁二十個(去皮尖)　大黃三兩(酒浸)

上四味,爲末,以水五升,煮取三升,去滓,溫服一升。

【释义】本条论述经闭不行属瘀热内结的证治。原文述证简略,辨证重心在于"经水不利下",也即先由经行不畅进而经闭不行。抵当汤为攻下瘀血峻剂,方中水蛭、虻虫破血攻瘀,大黄、桃仁活血祛瘀。以方测证,本条经水不利下属瘀热内结成实,其症尚有少腹硬满结痛拒按,脉象沉涩等症。故用破血攻瘀抵当汤,瘀血去新血生,其经自行。

抵当汤证与土瓜根散证均属瘀血内阻病机,但同中有异,二者鉴别如表22-4。

表22-4　土瓜根散证与抵当汤证鉴别表

鉴别点	土瓜根散证	抵当汤证
病机	瘀血内阻,病浅	瘀热内结成实,病重
症状	月经不调　少腹满痛	经闭不行,少腹硬满结痛
治法	活血行瘀以调经	拒按,破血攻瘀以通经
组方	土瓜根、桂枝、䗪虫、芍药	水蛭、虻虫、大黄、桃仁

【临床应用】抵当汤适用于瘀热内结、形气俱实的闭经,应用时还当具有某些蓄血的见症。可用治子宫肌瘤、急性盆腔炎、急性附件炎、顽固性痛经等属瘀热内结较重者。本方为破血逐瘀峻剂,应用时注意掌握中病即止,或"不下,更服"。

6. 水血互结少腹满

【原文】婦人少腹滿如敦^①狀,小便微難而不渴,生後^②者,此爲水與血並結在血室也,大黃甘遂湯主之。(13)

大黃甘遂湯方:

大黃四兩　甘遂二兩　阿膠二兩

上三味,以水三升,煮取一升,頓服之,其血當下。

【校注】

①敦(duì):是古代盛食物的器具,上下稍锐,中部肥大。

②生后:即产后。

【释义】本条论述妇人水血并结血室的证治。"妇人少腹满如敦状"为其辨证重心,兼小便微难而口不渴,二者相合,多为有形实邪凝结于下焦。方证并析,可知证属水血结于血室,故以大黄甘遂汤破血逐水,水血兼攻。方中大黄攻瘀,甘遂逐水,阿胶滋阴养血以扶正,诸药合用,使水邪瘀热下泄,则少腹满如敦状可解,且又祛邪不伤正。由于方中大黄、甘遂药性峻猛,多易伤正,虽有阿胶养血护正,但仍不可多用,故方后云:"顿服之"。

大黄甘遂汤与抵当汤皆主治瘀血实证,并见少腹满症,但二者同中有异,鉴别如表22-5。

表22-5　大黄甘遂汤证与抵当汤证鉴别表

鉴别点	大黄甘遂汤证	抵当汤证
病机	水血并结血室	血热瘀结下焦
症状	少腹满如敦状,小便难	经闭不行,小腹硬满,小便自利
治法	破血逐水养血	破血攻瘀通经
组方	大黄、甘遂、阿胶	水蛭、虻虫、大黄、桃仁

267

【辨治与方药点睛】大黄甘遂汤方中大黄、甘遂活血逐水相兼,体现了治血兼治水的辨治思路。

【临床应用】本方适用于水血互结血室之证,其主症为少腹胀满,甚则突起如敦状,小便微难,伴产后恶露量少或闭经等。可用于产后恶露不下、月经不调、癥闭、臌胀、癫狂等符合上述证机的病证,亦可用于附睾瘀积症。

(五)带下病

1. 湿热带下

【原文】婦人經水閉不利,臟堅癖不止①,中有乾血,下白物②,礬石丸主之。(15)

礬石丸方:

礬石三分(燒) 杏仁一分

上二味,末之,煉蜜和丸棗核大,内臟中③,劇者再内之。

【校注】

①脏坚癖不止:指胞宫内有干血坚结不散。

②白物:指白带。

③内脏中:脏指阴道,即指将药物放入阴道中。

【释义】本条论述瘀血内阻,湿热带下的外治法。"脏坚癖不止,中有干血",为干血内阻,积久滞而为湿、郁而为热;湿热下注,腐败可成带下。用矾石丸纳入阴中为坐药,除湿热以止带。方中矾石燥湿清热、敛涩止带,解毒杀虫;杏仁、白蜜滋润以制矾石燥涩之性。润涩相伍,使带下止而不致干涩不适。

【辨治与方药点睛】①本证治法体现了先治卒病,后治痼疾的精神。②本方外用,开创了外治法治带下之先河。

【临床应用】矾石丸为湿热带下的外治方,主要治疗妇科炎症,如宫颈炎,霉菌性、滴虫性阴道炎,属于瘀积兼湿热内蕴者,皆可用之。其主症可见带下多,色黄质稠,或伴臭秽,苔黄腻,脉濡数等。应用时应先将药物用砂布包好,经高温消毒后,方可纳入阴中。如有阴道或宫颈糜烂者,则先宜治其糜烂,暂不宜用本法治疗。

2. 寒湿带下

【原文】蛇床子散方:溫陰中坐藥①。(20)

蛇床子仁

上一味,末之,以白粉②少許,和令相得,如棗大,綿裹内之,自然溫。

【校注】

①坐药:指纳药阴道或肛门中,即现今栓剂。此处指纳药阴道中。

②白粉:一说为铅粉,另一说为米粉。前者燥湿除秽而杀虫;后者可作为外用药的赋形剂。

【释义】本条论述寒湿带下的外治法。从条文"温阴中"及方后云"绵裹内之,自然温"可知,病人自觉阴中寒冷甚至连及后阴。蛇床子散方中蛇床子性温味苦,能暖宫化湿除痒,白粉燥湿除秽杀虫,二药合用具暖宫除湿,杀虫止痒功效;以方测证,可知此由阴寒湿浊之邪凝着下焦所致,当见带下清稀,腰部重坠,阴冷伴瘙痒等症。用蛇床子散为坐药,使药直达病所,以逐阴中寒湿,并能杀虫除痒。

本方与矾石丸为带下阴痒外治方,均能杀虫止痒,现列表鉴别如下(表22-6):

表22-6　矾石丸证与蛇床子散证鉴别表

方证	功用	主症	兼症	病机
矾石丸证	清热燥湿	带下量多,色黄稠浊,有秽臭气	经水闭不利	瘀血内阻,下焦湿热
蛇床子散证	苦温燥湿	带下清稀色白,绵绵不断	阴中冷	下焦阳虚,寒湿凝滞

【临床应用】本方适用于寒湿凝滞下焦的带下病,其主症为带下多,质稀色白,可伴阴冷瘙痒等。可用治宫颈糜烂,滴虫性、霉菌性阴道炎,湿疹,外阴瘙痒症,包皮,龟头念珠菌病等属下焦寒湿证者,尤其对滴虫性阴道炎阴中冷而兼痒者疗效较佳。因铅粉有毒,即使外治寒湿带下,用量亦宜小,时间宜暂。若连续使用,则易中毒;故久用最好去铅粉,而用艾叶暖宫散寒。

(六)腹痛

1. 风冷血滞

【原文】婦人六十二種風,及腹中血氣刺痛,紅藍花酒主之。(16)

紅藍花酒方:疑非仲景方。

紅藍花一兩

上一味,以酒一大升,煎減半,頓服一半。未止,再服。

【释义】本条论述风血相搏,血凝气滞的腹痛证治。妇人六十二种风,泛指一切风邪。风为百病之长,六淫之首,有善行数变、无处不到的特性。若不慎外感风邪,与血气相搏滞于腹中,阻碍气血运行,故见腹中刺痛。此瘀血腹痛,治用红蓝酒活血化瘀,理气止痛。方中红蓝花辛温活血止痛,以酒辛行气血,使血行流畅,风邪得散,通则不痛。

【辨治与方药点睛】本条"腹中刺痛",点明了本证为瘀血疼痛的特点。本证虽风邪为因,而瘀血为其病机,故本方用血药而不用风药,为"治风先治血,血行风自灭"的示范体现。

2. 肝脾失调

【原文】婦人腹中諸疾痛,當歸芍藥散主之。(17)

當歸芍藥散方:见前妊娠中。

【释义】本条论述妇人肝脾不调腹痛的治疗。前妊娠病篇中,仲景曾用当归芍药散主治肝脾不和,气郁血滞湿阻的妊娠腹痛,此言可治妇人腹中诸疾痛,表明妇人腹痛的原因虽与寒热虚实、气滞血瘀有关,但肝脾失调、气血失和较为多见,故以之为治。其证候、方药分析参见《妊娠病》篇第5条。

【辨治与方药点睛】本方既治妊娠腹痛,又治妇人杂病腹痛,体现了仲景治疗妇人腹痛重在调理肝脾的思路。

3. 脾虚营弱

【原文】婦人腹中痛,小建中湯主之。(18)

小建中湯方:见前虚劳中。

【释义】本条论述妇人中焦脾虚腹痛的治疗。本条所论腹痛脉症不全,以方测

笔记

证,并参《血痹虚劳病》第13条,本证病机当属脾虚营弱之证。其证候、方药分析参见《虚劳病》篇第13条。

妇人腹痛,多与气血失和有关,且证有寒热虚实之不同,故治法方药各异。以上3条均为妇人杂病腹痛证治,现列表(表22-7)鉴别如下:

表22-7　妇人杂病腹痛证治鉴别表

病因病机	主症	治法	主方
风冷血滞	腹中刺痛	活血行气	红兰花酒
肝脾失调	腹中诸疾痛	养血柔肝	当归芍药散
气血郁滞湿阻	(小便不利,身微肿)	健脾除湿	
阴阳失调	腹中拘急而痛	建中培土	小建中汤
脾虚营弱	面无华、烦、悸、咽干	和营止痛	

【辨治与方药点睛】小建中汤在本书见于三处,首见于《血痹虚劳病》篇13条,治疗中焦阴阳两虚之虚劳腹痛;次见于《黄疸病》篇第22条,治疗脾虚萎黄;后见于《妇人杂病》篇本条,治妇人中虚腹痛证。三条病虽不同,然阴阳失调,中焦脾虚之病机则一,故均用之,体现了仲景异病同治的精神。

(七)转胞

【原文】问曰:妇人病,饮食如故,烦热不得卧,而反倚息者,何也?师曰:此名转胞①,不得溺也,以胞系了戾②,故致此病,但利小便则愈,宜肾气丸主之。(19)

肾气丸方:

乾地黄八兩　薯蕷四兩　山茱萸四兩　澤瀉三兩　茯苓三兩　牡丹皮三兩　桂枝　附子(炮)各一兩

上八味,末之,炼蜜和丸梧子大,酒下十五丸,加至二十五丸,日再服。

【校注】

①转胞(pāo):病证名,胞同"脬",即膀胱。以小便不通,脐下急痛为主症。

②胞系了戾:了通"缭",戾指扭曲,了戾即纠缠扭曲。胞系了戾即膀胱之系缭绕不顺。

【释义】本条论述妇人转胞的证治。转胞以小便不通,脐下急迫为主症。以方测证,本条的病机为肾气虚,膀胱气化不行。由于病在下焦,中焦无病,故饮食如故;膀胱气化不行故不得尿;小便不利,浊气上逆,肺失宣降,故烦热不得卧而反倚息,治以化气利小便的肾气丸。该方集寒热补泻之药于方中,补阴之虚可以生气,助阳之弱可以化水,阴阳并调,则肾气充,膀胱气化正常,小便不利诸证可解。

转胞的病机较复杂,本条肾气虚,膀胱气化不行仅为其中之一。此外尚有中气下陷、肺虚通调失职、下焦湿热阻滞、妊娠胎气上迫或忍溺入房等均可致本病,而见胞系了戾之小便不利,当审证求因,审因论治。

【辨治与方药点睛】肾气丸在本书中有五处:首见于《中风历节病》篇"脚气上入、少腹不仁";次见于《血痹虚劳病》篇"虚劳腰痛,少腹拘急,小便不利";三见于《消渴小便不利淋病》篇"男子消渴,小便反多,以饮一斗,小便一斗";四见于《痰饮咳嗽病》篇"夫短气有微饮";五见于《妇人杂病》篇之转胞。以上五病,虽症状不同,但病机皆属于肾气虚,气化功能失调,故均可用肾气丸治疗,充分展现了仲景紧扣病机施治的精神。

（八）前阴诸疾

1. 阴疮

【原文】少陰脉滑而數者,陰中即生瘡,陰中蝕瘡爛者,狼牙湯洗之。(21)

狼牙湯方:

狼牙三兩

上一味,以水四升,煮取半升,以綿纏箸如蠶,浸湯瀝陰中,日四遍。

【释义】本条论述妇人前阴疮蚀的外治法。少阴脉候肾,肾主前后二阴,"少阴脉滑数"乃湿热下注,蕴结不散,聚于肾之窍前阴,热盛肉腐,故令前阴中生疮,久则可致热毒腐蚀而糜烂,出现前阴痒痛,浊带淋漓。治用狼牙汤洗涤阴部,目的在于清热燥湿,杀虫止痒。狼牙草味苦辛性寒,有毒,能清热燥湿,以毒攻毒而杀虫,故用之外洗阴部。

矾石丸、蛇床子散、狼牙汤三方均为除湿止带、杀虫止痒之外用方剂,主治妇人带下、前阴疾患,但三者同中有异。矾石丸与狼牙汤均可清热燥湿,主治下焦湿热、妇人湿热带下;蛇床子散苦温燥湿,主治下焦寒湿之证,对于下焦阳虚寒滞及下焦寒湿之阴痒均有效。

【临床应用】狼牙汤中狼牙草市售多缺,后世医家多以狼毒或龙牙草带幼苗的根芽代之。但狼毒有毒,用之宜慎。

此外当注意的是,带下、前阴疾患,若有疮痛溃烂,不可外治坐药,当用洗剂以利清疮排毒,如狼牙汤证便是。

2. 阴吹

【原文】胃氣下泄,陰吹①而正喧②,此穀氣之實也,膏髮煎導之。(22)

膏髮煎方:見黃疸中。

【校注】

①阴吹:指前阴出气,犹如后阴矢气一样。

②正喧:指前阴出气频繁,声响连续不断。

【释义】本条指出阴吹的成因和证治。正常情况下,胃肠中浊气当从后阴排出为矢气,而本条之浊气却从前阴排泄连续不断,故曰"阴吹而正喧"。究其原因,乃"胃气下泄"、"谷气实也";以方测症,本证还当有大便燥结,小便不利之症,证属胃肠燥结兼瘀,故治用猪膏发煎化瘀润肠通便。方中猪膏滋润填精,乱发活血化瘀,使大便通畅,浊气下行,则阴吹可止。

【临床应用】临床上阴吹病并不少见,以生育后的女性多见,症有轻重,临床上当注意辨证论治。若属气虚下陷者,多用补中益气汤加减;若因痰饮所致,可用《温病条辨》橘半桂苓枳姜汤主治;对于胃肠燥结兼瘀之阴吹,用猪膏发煎化瘀润肠通便,使浊气下泄归于肠道,则阴吹可愈。猪膏发煎还可治疗胃肠燥结的萎黄证。

（九）其他病变

1. 饮证误下成痞辨治

【原文】婦人吐涎沫,醫反下之,心下即痞,當先治其吐涎沫,小青龍湯主之。涎沫止,乃治痞,瀉心湯主之。（7）

小青龍湯方:見痰飲中。

瀉心湯方:見驚悸中。

【释义】本条论述妇人上焦寒饮误下成痞的先后治疗。吐涎沫者,多见上焦寒饮,治当温化寒饮。若误用下法,以致损伤中阳,寒饮内陷可成心下痞证,此与《伤寒论》误下成痞机理相同。虽经误下,若仍吐涎沫且证属上焦寒饮,可用小青龙汤温散寒饮。待寒饮解除,或咳喘、吐涎沫止后,可根据辨证,选用泻心汤以治其心下痞满证,其辨治思路与《伤寒论》表解乃可攻痞相同。

2. 疳虫蚀齿

【原文】小兒疳蟲蝕齒方:疑非仲景方。（23）

雄黃　葶藶

上二味,末之,取臘日豬脂鎔,以槐枝綿裹頭四五枚,點藥烙之。

【释义】本条林亿等疑非仲景方,但《金匮玉函要略辑义》曰:"玉函经第八卷末亦载小儿药三方,盖另有幼科书而亡佚者,此类岂其遗耶";程云来也认为此方可能是仲景《口齿论》错简于此,二说均有参考价值。临床上此方可治疗小儿疳热生虫,牙龈糜烂,或牙齿蛀蚀之口齿疾患,方中雄黄、葶苈、猪脂、槐枝行气活血,消肿杀虫;用油脂初溶,乘热烙其局部,有杀虫蚀虫之功。

学习小结

1. 学习内容

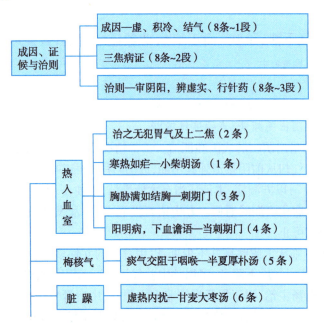

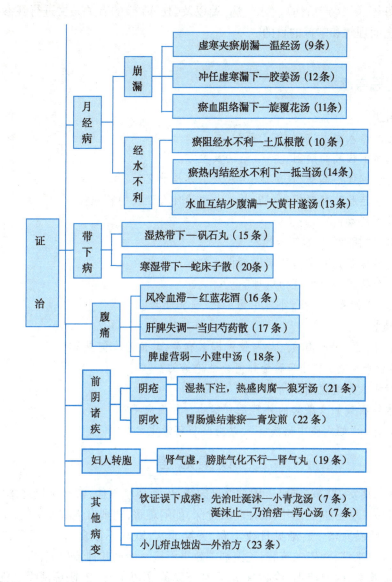

2. 辨病论治特点

本篇概论了妇人杂病的病因证治,同时论述了妇人常见的月经病、带下病、梅核气、脏躁、热入血室、转胞、腹痛、阴疮及阴吹的证治。

篇中提出妇人之病"因虚、积冷、结气"为妇科杂病的病因病机总纲,认为妇科病与内科病可相互影响,阐明了脉症合参,既病早治,针药结合的论治原则。

本篇对妇人经带诸疾作了较为详尽的论述,尤其重点论述了月经病的证治,并将梅核气、脏躁、转胞、腹痛等非女性独有病证列入其中。篇中所用的红蓝花酒、当归芍药散、小建中汤、大黄甘遂汤,或调血气,或调肝脾,或建中补脾,或水血同治,无不表明,仲景治妇人病注重调理气血、调理肝脾、调治水血的辨治思路。

本篇在治疗方法上最为丰富多样,既有汤、丸、散、酒的内服型剂,亦有洗、坐等外用剂型及针刺法,均给后人以很大的启发。

总之,本篇虽然论述妇人胎产以外的疾患,但妇人诸疾可相互影响,故在学习本篇时应与《妊娠病》《产后病》《水气病》篇以及《伤寒论》的有关条文进行互参,融会贯通,以达全面理解和掌握的目的。

（王苹）

复习思考题

A 类题

1. 何谓热入血室,应如何治疗?

2. 试述梅核气的病因、主症、治法及主方。

3. 何谓脏躁? 其病因、主症、治法及主方是什么?

4. 何谓转胞? 其病机如何? 肾气丸主治什么证候的转胞?

5. 带下病如何辨治?

6. 何谓"阴吹"? 如何治疗?

7. 怎样理解妇人杂病的病因病机总纲? 试分析之。

8. 试分析温经汤的证治机理。

9. 试析"妇人腹中痛,小建中汤主之"证治机理。

B 类题

1. 脏躁、百合病、梅核气均与情志因素有关,其证治有何异同?

2. 《金匮要略》中月经病是如何分证论治的?

3. 对妇人杂病腹痛如何辨治?

4. 本篇所载妇人杂病的外治法有哪些? 如何应用?

5. 为什么"妇人腹中诸疾痛",以当归芍药散主之?

读 案 思 考

案一. 某女,22 岁,未婚。因被继母虐待,生活环境不佳,常有厌世之念。现虽离家在某机械厂学习机工,但因既往刺激过深,郁闷难解,初则自觉胸闷嗳气,头痛健忘,心悸肉瞤,性躁易怒。后渐见日夜不寐,哭笑非常,默默不欲食,言语错乱,首尾不相应,服西药鲁米那、六硫二苯胺、三溴剂等效果不显。诊见其神情如痴,言语不整,时作太息,时而欢笑,时又流泪,诊脉弦劲,舌红苔薄黄,津少口干,有阴虚液少之象,乃断为"癔症"。即用:生甘草 15g,小麦 120g,大枣 250g,浓煎,去甘草啖食。2 剂后,即感精神清爽,5 剂恢复正常,10 剂痊愈,照常工作。2 个月后复诊,因工作紧张,睡眠减少,略感头痛,健忘,心悸肉瞤,仍处原方轻剂量(甘草 12g,小麦 90g,大枣 120g)10 剂。服后痊愈,迄今未复发。[吕志杰．张仲景方剂学［M］．北京:中国医药科技出版社,2005:358]

思考:1. 该案病因病机有何特点?

2. 医家运用甘麦大枣汤时,其方药剂量有何变化? 为什么?

案二. 周某某,女,51 岁,河北滦县人,1960 年 5 月 7 日初诊。患者已停经三年,于半年前偶见漏下,未予治疗,一个月后,病情加重,经水淋漓不断,经色浅,夹有血块,时见少腹疼痛。经唐山市某某医院诊为"功能失调性子宫出血",经注射止血针,服用止血药,虽止血数日,但少腹胀满时痛,且停药后复漏下不止。又服中药数十剂,亦罔效,身体日渐消瘦,遂来京诊治。诊见面色㿠白,五心烦热,午后潮热,口干咽燥,大便秘结。七年前曾小产一次,舌质淡红,苔薄白,脉细涩。证属冲任虚损,瘀血内停。治以温补冲任,养血祛瘀,投以温经汤:吴茱萸 9g,当归 9g,川芎 6g,白芍 12g,党参 9g,桂枝 6g,阿胶 9g(烊化),生姜 6g,牡丹皮 6g,炙甘草 6g,半夏 6g,麦冬 9g。

服药 7 剂,漏下及午后潮热减轻,继服上方,随证稍有加减。服 20 剂后,五心烦热、口干咽燥等症大为减轻,然而漏下忽见加重,夹有黑紫血块,血色深浅不一,腹满时轻时重,脉沉缓。继服原方 6 剂,隔日 1 剂。药后连续下血块五日,之后下血渐少,血块已无。腹胀痛基本消失。又服原方 5 剂,隔日服。药后下血渐少,血块已无。腹胀痛基本消失。又服原方 5 剂,隔日服。药后下血停止,唯尚有便秘,但亦较前好转,以麻仁润肠丸调理两周而愈。追访十年,未见复发。[陈明. 金匮名医验案精选[M]. 北京:学苑出版社,2000:591]

思考:1. 请概括本案选用温经汤的依据。

　　　2. 治疗期间漏下似乎加重,并见黑紫血块,为何医家不易方,仍用温经汤?

附　录

杂疗方第二十三

退五臟虛熱四時加減柴胡飲子方

冬三月加柴胡八分　白术八分　陳皮五分　大腹檳榔四枚,并皮子用　生薑五分　桔梗七分

春三月加枳實　減白术共六味

夏三月加生薑三分　枳實五分　甘草三分,共八味

秋三月加陳皮三分,共六味

上各㕮咀,分爲三貼,一貼以水三升,煮取二升,分溫三服。如人行四五裏進一服。如四體壅,添甘草少許,每貼分作三小貼,每小貼以水一升,煮取七合,溫服,再合滓爲另一服,重煮,都成四服。疑非仲景方。

長服訶梨勒丸方疑非仲景方

訶梨勒煨　陳皮　厚朴各三兩

上三味,末之,煉蜜丸如梧子大,酒飲服二十丸,加至三十丸。

三物備急丸方見《千金方》,司空裴秀爲散用亦可。先和成汁,乃傾口中,令從齒間得入,至良驗。

大黃一兩　乾薑一兩　巴豆一兩,去皮、心,熬,外研如脂

上藥各須精新,先搗大黃、乾薑爲末,研巴豆,内中,合治一千杵,用爲散,蜜和丸亦佳,密器中貯之,莫令歇。主心腹諸卒暴百病。若中惡客忤,心腹脹滿,卒痛如錐刺,氣急口噤,停尸卒死者,以暖水若酒,服大豆許三四丸,或不下,捧頭起,灌令下咽,須臾當差。如未差,更與三丸,當腹中鳴,即吐下,便差。若口噤,亦須折齒灌之。

治傷寒,令愈不復,紫石寒食散方見《千金翼》

紫石英　白石英　赤石脂　鐘乳碓煉　栝樓根　防風　桔梗　文蛤　鬼臼各十分　太一餘糧十分,燒　乾薑　附子炮,去皮　桂枝去皮,各四分

上十三味,杵爲散,酒服方寸匕。

救卒死方

薤搗汁,灌鼻中。

又方:

雄雞冠割取血,管吹内鼻中。

豬脂如雞子大,苦酒一升,煮沸,灌喉中。

雞肝及血塗面上,以灰圍四旁,立起。

大豆二七粒,以雞子白並酒和,盡以吞之。

救卒死而壯熱者方

礜石半斤,以水一斗半,煮消,以漬脚,令沒踝。

救卒死而目閉者方

騎牛臨面,搗薤汁灌耳中,吹皂莢末鼻中,立效。

救卒死而張口反折者方

灸手足兩爪後十四壯了,飲以五毒諸膏散。有巴豆者。

救卒死而四肢不收失便者方

馬屎一升,水三斗,煮取二斗以洗之。又取牛洞稀糞也一升,溫酒灌口中,灸心下一寸,臍上三寸、臍下四寸,各一百壯,差。

救小兒卒死而吐利,不知是何病方

狗屎一丸,絞取汁,以灌之。無濕者,水煮乾者取汁。

治尸蹶方　尸蹶脉動而無氣,氣閉不通,故靜而死也。治方脉證見上卷

菖蒲屑,內鼻兩孔中,吹之。令人以桂屑着舌下。

又方:

剔取左角髮方寸,燒末,酒和,灌令入喉,立起。

救卒死、客忤死,還魂湯主之方

《千金方》云:主卒忤鬼擊飛尸,諸奄忽氣絕無復覺,或已無脉,口噤拗不開,去齒下湯。湯下口不下者,分病人髮左右,捉搒肩引之。藥下,復增取一升,須臾立甦。

麻黃三兩,去節。一方四兩　杏仁去皮尖,七十個　甘草一兩,炙　《千金》用桂心二兩

上三味,以水八升,煮取三升,去滓,分令咽之。通治諸感忤。

又方:

韭根一把　烏梅二七個　吳茱萸半升,炒

上三味,以水一斗,煮之。以病人櫛內中,三沸,櫛浮者生,沉者死。煮取三升,去滓,分飲之。

救自縊死方　救自縊死,旦至暮,雖已冷,必可治。暮至旦,小難也。恐此當言陰氣盛故也。然夏時夜短於晝,又熱,猶應可治。又云:心下若微溫者,一日以上,猶有可治之方。

徐徐抱解,不得截繩,上下安被臥之。一人以脚踏其兩肩,手少挽其髮,常弦弦勿縱之。一人以手按據胸上,數動之。一人摩捋臂脛,屈伸之。若已僵,但漸漸強屈之,并按其腹。如此一炊頃,氣從口出,呼吸眼開,而猶引按莫置,亦勿苦勞之。須臾,可少桂湯及粥清含與之,令濡喉,漸漸能咽,及稍止。若向令兩人以管吹其兩耳,罙好。此法最善,無不活也。

療中暍方　凡中暍死,不可使得冷,得冷便死,療之方

屈草帶,繞暍人臍,使三兩人溺其中,令溫。亦可用熱泥和屈草,亦可扣瓦椀底,按及車缸,以着暍人,取令溺,須得流去。此謂道路窮,卒無湯,當令溺其中,欲使多人溺,取令溫。若有湯便可與之,不可泥及車缸,恐此物冷。暍既在夏月,得熱泥土,暖車缸,亦可用也。

救溺死方

取竈中灰兩石餘,以埋人,從頭至足。水出七孔,即活。

上療自縊、溺、暍之法,并出自張仲景爲之。其意殊絕,殆非常情所及,本草所能關,實救人之大術矣。傷寒家數有暍病,非此遇熱之暍。見《外臺》、《肘後》目。

治馬墜及一切筋骨損方見《肘後方》。

大黃一兩,切,浸,湯成下　緋帛如手大,燒灰　亂髮如雞子大,燒灰用　久用炊單布一尺,燒灰
敗蒲一握,三寸　桃仁四十九個,去皮尖,熬　甘草如中指節,炙,剉

上七味,以童子小便量多少煎湯成,内酒一大盞,次下大黃,去滓,分溫三服。先剉敗蒲
席半領,煎湯浴,衣被蓋覆,斯須通利數行,痛楚立差。利及浴水赤,勿怪,即瘀血也。

禽兽鱼虫禁忌并治第二十四

凡飲食滋味,以養於生,食之有妨,反能爲害。自非服藥煉液,焉能不飲食乎？切見時
人,不閑調攝,疾疢競起,若不因食而生,苟全其生,須知切忌者矣。所食之味,有與病相宜,
有與身爲害,若得宜則益體,害則成疾,以此致危,例皆難療。凡煮藥飲汁,以解毒者,雖云救
急,不可熱飲,諸毒病得熱更甚,宜冷飲之。

肝病禁辛,心病禁鹹,脾病禁酸,肺病禁苦,腎病禁甘。春不食肝,夏不食心,秋不食肺,
冬不食腎,四季不食脾。辨曰：春不食肝者,爲肝氣王,脾氣敗,若食肝,則又補肝,脾氣敗尤
甚,不可救。又肝王之時,不可以死氣入肝,恐傷魂也。若非王時即虛,以補肝之佳,餘臟
准此。

凡肝臟,自不可輕噉,自死者彌甚。

凡心皆爲神識所舍,勿食之,使人來生復其報對矣。

凡肉及肝,落地不着塵土者,不可食之。豬肉落水浮者,不可食。

諸肉及魚,若狗不食、鳥不啄者,不可食。

諸肉不乾,火炙不動,見水自動者,不可食之。

肉中有如朱點者,不可食之。六畜肉熱血不斷者,不可食之。

父母及身本命肉,食之令人神魂不安。

食肥肉及熱羹,不得飲冷水。

諸五臟及魚,投地塵土不污者,不可食之。

穢飯、餒肉、臭魚,食之皆傷人。

自死肉,口閉者,不可食之。

六畜自死,皆疫死,則有毒,不可食之。

獸自死,北首及伏地者,食之殺人。

食生肉,飽飲乳,變成白蟲。一作血蠱。

疫死牛肉,食之令病洞下,亦致堅積,宜利藥下之。

脯藏米甕中,有毒,及經夏食之,發腎病。

治自死六畜肉中毒方

黃蘗屑,搗服方寸匕。

治食鬱肉漏脯中毒方鬱肉,密器蓋之,隔宿者是也。漏脯,茅屋漏下,沾著者是也。

燒犬屎,酒服方寸匕,每服人乳汁亦良。飲生韭汁三升,亦得。

治黍米中藏乾脯食之中毒方

大豆濃煮汁,飲數升即解。亦治狸肉漏脯等毒。

治食生肉中毒方

掘地深三尺,取其下土三升,以水五升,煮數沸,澄清汁,飲一升,即愈。

治六畜鳥獸肝中毒方

水浸豆豉,絞取汁,服數升愈。

馬腳無夜眼者,不可食之。

食酸馬肉,不飲酒,則殺人。

馬肉不可熱食,傷人心。

馬鞍下肉,食之殺人。

白馬黑頭者,不可食之。

白馬青蹄者,不可食之。

馬肉、犹肉共食,飽醉臥,大忌。

驢馬肉合豬肉食之,成霍亂。

馬肝及毛,不可妄食,中毒害人。

治馬肝毒中人未死方

雄鼠屎二七粒,末之,水和服,日再服。屎尖者是。

又方:

人垢,取方寸匕,服之佳。

治食馬肉中毒欲死方

香豉二兩　杏仁三兩

上二味,煮一食頃,熟,杵之服,日再服。

又方:

煮蘆根汁,飲之良。

疫死牛,或目赤,或黃,食之大忌。

牛肉共豬肉食之,必作寸白蟲。

青牛腸,不可合犬肉食之。

牛肺,從三月至五月,其中有蟲如馬尾,割去勿食,食則損人。

牛、羊、豬肉,皆不得以楮木、桑木蒸炙,食之,令人腹內生蟲。

噉蛇牛肉殺人。何以知之? 噉蛇者,毛髮向後順者,是也。

治噉蛇牛肉食之欲死方

飲人乳汁一升,立愈。

又方

以泔洗頭,飲一升,愈。

牛肚細切,以水一斗,煮取一升,暖飲之,大汗出者愈。

治食牛肉中毒方

甘草煮汁飲之,即解。

羊肉,其有宿熱者,不可食之。

羊肉不可共生魚、酪食之,害人。

羊蹄甲中有珠子白者,名羊懸筋,食之令人癲。

白羊黑頭,食其腦,作腸癰。

羊肝共生椒食之,破人五臟。

豬肉共羊肝和食之,令人心悶。

豬肉以生胡荽同食,爛人臍。

豬脂不可合梅子食之。

豬肉和葵食之,少氣。

鹿肉不可和蒲白作羹,食之發惡瘡。

麋脂及梅李子,若妊娠食之,令子青盲,男子傷精。

麋肉不可合蝦及生菜、梅、李果食之,皆病人。

痼疾人,不可食熊肉,令終身不愈。

白犬自死,不出舌者,食之害人。

食狗鼠餘,令人發瘻瘡。

治食犬肉不消成病者方　治食犬肉不消,心下堅,或腹脹,口乾大渴,心急發熱,妄語如狂,或洞下方

杏仁一升,合皮,熟,研用

以沸湯三升和,取汁,分三服,利下肉片,大驗。

婦人妊娠,不可食兔肉、山羊肉及鱉、雞、鴨,令子無聲音。

兔肉不可合白雞肉食之,令人面發黃。

兔肉着乾薑食之,成霍亂。

凡鳥自死,口不開,翅不合者,不可食之。

諸禽肉,肝青者,食之殺人。

雞有六翮四距者,不可食之。

烏雞白首者,不可食之。

雞不可共葫蒜食之,滯氣。一云雞子

山雞不可合鳥獸肉食之。

雉肉久食之,令人瘦。

鴨卵不可合鱉肉食之。

婦人妊娠食雀肉,令子淫亂無恥。

雀肉不可合李子食之。

燕肉勿食,入水爲蛟龍所噉。

食鳥獸中箭肉毒方　鳥獸有中毒箭死者,其肉有毒,解之方

大豆煮汁,及鹽汁,服之解。

魚頭正白如連珠,至脊上,食之殺人。

魚頭中無腮者,不可食之,殺人。

魚無腸膽者,不可食之,三年陰不起,女子絕生。

魚頭似有角者,不可食之。魚目合者,不可食之。

六甲日,勿食鱗甲之物。

魚不可合雞肉食之。

魚不得合鸕鷀肉食之。

鯉魚鮓不可合小豆藿食之;其子不可合豬肝食之,害人。

鯉魚不可合犬肉食之。

鯽魚不可合猴雉肉食之。一云:不可合豬肝食。

鯷魚合鹿肉生食,令人筋甲縮。

青魚鮓不可合生葫荽及生葵,并麥中食之。

鮖、鱔不可合白犬血食之。

龜肉不可合酒、果子食之。

鱉目凹陷者，及厭下有王字形者，不可食之。其肉不得合雞、鴨子食之。

龜、鱉肉不可合莧菜食之。

蝦無須及腹下通黑，煮之反白者，不可食之。

食膾，飲乳酪，令人腹中生蟲，爲瘕。

治食鱠不化成癥病方　鱠食之，在心胸間不化，吐復不出，速下除之，久成癥病，治之方

橘皮一兩　大黃二兩　朴硝二兩

上三味，以水一大升，煮至小升，頓服即消。

食鱠多不消，結爲癥病，治之方

馬鞭草

上一味，搗汁飲之。或以姜葉汁，飲之一升，亦消。又可服吐藥吐之。

食魚後中毒，面腫煩亂，治之方

橘皮

濃煎汁，服之即解。

食鯸鮧魚中毒方

蘆根

煮汁，服之即解。

蟹目相向，足斑目赤者，不可食之。

食蟹中毒治之方

紫蘇

煮汁，飲之三升。紫蘇子搗汁飲之，亦良。

又方：

冬瓜汁，飲二升。食冬瓜亦可。

凡蟹未遇霜，多毒。其熟者，乃可食之。

蜘蛛落食中，有毒，勿食之。

凡蜂、蠅、蟲、蟻等，多集食上，食之致瘻。

果实菜谷禁忌并治第二十五

果子生食，生瘡。

果子落地經宿，蟲蟻食之者，人大忌食之。

生米停留多日，有損處，食之傷人。

桃子多食，令人熱，仍不得入水浴，令人病淋瀝寒熱病。

杏酪不熟，傷人。

梅多食，壞人齒。

李不可多食，令人臚脹。

林檎不可多食，令人百脉弱。

橘柚多食，令人口爽，不知五味。

梨不可多食，令人寒中。金瘡、產婦亦不宜食。

櫻桃、杏多食，傷筋骨。

安石榴不可多食，損人肺。

胡桃不可多食，令人動痰飲。

生棗多食，令人熱渴氣脹。寒熱羸瘦者，彌不可食，傷人。

食諸果中毒治之方。

豬骨燒過

上一味，末之，水服方寸匕。亦治馬肝、漏脯等毒。

木耳赤色及仰生者，勿食。

菌仰卷及赤色者，不可食。

食諸菌中毒，悶亂欲死，治之方

人糞汁，飲一升。土漿，飲一二升。大豆濃煮汁，飲之。服諸吐利藥，并解。

食楓柱菌而哭不止，治之以前方。

誤食野芋，煩毒欲死，治之以前方。其野芋根，山東人名魁芋。人種芋三年不收，亦成野芋，并殺人。

蜀椒閉口者，有毒，誤食之，戟人咽喉，氣病欲絕，或吐下白沫，身體痹冷，急治之方

肉桂煎汁飲之。多飲冷水一二升，或食蒜，或飲地漿，或濃煮豉汁，飲之，并解。

正月勿食生蔥，令人面生遊風。

二月勿食蓼，傷人腎。

三月勿食小蒜，傷人志性。

四月、八月勿食胡荽，傷人神。

五月勿食韭，令人乏氣力。

五月五日勿食一切生菜，發百病。

六月、七月勿食茱萸，傷神氣。

八月、九月勿食薑，傷人神。

十月勿食椒，損人心，傷心脉。

十一月、十二月勿食薤，令人多涕唾。

四季勿食生葵，令人飲食不化，發百病。非但食中，藥中皆不可用，深宜慎之。

時病差未健，食生菜，手足必腫。

夜食生菜，不利人。

十月勿食被霜生菜，令人面無光，目濇，心痛，腰疼，或發心瘧。瘧發時，手足十指爪皆青，困委。

蔥、韭初生芽者，食之傷人心氣。

飲白酒，食生韭，令人病增。

生蔥不可共蜜食之，殺人。獨顆蒜彌忌。

棗和生蔥食之，令人病。

生蔥和雄雞、雉、白犬肉食之，令人七竅經年流血。

食糖、蜜後四日內，食生蔥、韭，令人心痛。

夜食諸薑、蒜、蔥等，傷人心。

蕪菁根多食，令人氣脹。

薤不可共牛肉作羹，食之成瘕病。韭亦然。

蓴多食，動痔疾。

野苣不可同蜜食之,作内痔。

白苣不可共酪同食,作䘌蟲。

黄瓜食之,發熱病。

葵心不可食,傷人,葉尤冷,黄背赤莖者,勿食之。

胡荽久食之,令人多忘。

病人不可食胡荽及黄花菜。

芋不可多食,動病。

妊婦食姜,令子餘指。

蓼多食,發心痛。

蓼和生魚食之,令人奪氣,陰核疼痛。

芥菜不可共兔肉食之,成惡邪病。

小蒜多食,傷人心力。

食躁或躁方

豉

濃煮汁飲之。

誤食鉤吻殺人解之方　鉤吻與芹菜相似,誤食之,殺人,解之方《肘後》云:與茱萸、食芹相似。

薺苨八兩

上一味,水六升,煮取二升,分溫二服。鉤吻生地傍無它草,其莖有毛,以此別之。

治誤食水莨菪中毒方　菜中有水莨菪,葉圓而光,有毒。誤食之,令人狂亂,狀如中風,或吐血,治之方

甘草

煮汁,服之即解。

治食芹菜中龍精毒方　春秋二時,龍帶精入芹菜中,人偶食之爲病。發時手青腹滿,痛不可忍,名蛟龍病,治之方

硬糖二三升

上一味,日兩度服之,吐出如蜥蜴三五枚,差。

食苦瓠中毒治之方

黍穰煮汁,數服之,解。

扁豆,寒熱者不可食之。

久食小豆,令人枯燥。

食大豆屑,忌噉豬肉。

大麥久食,令人作癬。

白黍米不可同飴、蜜食,亦不可合葵食之。

苽麥麵多食之,令人髮落。

鹽多食,傷人肺。

食冷物,冰人齒。食熱物,勿飲冷水。

飲酒,食生蒼耳,令人心痛。

夏月大醉汗流,不得冷水洗着身,及使扇,即成病。

飲酒,大忌灸腹背,令人腸結。

醉後勿飽食，發寒熱。

飲酒食豬肉，臥秫稻穰中，則發黃。

食飴，多飲酒，大忌。

凡水及酒，照見人影動者，不可飲之。

醋合酪食之，令人血瘕。

食白米粥，勿食生蒼耳，成走疰。

食甜粥已，食鹽即吐。

犀角筯攪飲食，沫出，及澆地墳起者，食之殺人。

飲食中毒，煩滿，治之方

苦參三兩　苦酒一升半

上二味，煮三沸，三上三下，服之，吐食出即差。或以水煮亦得。

又方

犀角湯亦佳。

貪食，食多不消，心腹堅滿痛，治之方

鹽一升，水三升

上二味，煮令鹽消，分三服，當吐出食，便差。

礬石，生入腹，破人心肝。亦禁水。

商陸，以水服，殺人。

葶藶子傅頭瘡，藥成入腦，殺人。

水銀入人耳，及六畜等，皆死。以金銀著耳邊，水銀則吐。

苦楝無子者，殺人。

凡諸毒，多是假毒以投，不知時，宜煮甘草薺苊汁飲之，通除諸毒藥。

主要参考书目及其简称

1. 王叔和.脉经.北京:人民卫生出版社影印,1956.

2. 巢元方.诸病源候论.北京:人民军医出版社,2006.

3. 孙思邈.备急千金要方(《千金方》).北京:人民卫生出版社影印,1955.

4. 陈言.三因极一病证方论.北京:人民卫生出版社,2007.

5. 赵良仁.金匮方论衍义(《衍义》).周衡,王旭东,点校.北京:中国中医药出版社,1993.

6. 喻昌.医门法律.上海:上海卫生出版社,1957.

7. 柯琴.伤寒来苏集.上海:上海科学技术出版社,1986.

8. 徐忠可.金匮要略论注(《论注》).邓明仲,张家礼,点校.北京:人民卫生出版社,1993.

9. 程林.金匮要略直解(《直解》).上海:上海古籍出版社,1996.

10. 宋书功.金匮要略广注校诠.北京:人民卫生出版社,1994.

11. 金匮玉函经二注(《二注》).周衡,王旭东,点校.北京:人民卫生出版社,1990.

12. 中国医学大成第十册·沈注金匮要略.曹炳章,辑.北京:中国中医药出版社,1997.

13. 张璐.张氏医通.上海:上海科学技术出版社,1963.

14. 魏荔彤.金匮要略方论本义(《本义》).杜雨茂,赵天才,薛生易,点校.北京:人民卫生出版社,1997.

15. 尤怡.金匮要略心典(《心典》).上海:上海人民出版社,1975.

16. 吴谦.医宗金鉴·订正仲景全书·金匮要略注(《金鉴》).北京:人民卫生出版社,1963.

17. 黄元御.金匮悬解.石印本.上海:锦章书局,1920.

18. 朱光被.金匮要略正义.杭州:浙江科学技术出版社,1991.

19. 陈念祖.金匮要略浅注(《浅注》).上海:图书集成印书局,清光绪二十八年(1902).

20. (日)丹波元简.金匮玉函要略辑义(《辑义》).上海:中医书局,1925.

21. 章楠.伤寒论本旨.上海:上海古籍出版社,1996.

22. (日)丹波元坚.金匮玉函要略述义.北京:人民卫生出版社,1957.

23. 高学山.高注金匮要略.上海:卫生出版社,1956.

24. 唐宗海.金匮要略浅注补正.上海:千倾堂书局,1908..

25. 曹家达.曹氏伤寒金匮发微合刊.上海:千顷堂书局,1956.

26. 陆渊雷.金匮要略今释(《今释》).北京:人民卫生出版社,1955

27. 黄树曾.金匮要略释义.北京:人民卫生出版社,1956.

28. 任应秋.金匮要略语译.北京:人民卫生出版社,1958.

29. 南京中医学院金匮教研组.金匮要略学习参考资料.北京:人民卫生出版社,1965.

30. 谭日强.金匮要略浅述.北京:人民卫生出版社,1981.

31. 何任.金匮要略新解.杭州:浙江科学技术出版社,1982.

32. 梁运通.金匮释按.呼和浩特:内蒙古人民出版社,1984.

33. 李克光.高等医药院校教材·金匮要略讲义.上海:上海科学技术出版社,1985.

34. 杨百茀. 金匮集释. 武汉：湖北科学技术出版社,1984.

35. 金寿山. 金匮诠释. 上海：上海中医学院出版社,1986.

36. 程门雪. 金匮篇解. 何时希,整理. 北京：人民卫生出版社,1986.

37. 王廷富. 金匮要略指难. 成都：四川科学技术出版社,1986.

38. 李克光. 高等中医药院校教学参考丛书·金匮要略. 北京：人民卫生出版社,1989.

39. 李克光. 金匮要略译释. 上海：上海科学技术出版社,1993.

40. 孟如. 高等医药院校教材金匮要略选读. 上海：上海科学技术出版社,1997.

41. 陈继藩. 中医药学高级丛书·金匮要略. 北京：人民卫生出版社,2000.

42. 范永升. 新世纪全国高等中医药院校规划教材·金匮要略. 北京：中国中医药出版社,2003.

43. 张家礼. 新世纪全国高等中医药院校七年制规划教材·金匮要略. 北京：中国中医出版社,2004.

44. 钱超尘. 元邓珍本《新编金匮方论》校注. 梁永宣,校注. 北京：学苑出版社,2009.

45. 神农本草经. 清·顾观光,辑. 杨鹏举,校注. 北京：学苑出版社,2002.

方 剂 索 引

全国中医药高等教育教学辅导用书推荐书目

一、中医经典白话解系列

黄帝内经素问白话解(第2版)	王洪图　贺娟
黄帝内经灵枢白话解(第2版)	王洪图　贺娟
汤头歌诀白话解(第6版)	李庆业　高琳等
药性歌括四百味白话解(第7版)	高学敏等
药性赋白话解(第4版)	高学敏等
长沙方歌括白话解(第3版)	聂惠民　傅延龄等
医学三字经白话解(第4版)	高学敏等
濒湖脉学白话解(第5版)	刘文龙等
金匮方歌括白话解(第3版)	尉中民等
针灸经络腧穴歌诀白话解(第3版)	谷世喆等
温病条辨白话解	浙江中医药大学
医宗金鉴·外科心法要诀白话解	陈培丰
医宗金鉴·杂病心法要诀白话解	史亦谦
医宗金鉴·妇科心法要诀白话解	钱俊华
医宗金鉴·四诊心法要诀白话解	何任等
医宗金鉴·幼科心法要诀白话解	刘弼臣
医宗金鉴·伤寒心法要诀白话解	郝万山

二、中医基础临床学科图表解丛书

中医基础理论图表解(第3版)	周学胜
中医诊断学图表解(第2版)	陈家旭
中药学图表解(第2版)	钟赣生
方剂学图表解(第2版)	李庆业等
针灸学图表解(第2版)	赵吉平
伤寒论图表解(第2版)	李心机
温病学图表解(第2版)	杨进
内经选读图表解(第2版)	孙桐等
中医儿科学图表解	郁晓微
中医伤科学图表解	周临东
中医妇科学图表解	谈勇
中医内科学图表解	汪悦

三、中医名家名师讲稿系列

张伯讷中医学基础讲稿	李其忠
印会河中医学基础讲稿	印会河
李德新中医基础理论讲稿	李德新
程士德中医基础学讲稿	郭霞珍
刘燕池中医基础理论讲稿	刘燕池
任应秋《内经》研习拓导讲稿	任廷革
王洪图内经讲稿	王洪图
凌耀星内经讲稿	凌耀星
孟景春内经讲稿	吴颢昕
王庆其内经讲稿	王庆其

刘渡舟伤寒论讲稿	王庆国
陈亦人伤寒论讲稿	王兴华等
李培生伤寒论讲稿	李家庚
郝万山伤寒论讲稿	郝万山
张家礼金匮要略讲稿	张家礼
连建伟金匮要略方论讲稿	连建伟
李今庸金匮要略讲稿	李今庸
金寿山温病学讲稿	李其忠
孟澍江温病学讲稿	杨进
张之文温病学讲稿	张之文
王灿晖温病学讲稿	王灿晖
刘景源温病学讲稿	刘景源
颜正华中药学讲稿	颜正华　张济中
张廷模临床中药学讲稿	张廷模
常章富临床中药学讲稿	常章富
邓中甲方剂学讲稿	邓中甲
费兆馥中医诊断学讲稿	费兆馥
杨长森针灸学讲稿	杨长森
罗元恺妇科学讲稿	罗颂平
任应秋中医各家学说讲稿	任廷革

四、中医药学高级丛书

中医基础理论(第2版)	李德新等
中医诊断学(第2版)	朱文锋等
医古文(第2版)	段逸山
中药学(上下)(第2版)	高学敏等
方剂学(上下)(第2版)	李飞
内经(第2版)	王洪图
伤寒论(第2版)	熊曼琪
金匮要略(第2版)	陈纪藩
温病学(第2版)	彭胜权等
中医内科学(第2版)	王永炎等
中医外科学(第2版)	谭新华等
中医妇产科学(第2版)	刘敏如等
中医儿科学(第2版)	汪受传
中医眼科学	李传课
中医耳鼻咽喉口腔科学(第2版)	王永钦
中医急诊学	姜良铎
针灸学(第2版)	孙国杰
针灸治疗学(第2版)	石学敏
中药炮制学(第2版)	叶定江等
中药药理学(第2版)	沈映君